缪希雍研究文集

吴门医派代表医家研究文集（下集）

苏州市中医医院
苏州市吴门医派研究院
／组编／

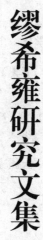

总主编／徐俊华　葛惠男

执行总主编／欧阳八四

主编／欧阳怡然　路敏　杨晓辉　欧阳八四

主审／葛惠男　熊秀萍

上海科学技术出版社

图书在版编目（CIP）数据

缪希雍研究文集 / 欧阳怡然等主编. -- 上海 ：上
海科学技术出版社，2023.4
（吴门医派代表医家研究文集 / 徐俊华，葛惠男总
主编. 下集）
ISBN 978-7-5478-6119-6

Ⅰ．①缪… Ⅱ．①欧… Ⅲ．①中医流派－学术思想－
中国－明代－文集 Ⅳ．①R-092

中国国家版本馆CIP数据核字(2023)第062277号

吴门医派代表医家研究文集（下集）

缪希雍研究文集

主编 欧阳怡然 路敏 杨晓辉 欧阳八四

上海世纪出版(集团)有限公司
上海科学技术出版社 出版、发行
(上海市闵行区号景路 159 弄 A 座 9F－10F)
邮政编码 201101 www.sstp.cn
上海中华印刷有限公司印刷
开本 787×1092 1/16 印张 23.25
字数 285 千字
2023 年 4 月第 1 版 2023 年 4 月第 1 次印刷
ISBN 978－7－5478－6119－6/R・2729
定价：95.00 元

缪希雍，字仲醇（一作仲淳），号慕台，别号觉休居士、海虞遗民、江左遗民，明常熟人。缪氏出生世家，幼年体弱多病，饱读经书，曾应府试，"一击不中，慨然弃去"。遂攻读医书，笃志医学，本草、医经、经方靡不讨论，技术精进，经验日丰，声名渐著，闻名于世，人称"虞山儒医"。其友钱谦益曾记载他诊病时的情况，曰："余见其理积痼，起沉疾，沉思熟虑，如入禅定。忽然而睡，焕然而兴，掀髯奋袖，处方撮药，指麾顾视，拂拂然在十指间涌出。"

缪氏治学方法，注重实际，不盲从古人，或教条式地断章取义，极力推崇《伤寒杂病论》，大呼："熟读仲景书，即秘法也。"认为伤寒、温病之邪，皆从口鼻而入，此说早于吴有性提出此说数十年。对气病立治气三法；对血证立治血三法；对中风病提出内虚暗风说；对脾胃病证治，强调脾胃分治，以养脾阴为其学术主张等，独树标杆于医林。缪氏所著《神农本草经疏》，在本草学的研究中取得了卓越的成就。缪氏还注重医德，在其著作《祝医五则》中要求作为医师，当先识药，宜怀虚谷，宜兴悲悯，勿责厚报，将孙思邈"大医精诚"的行医准则赋予了具体内容。

本书辑录了当代学者关于吴门医派代表医家缪希雍的研究文献，以生平著述辑要、医学思想研究、临床证治探讨、疾病诊治应用为纲要，共收集相关研究文献 80 篇，评述缪希雍生平及其遗存著作，阐述其伤寒热化论、脾胃分治理论、中风内虚暗风论、治气治血要法等缪氏创新性医学思想，记录其在药学上的杰出贡献，探讨其临床诊治及处方遣药特点，以冀全面反映当代学者对缪希雍学术思想的研究全貌。

本书可供中医临床工作者、中医文献研究人员、中医院校师生及中医爱好者参考阅读。

主编

欧阳怡然　路　敏　杨晓辉　欧阳八四

编委会（按姓氏笔画排序）

吉玲玲　孙　柳

杨海洲　李吟侠

吴　丹　吴元建

吴思琪　张　晖

张慧芳　陆顺庠

欧阳八四　周　曼

周瑞鹏　相晨阳

袁晓琳　高　洁

唐容达　储雷雷

主审

葛惠男　熊秀萍

倪序

"宁可架上药生尘，但愿世间人无恙。"受儒学的影响，自古以来中国的医生都怀有一种普济苍生、泽被后世的博大胸怀。"进则救世，退则救民"者，是也；"不为良相，宁为良医"者，是也；"大医精诚"者，是也；"作为医师，宜兴悲悯，当先识药，宜先虚怀，勿责厚报"者，是也。

苏州位于长江中下游，古称吴都、吴中、吴下、吴会等，四季分明，气候温和，物产丰饶，宋时就有"苏湖熟，天下足"的美誉，"上有天堂，下有苏杭"的谚语也不胫而走。苏州的中医向称"吴医"，源自清乾嘉年间吴中名医唐大烈所著的《吴医汇讲》，这本被称为现代医学杂志滥觞的著作，汇聚了当时吴中地区40余位医家的百余篇文稿，共11卷，从此"吴医"始为天下人周知。

所谓"济世之道莫大乎医，去疾之功莫先乎药"，吴中经济欣欣向荣，苏州的中医药也随之得到了快速发展，成为吴文化重要的组成部分。3 000多年前，"泰伯奔吴"开创了吴地的历史，也开始了吴中医学的萌芽；1 400多年前，精通医术的苏州僧人奔赴日本传授汉方医学及针灸技术，开始了吴医乃至中医学的对外交流。同时期吴地第一位御医的出现，成为"吴中多御医"的开端；1 000多年前，吴中现存第一本医学著作的问世，拉开了"吴医多著述"的序幕，而"宋代世医第一家"苏州葛氏世医的出现，由此世家医学成为吴中医学一道亮丽的风景线；800多年前，历史长河中掠过中医学重要医学流派——吴门医派的倩影，从此开创了吴门医派千年的传承历史；300多年前，一部《温热论》宣告了温病学说的创立，将吴门医派推向了发展的高峰；100多年前，西学东渐，中西医纷争，吴门医派发出了历史的呐喊，继续着前行的步伐；10年前，苏州市中医医院的整体搬迁，实现了吴门医派主阵地、主战场的跨越式发展；2019年，机构改革，苏州市卫生健康委员会加挂苏州市中医药管理局牌子，健全了中医药管理体制机制，进一步推动中医药事业的发展。

从以下一组数据不难看出苏州市中医药事业的发展：截至2020年末，全市中医类医疗机构393个，较上年增加86个，增长28.01%，占全市医疗机构总数的10.56%。目前全市共有中医医院9家，中西医结合医院4家，中医类门诊部39个，中医诊所341个，按标准建成中医馆105家、中医阁268家。全市中医类医院实有床位6641张，较上年增加387张，增长6.19%，占全市医院实有床位总数的10.95%。全市中医药人员数达6433人，较上年增加780人，增长13.80%，其中中医类别执业（助理）医师5232人，占全市执业（助理）医师总数14.72%。全市中医类医院总诊疗人次数930.77万，较上年增长5.21%，占全市医院总诊疗人次18.72%；全市中医类医院入院人数24.79万，较上年增长3.91%，占全市医院总入院人数14.97%。

千年传承，百年激荡，十年跨越，吴门医派走过了不平凡的发展之路。"吴中多名医，吴医多著述，温病学说倡自吴医"，凝聚着吴门医派不断探索与创新的灵魂。当今时代，国家将振兴传统文化提高到战略层面，中医药学是中国古代科学的瑰宝，是打开中华文明宝库的钥匙，也将是中华文化伟大复兴的先行者。"要深入发掘中医药宝库中的精华，推进产学研一体化，推进中医药产业化、现代化，让中医药走向世界。""要遵循中医药发展规律，传承精华，守正创新。"习近平总书记为中医药事业的传承发展指明了方向。

中医药无论是对疾病的预防，对重大疾病的防治，还是对慢性疾病的康复，都有其独特的优势，我国对肆虐全球的新型冠状病毒肺炎全面介入中医药诊疗并取得良好效果就是最生动的实践。如何落实习近平总书记对中医药事业传承发展的指示精神，继承好、利用好、发展好中医药，深入发掘中医药宝库中的精华，在建设健康中国、实现中国梦的伟大征程中谱写新的篇章，是历史赋予每个中医人的使命，也是未来对中医人的期盼。吴门医派作为中医学术流派中影响广泛的一支重要力量，更需要在其中发挥应有的作用。《苏州市传承发展吴门医派特色实施方案》是苏州市人民政府的政策举措，《2020 年苏州市中医药工作要点》是苏州市卫生健康委员会和苏州市中医药管理局的具体方案。为此，苏州市中医医院、苏州市吴门医派研究院组织相关专家编写"吴门医派代表医家研究文集"，汇聚当代学者对吴门医派代表医家的研究成果，总结他们的学术思想、临证经验，对发扬光大吴中医学、传承发展吴门医派不无裨益。

苏州市中医药管理局副局长　倪川明

2020 年 12 月

徐序

苏州是吴门医派的发源地,3 000多年前"泰伯奔吴"创建的勾吴之国,开启了吴地的中医药历史。2 500多年前"阖闾大城"建成后的风雨洗炼,孕育了吴中物华天宝、人杰地灵的江南福地。"君到姑苏见,人家尽枕河。古宫闲地少,水巷小桥多。"道尽了姑苏的雅致。苏州的魅力,既在于她浩瀚江湖、小桥流水的自然风情,更在于其灵动融合、创新致远的人文精神。

作为吴文化重要组成部分的吴门医派,肇始于元末明初的戴思恭。戴思恭"学纯粹而识臻远",是他将金元四大家之一朱丹溪的医学思想带到了吴地,又因王仲光、盛寅等将朱氏医学"本土化",之后吴地王履、薛己、吴有性、倪维德、缪希雍、张璐、叶桂、薛雪、周扬俊、徐大椿等众多医家先后崛起,真正形成了"吴中多名医,吴医多著述"的吴中医学繁荣景象,终成"吴中医学甲天下"之高度。

吴门医派有着丰富的学术内涵,以葛可久、缪希雍等为代表的吴门杂病流派,以张璐、柯琴等为代表的吴门伤寒学派,以叶桂、吴有性等为代表的吴门温病学派,以薛己、王维德等为代表的吴门外科学派,在中医学的历史长河中闪耀着熠熠光辉。尤其是温病学说,从王履的"温病不得混称伤寒",到吴有性的"戾气致病",直至叶桂的"卫气营血"辨证,300多年的不断临床实践、理论升华,彰显了吴中医家探索真理、求真创新的务实精神,使温病学说成为中医的经典。时至今日,在防治新型冠状病毒肺炎等重大疫病中,温病学说的理论仍有重要的指导意义。

目前,国家将振兴传统文化提高到战略层面,文化自信是一种力量，而且是"更基本、更深沉、更持久的力量"。中医药的底蕴是文化，作为中国传统文化的重要组成部分，"中医药学是中国古代科学的瑰宝，也是打开中华文明宝库的钥匙"。党的十八大以来，以习近平同志为核心的党中央把中医药工作摆在更加突出的位置，不仅通过了《中华人民共和国中医药法》，还发布了《中医药发展战略规划纲要（2016—2030 年）》《关于促进中医药传承创新发展的意见》等多项政策文件。在 2019 年召开的全国中医药大会期间，习近平总书记对中医药工作作出重要指示，强调"要遵循中医药发展规律，传承精华，守正创新""推动中医药事业和产业高质量发展"，为继承好、利用好、发展好中医药指明了方向。

在中医药面临天时、地利、人和的发展大背景下，苏州市人民政府围绕"吴门医派"在理论、专病、专药、文化上的特色优势，颁布了《苏州市传承发展吴门医派特色实施方案》。苏州市卫生健康委员会和苏州市中医药管理局制定了《2020 年苏州市中医药工作要点》，以健康苏州建设为统领，不断深化中医药改革，传承发展吴门医派特色，发挥中医药防病治病的特色优势，进一步健全中医药服务体系，提升中医药服务能力和质量，推动中医药事业高质量发展。

苏州市中医医院是吴门医派传承与发展的主阵地、主战场，名医辈出，黄一峰、奚凤霖、汪达成、蔡景高、任光荣等先辈作为国家级名中医给我们留下了大量珍贵的遗存，龚正丰、何焕荣等国家名医工作室依旧在为吴门医派人才培养、学科建设呕心沥血，葛惠男、姜宏、许小凤等一批新生代省名中医也正在为吴门医派传承发展辛勤耕耘。多年来，医院始终将传承创新发展吴门医派作为工作的重点，国医大师团队的引进、名医名科计划的推进、吴门医派进修学院的开设、院内师承导师制的建立、传承工作室的建设、中医药博物馆的开放等，守住"中医药发展规律"这个"正"，让岐黄基因薪火相传，在新形势下创吴门医派理论之新、技术之新、方法之新、方药之新。

中医药需要创新,创新是中医药的活力所在,创新的基础是传承。"重视中医药经典医籍研读及挖掘,全面系统继承历代各家学术理论、流派及学说,不断弘扬当代名老中医药专家学术思想和临床诊疗经验,挖掘民间诊疗技术和方药,推进中医药文化传承与发展",是《"健康中国 2030"规划纲要》给出的推进中医药继承创新的任务。习近平总书记 2020 年 6 月 2 日在专家学者座谈会上的讲话也明确指出"要加强古典医籍精华的梳理和挖掘"。因此,为更好地弘扬吴门医派,苏州市中医医院、苏州市吴门医派研究院组织专家编写"吴门医派代表医家研究文集"丛书,选取薛己、吴有性、喻昌、张璐、叶桂、缪希雍、李中梓、尤怡、薛雪、徐大椿、柯琴十一位代表性医家,撷取当代学者对他们学术的研究成果,汇集成卷,分上、下集出版,意在发皇古义,融会新知,传承吴门医派学术精华,为造福人类健康奉献精彩。

苏州市中医医院

苏州市吴门医派研究院

院长　徐俊华

2020 年 12 月

缪希雍研究文集

前言

　　苏州是吴门医派的发祥地，历史上人文荟萃，名医辈出。从周代至今，有记录的名医千余家，其学术成就独树一帜，形成了颇具特色的吴门医派。吴中医家以儒医、御医、世医居多，有较深的文字功底和编撰能力，善于著述，善于总结前人经验及个人行医心得。特别是那些知识广博的儒医，他们的天文、地理、博物、哲学等其他学科的知识丰富，完善了医学理论，有利于中医学的进一步发展。20 世纪 80 年代，卫生部下达全国中医古籍整理计划，吴医古籍就占全部古籍的十分之一。

　　苏州是温病学派的发源地，清中叶叶桂《温热论》的问世，更确立了以苏州为中心的温病学派的学术地位，从而形成了"吴中多名医，吴医多著述，温病学说倡自吴医"的三大特点。这是吴医的精华所在，也是"吴中医学甲天下"的由来。吴门医派作为吴地文化中的一枝奇葩，中医药文化优势明显，历史遗存丰富，文化积淀厚实，在中国医学史上有重要地位。

　　明清两代，吴中名医辈出，著述洋洋，成就了吴中医学的辉煌。其中医名显著者有薛己、倪维德、王安道、缪希雍、吴有性、李中梓、喻昌、张璐、叶桂、薛雪、柯琴、周扬俊、徐大椿、尤怡、王洪绪、陆九芝、曹沧洲等，吴门医派代表性医家大多出自明清两代。

　　为了传承吴门医家的临床诊疗特色，彰显吴中医学的学术内涵，学以致用，提升当下临证能力，我们选择薛己、吴有性、叶桂、缪希雍等十一位吴门医派代表医家，汇聚当代学者对这些医家的研究成果，编著"吴门医派代表医家研究文集"丛书，分上、下集出版。以下列出这些代表医家的简要生平及学术主张。

丛书上集医家：

薛己（1487—1559），字新甫，号立斋，明代吴郡（今江苏苏州）人，名医薛铠子。薛己性敏颖异，读书过目成诵，尤殚精方书，内、外、妇、幼、本草之学，无所不通。精十三科要旨，皆一理。先精疡科，后以内科得名。宗王冰"壮水之主，以制阳光，益火之源，以消阴翳"之说，喜用八味、六味，直补真阴真阳。薛己一生所著颇丰，医著类有：《内科摘要》《外科发挥》《外科枢要》《外科心法》《外科经验方》《疠疡机要》《女科撮要》《保婴撮要》《口齿类要》《正体类要》《本草约言》等。校注类著作有：陈自明的《妇人大全良方》和《外科精要》、王纶的《明医杂著》、钱乙的《小儿药证直诀》、陈文中的《小儿痘疹方论》、倪维德的《原机启微》、胡元庆的《痈疽神妙灸经》、佚名氏的《保婴金镜录》等。

吴有性（1582—约1652），字又可，明末清初年间姑苏洞庭东山（今江苏苏州吴中区东山镇）人。吴有性是吴门医派温病学说形成时期的代表医家，所著《温疫论》对瘟疫的病因、证候、传变、诊断及治疗等均有独到的创见，堪称我国医学史上第一部瘟疫学专著，基本形成了中医学瘟疫辨证论治框架，对后世温病学家产生了极其深远的影响。

喻昌（1585—约1664），字嘉言，号西昌老人，喻氏卒年又一说为清康熙二十二年（1683），待考。喻氏为江西南昌府新建人，后应吴中友人钱谦益的邀请，悬壶江苏常熟，医名卓著，冠绝一时，与张璐、吴谦齐名，并称清初医学三大家。吴中名医薛雪说他"才宏笔肆"，动辄千言万字，好以文采相尚。"每与接谈，如见刘颖川兄弟，使人神思清发。"阎若璩将喻氏列为十四圣人之一。喻氏主要著作《喻氏医书三种》，乃辑喻昌所著《医门法律》《尚论篇》和《寓意草》而成。主要医学观点：立"三纲鼎立"论、三焦论治温病、秋燥论、大气论等。

张璐（1617—约1699），字路玉，自号石顽老人，清长洲（今江苏苏州）人。张璐自幼聪颖好学，博贯儒学，尤究心于医药之书，自《灵枢》《素问》及先哲之书，无不搜览。明末战乱之际，隐居洞庭山中(今江苏苏州洞庭西山)10余年，著书自娱。后50余年，边行医，边著述，有丰富临证经验。张璐一生著述颇多，以博通为主，不局限于一家之学，持论平实，不立新异，较切实用，故流传较广。著有《张氏医通》十六卷、《伤寒缵论》二卷、《伤寒绪论》二卷、《千金方衍义》三十卷、《本经逢原》四卷、《诊宗三昧》一卷等。

叶桂(1667—1746)，字天士，号香岩，别号南阳先生，晚号上津老人，以字行，清吴县(今江苏苏州)人。叶氏先世自安徽歙县迁吴，居苏城阊门外下塘上津桥畔。家系世医，祖叶时，父叶朝采，皆以医术闻名。叶桂幼受家学熏陶，兼通经史子集，聪明颖绝。年十四父丧，从学于父之门人朱某，闻人善治某证，即往师之，凡更十七师，博采众长。叶氏治病不执成见，立论亦不流俗见。"病之极难摸索者，一经诊视，指示灼然""察脉望色，听声写形，言病之所在，如见五脏癥结"，当时人以"吴中中兴之大名家"相评。叶氏长于治疗时疫和痧痘，倡卫气营血辨证纲领，对温病传染途径、致病部位及辨证论治，均有独到之处。叶氏贯彻古今医术，一生诊治不辍，著述甚少，世传之书，均由其门人或后人编辑整理而成。主要有：《温热论》、《临证指南医案》十卷、《叶案存真》二卷、《未刻本叶氏医案》、《医效秘传》三卷、《幼科要略》二卷、《本草经解》四卷、《本草再新》十二卷、《种福堂公选良方》等。

丛书下集医家：

缪希雍(约1546—1627)，字仲醇(一作仲淳)，号慕台，别号觉休居士，明常熟人。缪氏幼年体弱多病，年长嗜好方术，笃志医学，本草、医经、经方靡不讨论，技术精进，经验日丰，声名渐著，闻名于世。其友钱谦益曾记载他诊病时的情况说："余见其理积痾，起沉疴，沉思熟虑，如入禅定。忽然而睡，焕然而兴，掀髯奋袖，处方撮药，指麾顾视，拂拂然在十指间涌出。"缪希雍以医闻名于世40年，著述甚富，流传至今的有《神农本草经疏》三十卷、《先醒斋医学广笔记》四卷、《炮炙大法》一卷、《本草单方》十九卷、《方药宜忌考》十二卷等。

李中梓（1588—1655），字士材，号念莪，又号尽凡居士（一作荩凡居士），明末清初华亭（今上海松江）人（又有称云间、南汇人者）。李氏早年习儒，为诸生，有文名。后因身体多病而自学医术，博览群书，考证诸家学术思想，受张仲景、张元素、李东垣、薛立斋、张介宾等人影响较大。李氏究心医学50年，治病无不中，常有奇效，与当世名医王肯堂、施笠泽、秦昌遇、喻昌等交善。李氏治学主张博采众家之长而不偏不倚，临证诊治主张求其根本，注重先后二天。生平著作较多，计有《内经知要》二卷、《医宗必读》十卷、《伤寒括要》二卷、《病机沙篆》二卷、《诊家正眼》二卷、《删补颐生微论》四卷、《本草通玄》二卷、《药性解》六卷，以及《李中梓医案》等，影响甚广。李氏门人以吴中医家为大多数，其中以沈朗仲、马元仪、蒋示吉尤为卓越。马元仪门人又有叶桂、尤怡，一则创立温热论治有功，一则阐发仲景《经》旨得力，更使吴中医学得以进一步地发展盛行。

尤怡（约1650—1749），字在泾（一作在京），号拙吾、北田，晚号饲鹤山人，清长洲（今江苏苏州）人。尤怡自弱冠即喜医道，博涉群书，自轩岐以迄清代诸书无不搜览，又从学于名医马元仪，尽得其传。徐大椿评价尤怡说："凡有施治，悉本仲景，辄得奇中。"徐锦誉之为"仲圣功臣"，他的知交柏雪峰赞他为"通儒"，他的族叔尤世辅认为尤怡"不专以医名，其所为诗，必宗老杜，一如其医之圣宗仲景"。尤怡所著医书有《伤寒贯珠集》八卷、《金匮要略心典》八卷、《医学读书记》三卷、《金匮翼》八卷、《静香楼医案》一卷等，均有刊本。

薛雪（1681—1770），字生白，自号一瓢、扫叶山人、槐云道人、磨剑道人，晚年又自署牧牛老叟，以字行，清长洲（今江苏苏州）人，家居南园俞家桥。薛雪"少时嗜音韵，键户读书"，妻"以女红佐薪"，居小楼上，卧起其中，"不下者十年"。多年的苦读使薛氏通古博今，以儒自居，既擅诗词，又工八法。薛雪两征鸿博不就，母多病，遂究心医学，博览群书，见出人上，治疗每奏奇效。与叶桂齐名，尤擅长于湿热病诊治，虽自言"不屑以医自见"，但医名日隆，终成一代名医。《清史稿》称其"于医时有独见,断人生死不爽,疗治多异迹"。薛雪著作众多,医学著作主要有《湿热论》一卷、《医经原旨》六卷、《日讲杂记》八则、《薛生白医案》一卷、《扫叶庄医案》四卷,以及《校刊内经知要》二卷等。

徐大椿(1693—1771),一名大业,字灵胎,晚号洄溪老人,清代吴江松陵(今江苏苏州)人。大椿生有异禀,聪强过人,先攻儒学,博通经史,他如星经地志、九宫音律,亦皆精通。徐大椿研究医学完全出于偶然,他在其著作《兰台轨范》中对此有着详尽的记述。大意是因家人连遭病患,相继病卒数人,遂弃儒习医,矢志济民。自《内经》至元明诸书,朝夕披览,几万余卷,通读一过,胸有实获。徐氏博通医学,难易生死,无不立辨,怪症痼疾,皆获效验,远近求治者无虚日,曾两次被征召进京效力。他的好友、著名的文学家袁枚记其传略言:"每视人疾,穿穴膏肓,能呼肺腑与之作语。其用药也,神施鬼设,斩关夺隘,如周亚夫之军从天而下。诸岐黄家目瞠心骇,帖帖折服,而卒莫测其所以然。"徐氏一生著述甚多,医学类计有《难经经解》《神农本草经百种录》《医贯砭》《医学源流论》《伤寒论类方》《兰台轨范》《慎疾刍言》《洄溪医案》等,评注陈实功《外科正宗》及叶桂《临证指南医案》。后人辑刊徐氏著作或伪托徐氏之名的著作更多,如《内经要略》《内经诠释》《伤寒约编》《伤寒论类方增注》等。

柯琴(生卒年不详),字韵伯,号似峰,清代伤寒学家。柯氏原籍浙江慈溪,后迁居虞山(江苏常熟)。柯琴博学多闻,能诗善文,一生潜心研究岐黄之术,平实低调,清贫度日。著医书及整理注释之典籍颇丰,《伤寒论注》四卷、《伤寒论翼》二卷、《伤寒附翼》二卷,合称《伤寒来苏集》,为学习和研究《伤寒论》的范本之一。尝谓:"仲景之六经为百病立法,不专为伤寒一科;伤寒杂病,治无二理,咸归六经之节制,六经各有伤寒,非伤寒中独有六经。"因而采用六经分篇,以证分类,以类分法,对伤寒及杂症据六经加以分类注释,使辨证论治之法更切实用,且说理明晰,条理清楚,对后世有较大影响。

　　吴门医派尚有诸多代表医家，如王珪、曹仁伯、王子接等，因当代学者对他们研究不多，无法将研究成果集集出版，深以为憾事。在入选的医家中，也因编著者学识有限、所及文献不全，错漏及不当之处在所难免，恳请读者指正。

苏州市中医医院

苏州市吴门医派研究院

欧阳八四

2020 年 12 月

生平著述辑要

缪希雍（约 1546—1627），字仲醇（一作仲淳），号慕台，别号觉休居士、海虞遗民、江左遗民，明常熟人，著名医药学家。缪氏在常熟是一个大家族，他的祖父辈中好几位做过小官，也可算作世代仕宦之家。仲醇未及长大，其父就去世了，"汉阳物故，仲淳始年十三"。仲醇母亲对儿子的教育极为严格，"孺人择师傅教之甚严"。缪氏幼年体弱多病，因其父亲生前为官清廉，家境贫寒，父亲去世后更是家道中落，读书也没有让他求得任何功名。17 岁时，缪希雍得了疟疾，请医久治不愈，自检医书而愈疾，于是入岐黄之门。

缪希雍"天资敏捷，磊磊瑰伟"，"电目戟髯"，好结交"缁流羽客""樵叟村竖"，与之"垂盼睐，披肝胆"，"重气节，娴经济"，这样的豪侠性格以致缪氏在明末反对魏忠贤东林党人，被称为"神医安道全"。缪氏之于医学，广泛搜集流传在民间的药物知识与单方验方，并通过自己验证，将有实效者笔之于书。经过这样的一番江湖闯荡，技术精进，经验日丰，声名渐著，闻名于世。缪希雍曾旅居长兴多年，后又移住金坛县（今江苏常州市金坛区），和王肯堂共处一邑，两者交好，无私地介绍了自己用酸枣仁补血的经验，尔后又将健脾开胃、消食止泻的效方资生丸也传给了王肯堂，"凡宇泰所辑诸书，仲淳皆参订焉"。

缪希雍以医闻名于世 40 年，著述甚富，流传至今的有《神农本草经疏》三十卷、《先醒斋医学广笔记》四卷、《炮炙大法》一卷、《本草单方》十九卷、《方药宜忌考》十二卷、《缪仲醇先生医案》三卷、《医学传心》四卷、《疡科选粹》八卷、《辨脉法》等。

明代名医缪希雍传

山东中医学院　　张志远

缪希雍，明末反对魏忠贤东林党人，是李思塘（曾从吴兴名家朱远斋学过医药）之外孙，万历癸丑进士，"天机智多星"（《东林点将录》）缪昌期的同族兄弟。原籍江苏常熟，出身"阊门"，旅居长兴多年，考中秀才，与张时泰同科。移住金坛县（今江苏常州市金坛区），和王肯堂共处一邑，1579 年二人相会于白下（今南京市），尝在曲河为其夫人诊过"心口痛"病。缪氏于海虞脉望馆赵如白少宰家，首先见到了宋刻本《伤寒论》。曾结识沈晋恒（字亮宸）、张遂臣（字卿子）、王文禄（字世廉，即沂阳生）、唐不岩诸学者，不断同任丘僧裴在涧（客居金坛西禅寺）、督学陈赤石、别驾于润甫、铨部章衡阳、太学张旋浦、翰林史鹤亭、四明虞仰韶、中承沈少卿、金坛庄敛之礼尚往来。他因事游京师，将老母委托康孟修赡养，其母患泻痢，康氏夫妇以子媳身份护理之，死后"敛以美材"（见李延昰《南吴旧话录》卷二），足见社交之广，尽皆休戚与共者。他好搜集民间验方，所开"刀匕汤液与俗医左"（曲肱道人丁元荐《先醒斋医学广笔记》序）。华亭董香光因其爱画，曾写秋林山景一幅而归之。先生一生"不仕王侯，独全微尚，远于尘累，以保天年"，多侨居在外，借杯中物以消块垒，纵酒度曲，慷慨悲歌，颓然自放，人称"寓公"。同王肯堂友谊较好，于南京无私地介绍了自己用酸枣仁补血的经验，尔后又将桑白皮治鼻塞、健脾开胃消食止泻的效方资生丸也传给了他；"凡宇泰所辑诸书，仲淳皆参订焉"（王宏翰《古今医史》）。所作"诗词吟咏"，均已收入文苑，《祭邵麟武》一文，仅 197 字（见《海虞文征》卷十六），少而精湛，读之朗朗上口。

缪氏约生于嘉靖二十五年（1546），字仲淳、仲仁，号慕台，自称"江左遗民"。世态炎凉，八岁父死，亲朋走散。因 17 岁患疟疾，延医疗之久而不愈，检《素问·阴阳应象大论》"夏伤于暑，秋必痎疟"，按感受暑邪治好了个人的小恙，且"方弱冠，门户衰落，世累纠缠，以是多见愤激，碍膺之事十常八九，数婴疾病"，对岐黄之道产生兴趣，乃同无锡高攀龙的入室弟子司马铭鞠为友，讨论习医。他认为温热阳明证居多，善用清醇寒凉折之，以重用石膏偏于养阴而驰名，凡遇险、怪之证，"俗医相顾却走"，人们"必拱手质请缪先生"。公

"重气节，娴经济"，当代豪士、湖北应山杨涟始官常熟知县时，首先拜访他，并虚心向其求教，仲淳推荐隐湖大富翁毛清帮助政府开发水利、传授种植谷物的经验，还怂恿毛清之子毛晋到拂水山庄谒钱谦益为师，建造藏书楼（毛氏建有汲古阁、目耕楼），高价收买宋、元刻本，造佳纸（毛氏造有毛边、毛泰纸）印刷出版书籍。先生和西泠诗社成员（谈孺木《枣林艺簧》说，由仁和卓明卿、余姚徐桂为领主）也有交往，常叹"美人自刎乌江岸，战火曾烧赤壁山，将军空老玉门关"，每于花朝月夕，议论蜀之孔明，秦之王猛、熙宁之法，元祐之政，"谈古今国事盛败，兵家胜负，风发泉涌，大声殷然，欲坏墙屋，笾豆肴核，"酒酣耳热"，胸臆顿开，讲微言大义，"仰天叫呼"，逸兴遄飞，有宋人刘克庄描述之风。"推到胡床，旁观拍手笑疏狂"（《一剪梅》）、"痛饮霑醉乃罢"（钱谦益《本草单方》序），似元时娄江扁得月楼松云道人熊梦祥《析津志》赞扬关汉卿"生而倜傥，博而能文，滑稽多智，蕴藉风流，为一时之冠"。张大复介绍说：癸卯（1603）予病血，日夕卧亮南轩，仲淳为制之与方。"癸丑（1613）仲淳在王子颙许，闻世长病，驰过草堂，执予手言曰：元长岂可无此阿弟，特请视之。诊毕而有忧色。予曰：顷以足下自天降，今奈何！仲淳惋然曰：即天降奈何！今日再晤壅城，为识其语，令吾后甚无忘仲淳也。"（《梅花草堂笔谈》卷十四）"东林诸公欲定交，皆以兄事之。"（王应奎《柳南随笔》卷六）党内骨干分子丁元荐、惠世扬、光时亨、李三才、于玉立、王元翰、张溥等，经常与之讨论时政。尝一度从紫柏老人学佛法，"精研教乘，余事作医，用以度世"。

　　他"天资敏捷，磊磊瑰伟""电目戟髯"，好结交"缁流羽客""樵叟村竖"，与之"垂盼睐，披肝胆"。"落花水香茅舍晚，断桥头卖鱼人散"，"绝意仕进，混为编氓，杂屠沽中"，抱着"凡为医者宜先虚怀之心"，"意所独到，坚持不移"，"为人手疏方辄奇中"，"上自公卿，下至卑田院乞儿，直平等视"。挚友万历庚戌探花半野堂钱谦益曾经纪其家，言缪氏临床，经验宏富，曲突徙薪，左右逢源，"理积疴，起奇疾，沉思熟视，如入禅定，忽然而理，焕然而兴，掀髯奋袖，处方撮药，指麾顾视，拂拂然在十指涌出。语其险，则齐桓之断孤竹；语其奇，则狄青之度昆仑；语其持重，则赵充国之金城方略，知者好之。"天启一年（1621），党内同志朱国祯患膈证，上下如分两截，痛不能支，他用苏子五钱治愈（《涌幢小品》卷二十五）。凡贫者就诊，却其袖香（诊金），"刀圭入口，僵者立苏"，"生死人，攘臂自快，不索谢"。多于夜间沉霾净扫，新月微明之际，手提风灯访友,足迹所到,一片火光,有菊不落英、梅不留叶之风。老来虽久住金坛,"岁必两度还里,祭扫先墓"(龚立本《烟艇永怀》)。魏忠贤义子东林叛徒王绍微写黑名单《点将录》(《南略》载为阮大铖撰),把东林党主要人员比拟《水浒传》一百〇八人,称先生为"神医安道全"。周中孚《郑堂读书记》谓其学术承受,大旨宗法刘守真、朱丹溪,与同时张景岳门庭迥异。喻昌说他"专以濡润之品称奇",好用人参(见《梅花草堂笔谈》)、石膏。因治疗一怀孕九月的妇女,能掌握"治病全在活法,不宜拘滞",从大渴、壮热、黑苔上生芒刺,投与大剂石膏,一日夜尽十五两五钱,传为惊人医案。缪氏"周览吴会,薄游八闽,历齐、鲁、燕、赵之墟,纵观乎都会之大,返策秣陵,浮江西上云梦,溯三湘而入豫章",到过很多地方"所至必访药物,载刀圭,五十年而成《神农本草经疏》"(钱谦益《有学集》卷十五),"陆仲德《本草拔萃》序"研究问题"有殊解"(光绪《金坛县志》人物),"上下五百年间,发轩岐不传之秘者,仲淳一人而已",自"东垣以下未之有也"(康熙《常熟县志》方技)。天启七年(1627)先生逝世于金坛,终龄82岁。儿子早卒,由亲友助资将其遗体经百余人共挽灵车葬于常熟北门外(或作阳羡山)。入清后,墓地已鞠为茂草,在广大乡邻的呼吁下,康熙四十年(1701)通过他的内侄孙王子麟为之立了纪念碑。继承希雍之学者,除松陵顾澄先、延陵庄继光、云间康元浤及亲炙门人李枝(字季虬),昆山周维埠(字仲肃,后任职太医院),常熟徐鹏(字仲鹏)、张应遴(字选卿)、荣之迁、马端伯、儿子古周、外孙毛凤苞"受方"外,一传武林(今杭州市)寄居苏州阊门吴趋坊和专诸里(后改穿珠巷)的青瑶轩主人刘默(字默生),再传刘紫谷、叶其辉。

一、学 说

缪氏治学方法,注重实际,不盲从古人或教条式的断章取义,极力推崇《伤寒杂病论》,大呼:"熟读仲景书,即秘法也。"认为伤寒、温病之邪,皆从口鼻而入。胎息《内经》说,不仅三阳经多系热证,即传入三阴者亦属热的递变,于整个发展过程中,要注意"先防亡阴,继防亡阳"。提出"热火阳也,热伤气病于上,手经先受之",因为"心、肺、包络在上,属手经"(李日华《六砚斋笔记》卷四),给叶桂"温邪上受,首先犯肺,逆传心包"的学说,奠定了理论依据。谓人体"自少至老所生之病,靡不由真阴不足者,其恒也;若夫真阳不足之病,千百而一二矣"。坚持古往今来，"春兰秋菊虽异时，清风明月本同天"，怀疑运气流年之说，云："运气学说，其起于汉魏之后乎？何者张仲景汉末人，其书不载也；华元化三国人，其书亦不载也。前之越人无其文，后之则叔和鲜其说，予是以知其为后世所撰。"指出中风证阴虚者多，是暗风，非外来之邪，清热顺气开痰以救其标，益阴补气以治其本。清热用天冬、甘菊、花粉、童便；顺气用苏子、枇杷叶、郁金、橘红；开痰用贝母、白芥子、竹沥、荆沥、瓜蒌仁；益阴用生地、当归身、枸杞、白芍、麦冬、五味子、牛膝、人乳、白蒺藜；补气用人参、黄芪、大枣、炙甘草。

发表《祝医五则》，要求"为人司命"，应悲天悯物，济世活人；读书穷理，努力钻研；认识药物，熟悉产地；好学虚心，不耻下问；救死扶伤，不计报酬。主张"病在于阴，勿犯其阳，病在于阳，勿犯其阴，犯之者，是谓诛伐无过"；五脏"有补而无泻，是其常也"，偶而"受邪"，则泻之，"是泻其邪，非泻脏也"（《本草经疏》卷一"治法提纲"）。治疗吐血掌握三要法，"宜行血不宜止血（降气行血，血自归经），宜补肝不宜伐肝（养肝气平，血有所归），宜降气不宜降火（气有余便是火，气降则火下行）"，以"滋阴养血，扶持脾胃"见长。重视食物营养，认为"谷气"好比"国家之饷道，饷道一绝，则万众立散，胃气一败，则百药难施"。习用药物，纤丽灵巧，能突出重点，"四君、四物、二冬、二母、沙参、玄参、黄芪、山药、苏子、橘红、桑叶、枇杷叶、杏仁、枣仁、扁豆、莲子、瓜蒌、五味子、升、葛、柴、前、芩、连、知、柏、滑石、石膏、菊花、枸杞、牛膝、续断、苡仁、木瓜、胡麻、首乌、豆豉、霜梅、胶饴之属，千方一律，增入对证一二味，独开门户，自成一家。"（喻昌《医门法律》）喜用单方，推广民间经验，尝以苍术燥脾湿治肿胀，大黄末油调治烧伤，肉苁蓉治液枯肠干便秘，鱼腥草治肺痈暴吐脓血。从实践统计看，他最欣赏、遣用的药品，则为解表用葛根、羌活、前胡、杏仁，清热用白虎（石膏、知母、粳米、甘草）、竹叶石膏汤（石膏、竹叶、半夏、麦冬、人参、粳米、甘草）去半夏加蔗浆、梨汁，肃降肺气用枇杷叶、苏子，凉血用青蒿、牡丹皮、赤芍、犀角、生地、小蓟、地榆、茜草，养阴用熟地、天冬、西洋参、白芍、龙眼、人乳，化瘀用红花、当归、桃仁、苏木、蒲黄、郁金、三棱、䗪虫、干漆、五灵脂、延胡索。

二、著　述

缪氏谓："古三坟之书未经秦火者，独此而已。"（《苏州府志》）所著《神农本草经疏》，1625 年脱稿，以《神农本草》为经，《别录》为纬，仿照北宋《证类本草》，"合众药之所长，而又善护其所短"，凡三十卷，有医论 30 余篇，分十类，载药 1 426 种，重点讨论 606 味药物。据其"三笠之下，五易裘葛"的弟子李季虬道，公经三十余年时间携彼同编，"每疏一品，必相顾而笑，谓仓公、仲景如在，当无奈我两人何也"。特点是"兼论药性优之劣，莫不悬之肘后"（喻昌《寓意草》）。吴仪洛说："其中多所发明。"《先醒斋医学笔记》，为万历丙戌（1586）进士浙江长兴丁元荐 1613 年汇集其 30 多个寒暑历验之方写成的。天启二年（1622），缪氏应金沙文学庄敛之请求，并收入伤寒、温病、时疫治法，广益群方，附以医案，将本草常用之药，增至 433 味，改称《先醒斋医学广笔记》，共四卷。委镇江大成堂开雕，尔后，崇祯壬午（1642）又由李枝和"江阴司训庄继光刻之以行"，此系 1642 年三槐堂刊本，卷首标有"慈溪耕余楼冯氏辨斋藏书"，曾被辑入《还读斋医方汇编》中。其他还撰有《方药宜忌考》十二卷（《千顷堂书目》）、《脉形图说》（民国《常昭合志》艺文）两卷、《医学传心》四卷、《识病捷法》十卷、《医案》一卷、《本草单方》十九卷（《贩书偶记读编》）、《葵经翼》一卷（《学津讨原》卷九）等。《四库全书总目提要》将先生同张景岳作了分析比较，予以评论说，二人均生活于明代末年，他生龄早于景岳，在学术上却少相通之处。"介宾守法度，而希雍颇能变化；介宾尚温补，而希雍颇用寒凉，亦若易水、河间各为门径，然实各有所得力也。"

（《南京中医学院学报》，1987 年第 4 期）

对《明代名医缪希雍传》中几点史料辨正

江苏省常熟县中医医院　　　王天如　褚玄仁

　　贵刊（《南京中医学院学报》）1987 年 4 期所刊张志远同志《明代名医缪希雍传》（以下简称《传》），读后颇感作者对缪氏生平诸多研究，深表钦佩。但该文颇有失实之处，现择要辨正于下，是否有当，藉资商榷。

其一，《传》文中称其传主缪希雍是"李思塘之外孙"，"考中秀才，与张时泰同科"，"儿子早卒"，实与史实不符。其致误之由，想是作者仅据《先醒斋医学广笔记》的文本而来。该书卷二"虚弱门"又方："先外祖李思塘公……""消渴门""湖州庠友张君时泰……"及卷三"幼科门"治痘泄条"长儿痘，初热即泄……七日死"。于此三条资料中看似引据确凿，而这位以第一人称的记述者究竟是否缪希雍？我们不妨从《先醒斋医学广笔记》的成书历史深入探索一下。考此书之前身为长兴丁元荐所辑录的医学笔记，丁氏时罢官在家，与缪希雍医寓相邻，过从甚密，又同是东林人物，更为契合。丁氏心服希雍医术，辑录得缪氏验案旁及丁氏见闻及他人医案、验方等成集，丁氏书斋名先醒斋，即以命名为《先醒斋笔记》，后又请益于希雍，缪氏又"增益群方"改书名为《先醒斋广笔记》。缪氏去世后，其学生李枝又作了一次校订，"删其余论，附以臆说"，始成现在我们所见到的《先醒斋医学广笔记》。因此，现代翻印本虽署名缪希雍撰，而其实既有丁元荐的母本，又有缪氏的增益，也有李枝的记述，其中以丁元荐的记述为多，而上述三条内容均完整记载于丁元荐的《先醒斋笔记》中，此书现尚存世，可以查到。可见这位第一人称的记述者是丁元荐而不是缪希雍。我们猜想作者对此书之沿革未作考查，致成张冠李戴之误。因此，可以说李思塘之外孙不是缪希雍而是丁元荐。

再讨论一下缪希雍是否秀才。缪氏出身世家，幼读经书，曾应府试，"一击不中，慨然弃去"，遂攻读医书，自学成才，故人称"虞山儒医"。我们曾经翻检过载有缪氏传记的各种志乘，如《明史》《长兴县志》《金坛县志》《苏州府志》《常熟县志》等，均未谈及他中过秀才。还有两条更有分量的证据，是与缪氏同居虞城且是契友的钱谦益在为缪氏外甥婿毛清和缪氏外孙毛晋所作的墓志铭中云："吾有布衣之友曰缪希雍仲淳。"又曰："（毛晋）庄事者缪布衣仲淳"。足证缪氏是"布衣"而不是秀才，是没有考得功名的读书人。

《传》文谈到希雍与张时泰同中秀才的问题，更属风马牛不相及。查张时泰是湖州府人，丁元荐是长兴县人，也属湖州府治。昔时考秀才是集中一府中的童生于府治所在地考试，故称府试。他们二人才是湖州府试中同科秀才，而缪希雍是常熟县人，只能应苏州府试，绝不可能与张时泰同场应试，单从这一点材料中也足资证明所谓"考中秀才"是丁元荐的事了。

至于希雍有否儿子，我们也曾经查考。明代姚宗仪所撰《常熟氏族志》

（手抄本，现藏常熟市图书馆）载有缪氏宗谱，称为新巷缪氏（新巷为地名，今常熟市辛巷），为之立传颇详，称他为"义侠名医"。还载有他的远祖缪万三、父缪尚志、从父缪尚质、堂兄缪起龙、侄子缪云等，并各系小传，既然如此周详，如希雍有子，亦必立传，文中亦无有子早殇等语。再查汲古阁主人毛晋是希雍外孙，在其所作悼念缪氏的《暮春游兴福寺》诗中，直言缪氏"无嗣"，从此两项佐证中，显见缪氏是并无儿子的。因此，上述三条内容，他们分别为丁元荐的"外祖""庠友""长儿"，均与缪氏不涉。

其二，《传》文提到传主是"缪昌期的同族兄弟"，也必须辨正一番。我们也花过时间作了查考，原来缪希雍是常熟人，其宗族自一世祖起俱详载于《常熟氏族志》，其中无一字涉及缪昌期及其族人。缪昌期为江阴人，其宗族俱载在《江阴东兴缪氏宗谱》及《缪昌期家谱》中，亦并无片言提及希雍及其族人。因此，希雍与昌期两人各有其各自的宗族，其间并无兄弟关系可言。我们再进一步调查《缪氏宗谱》《昌期家谱》，发现昌期的一世祖（至昌期时已九世）是在元代从常熟小山湖桥迁到江阴东兴的，而希雍在小山湖桥附近的湖滨也有老宅，其祖母病死于此。从这蛛丝马迹中看出，有可能两人之远祖同出一家，因年代已久，无从分清辈次，故缪昌期但以"家仲淳"相称。《传》文作者仅据此而断为族兄弟，其实非是。昔日封建文人，极重礼节，如确系族中兄弟，即已远房，绝不可以一"家"字了之。

其三，《传》文又提到传主"字仲淳、仲仁"，"自称江左遗民"。我们遍查希雍所著书，均自署为"缪希雍仲淳甫著"，这是缪氏唯一的名和字，与他同时代的常熟名儒龚立本所纂《常熟县志》中同样称以仲淳，钱谦益在其《初学集》中常称缪氏为仲醇，淳与醇是通假字，在以后各家或有称作仲仁、仲纯等，显系音近致误，未足为据。另在《神农本草经疏·题词》中署曰"海虞遗民"，海虞为常熟之古称，该书成稿时正兴起东林之役，希雍为东林人物，良友凋伤之际，情绪悲恸之时，偶一为此别号，盖有时代背景也。"江左遗民"之称，不知何据？想作者当有所本。

其四，《传》文作者又说希雍所著《神农本草经疏》中，"载药1 426种，重点讨论606味药物"，与书中实载药数不符，并有所误解。考希雍所著《神农本草经疏》系将《证类本草》中药物选出480味（《神农本草经》以药物为主）加以注疏者，可能是作者仅据《本草经疏·总目》中所列各卷中有"总××种，会疏其要者××种"之说，将此两类数字之和为据，其实所谓"总××种"者，系指《证类本草》之药味数，"疏其要者"系缪氏注疏之药味数，作者似乎急于罗列数字而未审来源，亦未曾复核具体注疏之药味实数，匆匆成篇，以致贻误。

其五，又谓希雍著有《识病捷法》，此说系引自《长兴县志·艺文志·缪希雍条》，云有《缪氏识病捷法》十卷，并云系引自《明史·艺文志》。我们不妨再查一下《明史》，此书之著作者为缪存济，存济为明代苏州人，《长兴县志》误认缪存济和缪希雍为一人，遂致以误传讹。再查阅《常昭合志·艺文志》详载希雍著作有 13 种之多，而独不列《识病捷法》一书，也可佐证此书非希雍所著。

（《南京中医学院学报》，1988 年第 2 期）

明代名医缪仲醇先生年表

江苏省常熟县中医医院　　褚玄仁

先生为常熟名医，《明史·方技传》附于《李时珍传》后，语焉不详。今据见闻所及，将先生出处与其言行、著述、经验，编列年表。错误之处，望同道们加以批评指正。

1566 年，嘉靖四十五年，丙寅，1 岁，先生生于江苏常熟虞山之湖滨，先生名希雍、字仲醇，号慕台。

先生世系：出于常熟缪氏家族。王应奎云："缪仲醇，布衣也，而东林诸公与订交，皆以兄事之……本吾邑甲族，重气节，娴经济，为一时豪士。"（《柳南随笔》）先生自言："予生也晚，亲年已衰。"（《神农本草经疏·序》）但先生之父名、母姓，则无查可考。

按近人缪廷杰氏谓先生与缪昌期为兄弟（《上海中医》1957 年 8 月载文《明代名医缪仲醇及其〈本草经疏〉》），此说实不确，我曾检阅缪昌期家谱，未见有关先生的记载。且缪昌期与友人石云岫书云："家仲醇布衣有道者也，得台台为知己，幸甚。"（《缪文昌公家书》）两人世次不详，足证是同姓而不同宗。

缪廷杰氏又谓先生是东林党人,此说亦值得商榷。虽《四库全书总目》"先醒斋笔记"条下有:"天启中,王绍徽作《点将录》,以东林诸人分配水浒一百人,称希雍为神医安道全之说,然查考东林党籍,无先生之名。又先生为布衣,而东林诸人均为官宦,予意先生亦犹颜佩韦等五人,心响东林者耳。"

先生生卒之年,史书未载。据先生《神农本草经疏》自序有"予生也晚,亲年早衰,得于禀者固薄,故少善病,长嗜方技……驯届耳顺,良友凋伤"云云,此序未识年月,但该书另有顾澄先天启五年(1625)六月的题词。以意求之,先生之序当亦作于是年。且序中有"良友凋伤"之词,亦是一个佐证,盖作序之上一年(天启四年,1624),东林党人大批削伐,受戮,故先生言念及之。由此推之,则先生当生于1566年,至1625年(天启五年)恰为60岁。

先生之故里,据《先醒斋广笔记》"痢疾门"华氏一案:"仲醇以先王母病,留湖滨,促治后事。"湖滨在虞山之阳,先生之祖母居于此,当系先生的老宅所在。

1582年,万历十年,壬午,17岁,先生患疟疾,久不愈,遍检方书,自治而愈。遂嗜方技,终成名医。

按先生自言:"年十七时为疟所苦,凡汤药丸散巫祝,靡不备尝,终无救于病。遍检方书,乃知疟之为病,暑邪所致也,遂从暑治。"(《先醒斋广笔记·疟疾门》)又云:"少善病,长嗜方技,僻耽药妙。"(《神农本草经疏·序》)又浦士贞《读本草快编》称先生为"虞山儒医"。据此则先生似于是年因病疟而后留心医药,刻苦自学,终成"儒医"的。

1586年,万历十四年,丙戌,21岁,先生学业已臻妙境,从事医务工作。

按先生自言:"瞿元主夫人素清癯,不耐烦劳,一日谓仲醇曰:弟妇未生子而弱,烦兄为诊其故,次日仲醇往诊,得其脉细弦无神。曰:今虽无恙,必不久矣,此丙戌四月事也,至秋夫人殁。"(《先醒斋广笔记·妇人门》)足证此时先生学业已成。

1587年,万历十五年,丁亥,22岁。

先生为史岳亭太史治疗瘟疫重症。先生与长兴丁长孺订为知交。

按《先醒斋广笔记·温热门》载:"史岳亭太史丁亥患瘟疫,头痛身热,口渴吐白沫,昼夜不休,医师误谓太史初罢官旧,妄投解郁行气药不效,又投以四物汤益甚,诸医谢去,谓公必死。遣使迎仲醇至,病已二十余日矣,家人具以前方告。仲醇曰:误也,瘟疫非时不正伤寒之谓,发于春故谓瘟疫。不解表，又不下，使热邪弥留肠胃间，幸元气未尽，故不死。亟索淡豆豉约二合许炒香，麦门冬两许，知母数钱，石膏两许，一剂大汗而解。时大便尚未通，太史问故，仲醇曰：昨汗如雨，邪尽矣，第久病津液未回，故大便不通。此肠胃燥，非有邪也。今日食甘蔗二三株，兼多饮麦门冬汤，不三日，去燥粪六十余块而愈。"

先生善用石膏治热病，此是其一例。观《先醒斋广笔记》所载先生验案，其中有用石膏以治泄泻患者的，有治呃逆患者的，但此等病家均有烦躁身热、渴饮脉洪等见症，可见先生辨证精确，洞见症结，不惑于表面现象。绝非孟浪从事者可比。时人不解而问先生："治伤寒有秘法乎？"仲醇曰："熟读仲景书，即秘法也。"（《先醒斋广笔记·温热门》）确是夫子自道。而后人王懋甫却妄肆诋议，于《白日杂记》中极论用石膏之非，实在是浅薄无知之谈。至于此案运用麦门冬汤及甘蔗以通便，更是超于象外，实开后世温病学派养阴生津法之先河。吴鞠通五汁饮，或本此意而制？

丁长孺云："岁丁亥，交缪仲醇氏，仲醇豪爽自负岐黄之诀、谛仲景、东垣而上。"（《先醒斋笔记·序》）。考丁长孺为东林党人，后 20 余年选先生医案为《先醒斋笔记》，可见两人意气相投，交谊甚深且久，实非泛泛者可比。

1600 年，万历二十八年，庚子，35 岁。先生运用如金丸治愈华水部妻痢疾重症。

《先醒斋广笔记·痢疾门》载："庚子秋，华氏患痢，日夜几百行，身热发呕，一呕数十声不绝。吴医争欲下之，且曰补即死矣。"先生与如金丸，并以人参等药送服，数服即愈。后人吴文涵曰："如金丸一味黄连，每服四钱，虽苦寒坚下，古人原有成法，而任之重，信之专，手眼之高妙，实属超出寻常。"（《缪仲醇先生医案·跋》）

1601 年，万历二十九年，辛丑，36 岁。先生为张大复治病。

按张大复云："辛丑深秋，道遇仲醇，诘旦求诊于仲醇，为定两方而别。"（《梅花草堂笔谈》）

1610 年，万历三十八年，庚戌，45 岁。先生之古文诗词选入"海虞文苑"。

按先生诗文甚佳，选入"海虞文苑"者计文 1 篇，诗 8 首。片光吉羽，弥足珍贵，今录其一，以见先生为人。

"岁寒犹为客，黄州雪里过，远看银岭出，仰视玉皇罗；野店闻鸡早，寒窗见月多，此时杯酒尽，乡思欲如何！"（《雪阻黄州道中》）考黄州在湖北黄冈，诗中未曾说明过此何事,大约是先生出诊或访求医药吧?钱谦益云:"仲醇少苦疾疢,壮多游寓,所致必访药物,载刀笔。"(《初学集》)丁长孺亦谓先生:"生平好游,缁流羽客,樵叟村竖,相与垂盼睐,披肝胆,以故搜罗秘方甚富。"(《先醒斋笔记·序》)先生自言:"搜辑医方,精求药道,用存利济。"(《先醒斋广笔记·序》)于此可见先生终年奔波劳累,足迹几遍江、浙,远及湖北,实非游山玩水,而是深入群众"精求药道",以治病救人。值得后人永远景仰和学习。

1613年,万历四十一年,癸丑,48岁。先生之医案《先醒斋笔记》由丁长孺选辑成书,经先生亲手裁定出版。

按丁长孺云:"予辛亥赐告归,不敢以山中余日,漫付高枕,汇三十余年所积方,取奇中者裁之仲醇,并录后先医案,类而梓之。"(《先醒斋笔记·序》)考《先醒斋笔记》为丁长孺所编辑,其间主要为先生之医案、验方。间亦有他人方案,并经先生裁定。故有人直指为先生医案云。

1615年,万历四十三年,乙卯,50岁。先生为丁长孺治疗中风。

按丁长孺云:"乙卯春正月三日,予忽患口角歪斜,右目及右耳根俱痛,右颊浮肿。仲醇曰:此内热生风及痰也。治痰先清火,清火先养阴,最忌燥剂。"为处养阴清热之剂,果愈(《先醒斋广笔记·中风门》)。

先生认为中风一症,类多"内虚暗风","与外来风邪迥别"。治法当"清热顺气开痰以救其标,次当治本,阴虚则益血,阳虚则补气,气血两虚则气血兼补,久以持之"(《先醒斋广笔记·中风治法大略》)。其于中风的辨证施治,确是独具慧眼,俞震谓先生论中风有"另制机杼"之妙。又云:"今《临症指南》一门,大半宗此,可补刘、李、朱、张所未备。"(《古今医案按》)姜天叙云:"缪仲醇取用白蒺藜、菊花、首乌等一派甘寒之品,虽无近效,而阴虚内热之人,诚可恃也,不可因平淡而忽之。"(《风劳臌膈四大症治》)近人沈仲圭氏云:"缪氏论中风的病因,以真阴亏损为本,热极生风、气壅痰滞为标,当中风猝发之时,先治其标,后治其本,自是中风的标准治法……因此我认为中风的理论和治法,到明代缪仲醇才觉完善。"(《医学碎金录》)

1617年,万历四十五年,丁巳,52岁。先生用大剂苦寒药治愈庄敛之大泻一症。先生于是年,从长兴迁金台。

按先生治庄敛之大泻一症案,见《先醒斋广笔记·泄泻门》,文长不录,俞震《古今医案按》一书曾选录,并于案下按云:"此条初时用冷药冷服,人犹可及，至不知饥饱胀满欲裂，不用六君五皮，竟以熟地、萸肉、参、芪、五味、河车填补，断不可及。"

先生在天启五年（1625）说："先是……予适旅泊金沙，文学庄君时时过从。"（《先醒斋广笔记·序》）钱谦益谓：先生早年"侨居长兴，后徙金台老马"（《初学集》），据此先生当于是年治愈庄敛之病后迁居于金坛。

1621年，天启元年，辛酉，56岁。先生为朱国祯治膈病。

按朱国祯云："天启辛酉，国祯患膈病，上下如分两截，中痛甚不能支，希雍至，用苏子五钱即止。"（《涌幢小品》）考先生读书甚多，师古而不泥于古，每能独辟蹊径，治病多奇中，人称"神医"。自言曾"详检赵立度家藏医书，皆宋前善本"（《神农本草经疏》）。又说："仲景医门之圣也，余师其意，变而通之，以从时也，如此则法不终穷矣。"（《先醒斋广笔记·伤寒时地议》）冯定远云："余邑赵立度好藏书，聚医书为医藏，载之连车不尽。缪仲醇先生指之曰：此误人之书也。予征其说，先生曰：古今不同，五方异处，感疾之深浅，禀受之厚薄，诊候处方，得之于心，不能尽于言，执古法以临之，似胶柱鼓瑟矣。"（《二冯先生集》）丁长孺谓先生处方立法，"不尽用方书所载，投之辄效，万不爽一，盖独开门户者也"（《先醒斋广笔记》）。《四库全书总目》谓"希雍与介宾同时，介宾守法度，而希雍颇能变化，介宾尚温补，而希雍颇用寒凉，亦若易水、河间，各为门径，然各和所得力"，盖持平之论也。

1622年，天启二年，壬戌，57岁。先生将《先醒斋笔记》广而汇之，成《先醒斋广笔记》。

按先生自序云："予既不事五候，独全微尚，幽栖自遂，远于尘累，以保天年，然无功及物，亦岂道人之怀乎。于是搜辑医方，精求药道，用存利济。"又云："增益群方，兼采本草常用之药，增至四百余品，详其修事，又增入伤寒、温病、时疫治法要旨。"说明了著作之目的和内容，实为先生一生经验。理论的荟萃，丰富多彩，极为时人所重，"无不以为枕中鸿宝"。

先生于是书中曾创论："伤寒、温疫，三阳症中往往多带阳明者，以手阳明经属大肠，与肺为表里，同开窍于口，凡邪气之入，必从口鼻。"（《先醒斋广笔记·温热门》）在显微镜尚未发明的时代，能提出这一见解，其观察之入微，实足惊人。世人徒以吴又可之言，而知瘟疫自口鼻而入，岂知先生早已论及。吴世铠云："缪仲醇论疫必兼阳明，吴又可论疫邪离膜原归并阳明，其言似异，又则同焉。"(《本草经疏辑要》)予意吴氏之说,当是继承先生之论而成的。

先生于是书中又提出了治血三要法,"举世奉为明训"。如喻昌云:"仲醇先生善以轻药疗人重病,治血三要法尤为精当。"南京中医学院(今南京中医药大学)编的《中医内科学》也认为先生治血三大法,"这段论治,虽不能概括全面,但已得治疗吐血的要领了"。

是书先生在世时已再版,崇祯壬午(1624)其门人李枝重刻,1919 年常熟缪西京氏亦刊印过,易名《缪仲醇先生医案》。1958 年上海科学技术出版社根据明刻本又用铅字排印发行,流传甚广,且清代和近人之名医类案选著中,大多大量选用,可见此书之价值。

1625 年,天启五年,乙丑,60 岁。先生巨著《神农本草经疏》出版。

按先生自序云:"据经以疏义,缘义以致用,参互以尽其长,简互以防其失。"又云:"余之作是疏也,期在发明《经》旨,适当于用。""开扩来学,臻乎无惑。"(《神农本草经疏》)其宗旨、体例已概括道及。

是书"分本草为十部,每药皆有发明,故谓之疏,冠以序例二卷、论三十余首"(《四库全书简明目录》)。

先生是书在药物性味主治及宜忌、制方、四时用药等方面,有很多独到的见解发明。

其一,先生突破了《神农本草经》只讲药之味而不言药之气、性的旧框框,强调指出"有味必有气,有气斯有性",主张"药必性味相参,才能尽其长"。他每根据药的性、气、味,汇合各家经验来论证药理作用,发明药用的长处,"参互以尽其长"。

其二,先生认为药性皆偏,反对药能使人长生不老之说,曾指出:"虽醇和浓懿,号称上品,然所禀既偏,所至必独脱也,用违其性,则偏重之害,势所必至。"因此先生于发明药品主治所长的同时,又附"简误"说明药之宜忌,"简误以防其失"。后人对上述两点评价是很高的。汪昂云:《经疏》发明主治之理,制方参互之义,甚者刊误以纠其失,可谓尽善。"(《本草备要》)赵学敏云:"缪氏《经疏》一篇,知简误实为李氏之功臣。"(《本草拾遗》)许宗彦说:"《本草经疏》三十卷,近世名医叶桂多取其说,盖辨证以审药之宜忌,简而易守,医门之津筏也。"(《本草经疏辑要》)

其三,先生在是书中对方剂亦提出了新见,认为徐子方十剂中,应增加升降二剂，寇宗奭加的寒热二剂则不甚重要。他说："寒热两剂，摄在补泻，升降者，治法之机要也。《经》曰：高者抑之，即降之义也；下者举之，即升之意也。"于此亦可见先生之富有创造精神。

其四，先生对运气学识具有辩证的看法，他激烈地反对机械唯心地对待运气学识，认为"五运六气者，虚位也，岁有是气至则算，无是气至则不算，既无其气，焉得有其药乎"。为了"矫枉"，在言论上不免有些"过正"。但事实上，他并不全盘否定运气学识，而是能辩证地对待这一问题。如他在用药上认为既要注意时气，又要根据病情，才能作出抉择，因此他说："夫四时之气，行于天地之间。人处气交之中，亦必因之而感者。"故"病暑者投以暑药，病寒者投以寒药"，此药之"因时制宜，以合乎权"。但"一气之中，初、中、末异，一日之内，寒燠或殊"，而人的体质，又有"阴虚""阳虚"等的不同，"假令阳虚之人，虽当盛交，阳气不足，不能外卫其表，表虚不任风寒，洒淅战慄，思得热食，及御重裘，是虽天令之热，亦不足敌其真阳之虚，病属虚寒，药应温补，误从时令，误用苦寒，势必立毙……"指出用药有时应"舍症从时"，有时应"舍时从症"，"从违之际，权其轻重耳"。这种因时因人制宜的法则，才合乎中医辨证论治的理论体系。日本丹波元坚说："缪氏之论，特得窾要。"（《药治通义》）可谓知言。

此外，先生对于药物炮炙亦有贡献，他认为药物的炮炙很重要，"用者宜如法各尽其宜"。因按雷公炮炙法，去其迂阔难遵者，而裁以己"法"，或"自为阐发"，成《炮炙大法》一卷，附于《先醒斋广笔记》后。

由此观之，《本草经疏》一节，备列古人用药之要"（《四库全书总目》），"抉摘轩岐未发之秘"（《苏州府志》），确是恰当的评价。

关于此书的刻本，顾澄先云："新安吴康虞氏刻之金陵，未竟而遗焉，流传于知交者，西吴朱氏集而刻之，不及其半，然序次勿伦，考核未审也，先生以医为司命，一字有讹，遗祸无极，遂命澄先检其存稿若干卷，按部选类，汇得全帙，细复检阅，以为定本。"可见现存本已第三次付印，其后光绪辛卯（1891）又重版，1936年再影印。日本亦有活字印本云（庞伯坚《现存本草书录》）。

先生著作甚富，另有《本草单方》《葬经翼》（《常昭合志》），此外尚校注过《外科精粹》等书。或云《本草单方》即《神农本草经疏》，但考之《医籍考》《钱谦益文集》，知《本草单方》为先生遗著，于崇祯时始刊行，足证并非一书，但我未能见到此书，故存而不论。

1633 年,崇祯六年,癸酉,先生已返道山数年,葬于阳羡山中。

按先生死亡之年,尚未考见。钱谦益于是年为先生之《本草单方》作序云:"仲醇已殁数年,葬在阳羡山中。"(《初学集》)则先生死于 1625 至 1633 年,享年约 65 岁。

先生墓地或云在"破山寺前"(《常昭县志》)。先生族裔缪西京氏曾于1919 年据邑志到破山寺前访求,于寺东南三百余步得一墓,碑文曰"明高士缪慕台公祖墓",遂说:"墓碑以慕台为号,乃遍考书册,未有是称,且系以祖字,又若为慕台之祖之墓,想系立碑时已属后人,误以墓台为慕台,顺言之曰祖墓。"(《缪仲醇先生医案·跋》)考先生号慕台,浦士贞的《读本草快编》记载得很明白,缪西京氏未见耳。又由于过信史书,致发现疑点后亦不深考,竟提出了"以墓误慕",顺加一"祖"字之错误论断。立碑者虽系后人,绝无如此混账的,因此当以钱谦益之说为准。阳羡为古县名,在今之宜兴东五里,先生经常在宜兴、金坛间行医,死后葬于此实无疑义,先生无后,后来也不会有人把他迁回原邑安葬,故破山寺前之墓,确是先生祖先之墓。

先生之门人据考有庄继光,字敛之,延陵人;张选卿,不知何许人(《先醒斋广笔记》);李枝,字季虬;荣之迁,号仁所;徐鹏,字仲鹏,著有《脉学传灯》。皆常熟人,得先生衣钵,均名于世,邑志有传。

(《江苏中医》,1962 年第 8 期)

上医医国:一位晚明医家日常生活中的医疗与政治

华中师范大学　冯玉荣

一、引　言

仲淳电目戟髯,如世所图画羽人剑客者,谈古今国事成败、兵家胜负,风发泉涌，大声殷然，欲坏墙屋。酒间每慷慨谓余曰：传称"上医医国"，三代而下，诸葛亮之医蜀，王猛之医秦，繇此其选也。以宋事言之，熙宁之法，泥成方以生病者也；元祐之政，执古方以治病者也。绍述之小人，不诊视病状如何？而强投以乌头、狼毒之剂，则见其立毙而已矣。子有医国之责者，今将谓何？余沉吟不能对。仲淳酒后耳热，仰天叫叫呼呼，痛饮霑醉乃罢。

崇祯六年（1633），江左大家、文坛盟主钱谦益（1582—1664）在缪希雍逝世后6年，特为其遗稿《本草单方》作序。"仲淳"即缪希雍（？—1627），号慕台，原籍海虞（江苏常熟），后寓居浙江长兴，迁居江苏金坛，悬壶于江浙一带。缪希雍与钱谦益交好，酒酣之际，放言心志。缪以医病喻国事，上医医国，贵在得方，并以此问钱谦益。钱沉吟之间，虽然难以直对，但对缪希雍的医侠风度显然极为钦服。大声在耳，酒杯尚温，但已物是人非，钱谦益未尝不希望有一良方猛剂救世于将倾。国事如医理，医者悬壶济世，相者定国策平天下，良医良相均以济世救人为宏旨。只是医者通过救人而济世，而相者通过救世而活人。在朝为臣的钱谦益和在野为医的缪希雍，可能有着共同的感慨。

明中叶以来，受政坛纷扰的影响，朝野上下对于政治倾注了极大的关注。谈兵与论治，成为士人的常议话题，对医者的评价亦裹挟在其中。源自春秋时期"上医医国"的理念寄托了对医者的理想，"上医医国"论出自《国语·晋语》，"平公有疾，秦景公使医和视之……文子曰：医及国家乎？（医和）对曰上医医国，其次疾人，固医官也。"医和故事之所以载录流传，是因其中的君臣应答深具治国精义。医者在面对国君的治疗时，上升到医国的境界，实不亚于辅弼君主的相臣。汉代王符《潜夫论》称："上医医国，其次下医医疾。夫人治国，故治身之象。疾者身之病，乱者国之病也。身之病待医而愈，国之乱待贤而治。"国之病如身之疾，待良医、良相而治。"胸次岂无医国策，囊中幸有活人方。""万金不换囊中术，上医原自能医国。"上医医国的寓言，寄托着医者的救世理想。宋以后"儒医"称谓的产生，更是强化了医者济世的理想。至明清大量医书序言，乃至插图画像，也都着力于对儒医形象的塑造。然而在历史的书写中，真正能参与到实际政治与国事处理之中被加以记载流传的医者寥寥可数，所谓"不为良相，便为良医"，反而强化了人们将医视为儒的附庸的意识。

借助于钱的手笔，缪希雍身为医者，胸怀救世之道、个性任侠的医侠形象得以流传。清初万斯同修《明史》，列缪希雍于方伎传中，肯定其以医名世的医德医行，但盛赞其"生平经济实不尽于医""能诗歌及劈窠书，审国家治乱消长之故"，且近乎原文不动地照搬了钱文的写照。乾隆年间所修的《江南通志》亦称缪"好谈古今成败事如指掌，不以医名而医辄奇效，又喜形家言，著《本草经疏》《葬经翼》"。清代同邑之人王应奎称："重气节，娴经济，为一时豪士，不特精于岐黄术也。邑乘列之方技，未免掩其为人矣。"甚至为缪希雍被列方伎而扼腕叹息。与一般医者不同的是，缪希雍以医交友，又以志行道，悬壶江南，游走民间，活人无数，名噪一时。在不自觉卷入政治风波后，亦能主动体行其"上医医国"之理念，被东林士人引为同道。

缪希雍作为名医，其医术、医学思想历来为医学界所关注，近年来也有人从生平游历、社会交往来为其作传，刻画其亦儒亦医亦侠的形象。实际上吊诡的是，缪希雍始终是在政坛之外的边缘人物，却因与东林士人交往密切，一度被疑为"神医安道全"。然而在晚明时代氛围下，何以对一名医者有如此的期望。本文试图考察，首先，政治关怀是如何渗透到士人的日常话语中，乃至医生的日常生活中。其次，进入医者的生活世界，探究其医者理想，思考他们在行医生涯中怀有何种现实意图及人生理想。此外，探讨医者的理想是在怎样的时代氛围下展开，而又如何被士人所接纳并重塑？

二、"医之侠者"：生计与游走

金元四大家之一的朱震亨，在地方社会拥有侠、儒、医多面形象。与一代医宗朱震亨类似，在历史文本和遗迹中的缪希雍亦呈现多重面貌。缪希雍不仅医术高明，而且熟稔儒家经典，精通堪舆，甚至长于水利论策。时至今日，常熟一带仍流传这位侠医的故事。2015 年 8 月，江苏省锡剧团和常熟锡剧团联合打造了《侠医缪希雍》，以彰显名医缪希雍的"行医济世、仁心仁德"。在兴福寺前、舜过泉附近的缪希雍墓也被列为常熟市文物保护单位。但是据褚玄仁、张耀宗两位学者考证，此处实为缪希雍的祖墓所葬地，缪仲淳与其父母应该葬于宜兴山。墓址的不确定，可能与缪希雍一生游走播迁有着密切关系。

常熟缪氏始祖万三公谚，随宋南迁，封护驾金华大将军，始家琴川（常熟别称）上，之后一直未有显达，直到明中期景泰二年（1451），缪朴中进士。缪朴通经学，士多游其门。缪希雍父亲缪尚志正德十四年（1519）中乡试，授汉阳府通判。但缪尚志原配孙氏，一直无子嗣，继娶周氏，才有缪希雍，可谓老年得子。缪尚志年老病逝时，希雍年仅13岁。据冯梦祯的《缪母周孺人墓志铭》所载，母亲周氏教导甚严，希雍少年时负气任侠，曾呵斥，"父以明经起家，为清白吏，儿不能从先生长者游，勉嗣父业，乃与侠少年伍，是奚赖耶"。缪希雍的负气任侠，应该不是个例，而是深受明代士人谈兵论剑风尚的影响。母亲周氏一直希望希雍能承父志，以科举为业。然而自父亲缪尚志逝世后，家道中落，希雍科举不第，只好在里籍设馆授徒，奋志读书。不意17岁那年，缪希雍突患疟疾，久治不愈。自行检读《内经》《本草》等医书，依"夏伤于暑，秋必痎疟"，乃知疟疾为暑邪所致，经自治而愈。自此兴致勃发，孜孜于遍访医方，精研医道。

缪希雍得以由儒入医，与其家乡常熟的社会文化环境密切相关。明时常熟隶属苏州府，处于京杭运河南北交通的枢纽上，域内商贾骈集，文风甚炽，视他邑犹胜。士人又喜游览，宠信鬼神，颇有江左风流之致。自元末明初戴思恭来吴行医后，吴门医派崛起，常熟名医辈出，是有名医家的重要养成之地。吴中之地，得益于医书的刊刻与普及，儒生习医更为方便入门，且极为普遍。因缘巧合的是，以藏书甚富而出名的脉望馆就在缪希雍家附近。"脉望馆"的主人赵用贤，家世显赫，其父赵承谦（1487—1568）为嘉靖十七年（1538）进士，用贤（1535—1596）本人为隆庆五年（1571）进士，脉望馆珍藏较多宋刻善本医书。赵用贤子赵琦美（1563—1624），又名开美，每得善本，辄由赵用贤序而开美刻之。据缪希雍自述，赵开美之弟赵隆美，因顽痰积血，他自制霞天膏，加化痰消瘀之剂，治之而愈。正是由于这段医患关系，使得缪希雍与赵家交往更为密切，得以在赵家观习医书，并且得以窥见当时难得一见的宋版《伤寒论》，今称之为"赵开美本"。赵用贤个性亦刚直，万历五年（1577）因夺情之事，上疏弹劾张居正，被处以廷杖。后在争国储、王锡爵提出"三王并封"时，"会改吏部左侍郎，与选郎顾宪成辩论人才，群情益附"，之后因其前亲家吴之彦上疏遭弹劾。故有论晚明党争实由赵用贤所启，而顾宪成、高攀龙等继之。缪日后得以遍交士林，很可能与赵用贤之引荐有关系。

万历七年(1579),缪希雍前往南京。目前无从得知其前往南京的目的,然而这一次在南京,遇到后来亦成为名医的王肯堂。王肯堂于这一年中举,十年后(1589)又高中进士。嗣后,两人常常在医学上相互切磋,协作会诊,希雍更将秘方资生丸传于王氏。王肯堂辑《证治准绳》六种,皆经缪氏参订,于万历三十六年(1608)刊行。此后,缪希雍游历三吴两湖,远至齐鲁燕赵之地。在游历之中,不独寻方问药,更广交士林。万历十四年(1586),应京师徐贞明邀请,开始北游。过山东,历河北,抵于京师,助其谋划,在西北开垦水田。徐贞明,江西贵溪人,与赵用贤为同年(隆庆五年,1571)进士,缪希雍能得到徐贞明的赏识,极有可能是受赵用贤推荐。徐贞明"识敏才练,慨然有经世志",时北方粮食需从南方经漕运到北方,耗时费力。万历三年(1575),徐贞明在工科给事中任上曾上疏力主开发京畿水利,治水营田,以减轻东南漕运的负担,以保证粮食供给,朝廷以"役大费繁"未加采纳。不过,据钱谦益称,徐氏建京东水田策,实出自缪希雍的提议。缪希雍曾著《葬经翼》,精通堪舆与水利。缪的具体主张是招募南人善田者,"量能授官,课最实效"。万历十三年(1585)九月,徐贞明复官还朝,授监察御史,领垦田使。到次年三月,永平府(今河北卢龙县)一带就"垦成熟田数已三万九千多亩"。徐氏到真定府(今河北正定)准备治理滹沱河,却遭到反对,御史王之栋更是上疏弹劾,"谕令停役"。徐氏乃辞职返乡,四年后,抑郁而死。治水营田计划遇挫后,希雍不得已返乡。如果说朱震亨在家乡建祠堂、修墅关,积极于乡里社会的营建,而缪希雍则是远赴他乡,兴经世之举。治水垦田,并非寻常医者所关心的,而是儒士的经世之术。由此观之,缪希雍虽习医行医,但始终怀有经世之志。

万历十五年(1587),缪希雍移居长兴,得以与丁元荐居处相邻。日后缪希雍得以与东林领袖相交往,与丁元荐的推荐关系甚密。丁元荐(1560—1625),字长孺,长兴人,举万历十四年(1586)进士,未授官即告归。家居八年,始谒选为中书舍人。后屡次上书针砭时弊,屡次被贬,以节行著称,晚年隐居西山。为学初奉许孚远,后又受业于顾宪成。丁元荐的禀性也是直豪任事,缪希雍引为知己。据丁元荐自己记录与缪氏相识的过程,"仲淳豪爽,自负岐黄之诀",并称他尚义气,有担当,所到之处,"缁流羽客,樵叟村竖,相与垂盼睐,披肝胆,以故搜罗秘方甚富"。两人同为不拘小节之人,交谊甚厚。

丁元荐仕途不利，一直居家，与缪希雍探讨医学，曾取缪氏之医案及医药论说，于万历四十一年(1613)刻成《先醒斋笔记》，"先醒斋"为丁元荐书斋的名字，嗣由缪氏校正并增订，改名为《先醒斋广笔记》行世。

据沈德符《万历野获编》载，缪希雍还曾为闽抚许孚远幕客，"吴中缪仲淳以经世自豪，与许素厚，亦招之往。"《万历野获编》所记多为典故遗闻，但亦非捕风捉影。缪希雍与许孚远如何结识，惜其无详细史料无法考证，不过丁元荐曾受业于许孚远，缪希雍因此得以受许赏识极为可能。许孚远(1535—1604)，明嘉靖四十一年(1562)进士，隆庆初，首辅高拱荐其为考功主事，出为广东佥事，万历二十年(1592)出任福建巡抚。许孚远一生精研学问，为王阳明先生的正传，缪希雍在许孚远麾下，应该也受其影响(赵用贤亦膺服王学)，其医著里亦多次提到医生的精神境界问题，注重行医者的内心修养。他曾论到："凡作医师，宜先虚怀，灵知空洞，本无一物，苟执我见，便与物对。""一灵空窍，动为所塞，虽日亲至人，终不获益。"作医生一定要谦虚，否则固执己见，很难有所获益。在经世致用之时，缪希雍的医学修养也在同步精进。丁之所以大力推荐缪，除性格相投之外，与晚明有负有经世之举的士人相互砥砺已蔚然成风也有关。

冯梦祯在其日记里专门提及，万历二十一年(1593)，缪希雍曾托其为杨继盛作传。杨继盛(1516—1555)为嘉靖忠臣，官至兵部员外郎，因弹劾权相严嵩，下狱被杀。杨继盛代表了那个时代的忠臣形象，虽出身贫寒，但志向高远，希望能够通过自己的力量，致君为尧舜，致天下于太平。缪希雍以义侠自诩，为友人之事，往往不顾身家，助人千里之外。杨氏的节烈忠义，深得缪希雍敬服。托请冯氏为之立传，可以说是他表达自己志向的重要象征。为何请冯梦祯大笔，又与其交谊及冯本人之士林雅望有关。冯梦祯(1548—1606)，字开之，号具区，又号真实居士，嘉兴府秀水(今浙江嘉兴)人，万历五年(1577)丁丑科会试第一，丁元荐为冯梦祯门人，缪希雍遂得以与冯梦祯相交往，并托其为杨继盛作传亦在情理中。冯梦祯为人高旷率真，在夺情案中，冯梦祯与赵用贤对邹元标等持同情态度，为权臣所不容，被谪广德州判。后迁南京国子监祭酒，3年后被弹劾罢官，遂不复出，移居杭州。万历十五年(1587)，冯梦祯去官归里，闲隐于西子湖畔，儒雅风流。冯梦祯藏书甚厚，校刊古书精益求精，对医学也颇为留意。万历三十二年(1604)，董其昌病发疟疾,在杭州昭庆寺养病,还曾写信给冯梦祯借阅《证治准绳类方》。日记里还载有与缪希雍讨论医事,两人交往甚密,缪母仙逝后,冯梦祯还专门撰有《缪母周孺人墓志铭》。

作为江南医者,与朱震亨一样,缪希雍的家族功名,早年丧父,研读医书,积极与士交往,延续了宋以来儒医的文化形象,而游走播迁,兴经世之举,又有着鲜明的晚明时代表征。晚明社会为仕途无望的士人提供了多种谋生的途径,同时他们也可通过参与地方事务来拓展其名声。缪希雍行医游走间,视士人直吏为知己,以医道体察世情,以儒学提升心境。其医术高明,又身负经世之才,甚至为幕僚参与实务,北上京师经营水田,南下福建参与海防。对于缪希雍而言,行医谋生实际只是他生活中的一部分,治病救人的同时仍可继续他的经国大策,并且成为其扩大人际交往与社会网络的一种方式。而此种丰富精彩的传奇人生,更能得到一般文人的认同。在同里赵用贤、金坛王肯堂、长兴丁元荐、"风雅教主"冯梦祯的眼中,缪不仅医术高明,而且熟稔儒家经典,精通堪舆,甚至长于水利论策。异业而同道,以经世为指归,缪希雍所代表的形象,实彰显了晚明特殊的时代精神。

三、"觉休居士":《嘉兴藏》与"妖书案"

缪希雍自号"觉休居士",尝从紫柏大师学佛。"觉休"者,可能也是自悟自醒,万事可休可放的意思。与时人眼中希雍电目戟髯、快意恩仇的形象相反,却暗合"花开生两面,人生佛魔间"的禅机。至于缪虽交游士林,但远离庙堂,为何又会卷入事干国本之争的"妖书案",与一众入佛之士林友人均深受牵连,个中缘由十分复杂,需从紫柏大师及其主持刊刻《嘉兴藏》言起。

紫柏大师(1543—1603)为明代四大高僧之一(另三位为憨山、莲池、蕅益),俗姓沈,字达观,名真可,江苏吴江人。17岁出家于虎丘,嗣后云游四方。紫柏在弘法过程中,发现以往的梵夹本《大藏经》卷帙浩繁,无论是讲读还是流通都诸多不便,于是发愿重刻《大藏经》,以便流布与研读。明代嘉兴地区私人藏书兴盛,不仅有众多的藏书楼,还有大量知名的藏书、刻书家。万历十年(1582),紫柏南还嘉禾(嘉兴)时,便集资创刻。十七年(1589),由其弟子道开、如奇等开刻于五台山妙德庵。4 年后,因"冰雪苦寒"移至浙江径山寂照庵续刻,后又迁至化城而完工。真可所倡刻的方册《大藏经》,因其发行于嘉兴楞严寺,故名《嘉兴藏》。藏经的刻印与流通早期多以官修形式来完成,《嘉兴藏》的刊印显示了佛教经典知识的普及化。

缪氏何时从紫柏大师游并无明确记载,但可以确定的是,紫柏"南还嘉禾"为方册《大藏经》募捐时,缪希雍任筹集资金的缘首。当时倡导募款者还有陆光祖、陈瓒、管志道、冯梦祯、金坛于玉立、丹阳贺学易、吴江周祗、沈演等及紫柏法眷(共同修行的道友)等。其中,冯梦祯、于玉立等均与缪氏相知,早年相识的王肯堂也因学佛之因,参与紫柏主持的刊刻大业中。围绕紫柏大师刊刻《嘉兴藏》,聚集了一批尚佛士人,也包括缪希雍、王肯堂这样亦儒亦医的名医。从另一个角度讲,因为《嘉兴藏》的刊刻,使士、医之间有了更多的思想交流与社会交往,其命运也有了关联。

《嘉兴藏》按紫柏大师的规划,筹资刊刻均在有条不紊地进行,缪希雍也乐在其中,医禅互参,颇有心得。钱谦益在为紫柏作的序中说,"白衣弟子缪仲淳执侍左右手自翻写者"。有点火暴脾气的缪希雍学习态度十分认真,还手抄真可著作,犹如金刚遇佛祖一般。在另文中,钱谦益又记,缪希雍"从紫柏老人游,精研教乘"。冯梦祯亦言,"仲淳少年有四方之志,如干将莫邪,精色射人,不可抑遏,比遇达观可禅师,有所开发,始尽悔其少习,而知己纵谈,或酒后则狂奴,故态犹在"。静心领悟,终有所得,以至于行医遇惑时,亦会想到用禅定的方法寻求解决之道,"余观其理积疴,起奇疾,沉思熟视,如入禅定。忽然而睡,焕然而兴,掀髯奋袖,处方撮药,指麾顾视,拂拂然在十指涌出"。在自著的《神农本草经疏》中,他还以今生来世来告诫为医要等心施治,不要因病家之贵贱而厚此薄彼,"医师不患道术不精,而患取金不多。舍其本业,专事旁求,假宠贵人,冀其口吻,以希世重。纵得多金,无拔苦力,于当来世,岂不酬偿? 作是思惟,是苦非乐。故当勤求道术,以济物命,纵有功效,任其自酬,勿责厚报,等心施治,勿轻贫贱,如此则德植厥躬,鬼神幽赞矣。"医书之中,佛理洋溢。

与当时一般排斥文字的禅僧不同,紫柏极重视文字经教,"凡佛弟子,不通文字般若,即不得观照般若;若不通观照般若,必不能契会实相般若","文字,佛语也;观照,佛心也。由佛语而达佛心,此从凡而至圣者也"。缪希雍

《祝医五则》，亦强调读书识字的重要性："凡为医师，当先读书。凡欲读书，当先识字。字者，文之始也。不识字义，甯解文理？文理不通，动成窒碍。""望其拯生民之疾苦，顾不难哉？"医生应该"读书穷理，本之身心，验之事物，战战兢兢，求中于道"。只有读书习字，才能更好地掌握医理，习医的最终目的也是为了悟道。学佛自识字始，读经自识字始，习医亦自识字始，缪希雍可能由此找到儒、医、佛三者相通的法门。

在藏经的编纂中，缪希雍与于玉立兄弟、王肯堂、冯梦祯等多有互动。于玉立(中甫)于万历十一年(1583)中进士时，缪希雍恰好在镇江，特地迎其荣归。王肯堂、冯梦祯亦是紫柏大师的弟子。冯梦祯为诸多佛堂庙宇写过记、塔铭、碑文、疏等，在藏经刊刻中，助力甚多。冯梦祯还曾托缪仲淳为戴升之料理药饵，一方面礼佛，另一方面也借佛缘得到医生的治疗与照顾。就刻藏一事，紫柏大师还写信给于润甫，请他多关照缪希雍。此外，缪希雍在忙于堪舆时，紫柏大师还郑重拜托邹元标多加扶持，亦可见紫柏与仲淳两人相互关怀的友谊。万历二十七年(1599)秋，缪希雍代紫柏老人专程拜访汤显祖(1550—1616)于临川。汤氏曾于万历二十一年至二十六年(1593—1598)任浙江遂昌知县，是年，汤氏弃官家居，缪氏适在江西游历，遂登门拜访。万历二十八年(1600)，缪希雍还致书汤显祖，劝其返任官职。汤氏有书及诗奉答，"留一官，止是缯人物耳。知游中似兄无一俗滞态者，更能几人"，还很羡慕缪的洒脱。缪希雍还经常关心汤显祖的身体状况，"不成何病瘦腾腾，月费巾箱药几楞。会是一时无上手，古方新病不相能"。《嘉兴藏》非一人之力可为，是一项耗时、耗财、耗力之事，需志同道合者通力合作。通过《嘉兴藏》这一事业，将医、士、佛之间相互联结，形成了一个士庶、僧俗共享的文化圈，缪希雍在其中很受大家推重。

本来僧俗联手，问学向佛，可以完成一项伟大的文化事业，但树未静而风又不止，心在三界外，而身在五行中，朝廷上层的政治党争及佛道之争仍然波及了江南。何况，紫柏大师并不能完全闭关寺门，对于俗世的不平，仍然会作一声"狮子吼"。嘉靖年间，佛教受到废佛政策与道教势力排挤的影响，面临生存发展危机。至万历年间，随着明神宗生母慈圣李太后的崇佛信仰，开展大规模兴建佛寺活动，续刊《大藏经》，颁赠天下名刹，带来晚明佛教复兴的契机。紫柏辈高僧为佛法中兴于世，给予后党崇佛之举以必要之反馈，其中僧众即便亲身参与党争游走权贵而因之遇祸者，亦可谓身之所托，义不容辞耳。万历年间，神宗派遣宦官为矿监税使，四处敛财，为害甚大。万历二十七年（1599）初，驻湖口的宦官李道横行非为，南康太守吴宝秀因拒不奉命而被劾入狱，其妻哀愤投缳而死。正在庐山修法的紫柏真可得知后，亲赴京师营救。临行前，他曾说自己有三大抱憾，即："老憨不归，则我出世一大负；矿税不止，则我救世一大负；传灯未续，则我慧命一大负。若释此三负，当不复走王舍城矣！"真可到京，奔波于达官权宦之间，求取支持。在李太后及司礼监太监田义劝谏下，神宗"怒稍平"，"命移狱刑部"。后真可多次入狱探望并调护，直到九月吴宝秀出狱。其后，真可留在京师继续交结王侯，为释其"三大负"而奔波。然其行为遭到一些宦官嫉恨，万历三十一年（1603），"妖书案"事发，真可遂被诬陷为"妖书"制造者，逮捕入狱。

真可的入狱，恰如池中投入巨石，"妖书案"的涉及范围更趋扩大。因"妖书案"与紫柏同陷囹圄的沈令誉，亦为医家，与仲淳同为苏州府人，则沈氏而近后党，缪氏亦当去之不远。沈令誉师从缪希雍学医，也是紫柏的俗门弟子。沈令誉因行医的关系，与士大夫中清流者若郭正域辈多有往来。郭正域素与缪希雍友善，曾有送别缪氏离京之作，"有客神交已十年，论文说道更谈天。江湖避世如吴札，肝胆倾人似鲁连。送汝寸心千里去，怀人尺素隔年传。致声西省同心客，天地风波已晏然"。郭正域以"山人"誉之，并不以医者目之。

"妖书案"发生后，沈鲤、郭正域被攻击，并牵连至沈令誉。郭正域于万历十一年（1583）中进士，选庶起士，授编修，万历二十二年（1594）招为东宫侍书官。郭正域为沈鲤门生，"妖书案"发，沈一贯力图透过郭正域来整沈鲤，给事中钱梦皋密授沈一贯旨意，上疏诬陷郭正域、沈鲤与"妖书案"有牵连。京营巡捕陈汝忠受沈一贯之命，逮捕了真可、医生沈令誉等人，欲从这些人口中引出郭正域。郭正域因罢官还籍。"妖书案"，真可被严刑拷打致死。沈令誉受刑后奄奄一息，始终未招供，郭正域寄以诗有"避人宁肯同张俭，使酒何尝似灌夫"之句，其骨鲠之节亦似紫柏。

缪希雍虽非立于事件中心，但妖书一案中所涉关键人物均与之有密切交往。陈寅恪先生《柳如是别传》考万历、泰昌、天启直至南明之党争关键，李太后对抗郑氏、福王一党，则可视作晚明党争肇始，陈先生所论晚明政治分野流变,实独辟蹊径之说,发人深省。紫柏在盛名之下,又着力讼憨山之狱、矿税之弊与方册藏之举,其高调行事之举,定会为慈圣皇太后及其后党于朝廷内外树新敌,而在党争最激烈之时,为保后党无虞,紫柏自然也成为被牺牲的角色。缪氏以医学佛,本与国本无干,亦未参与佛道之争。但以缪氏禀性,行医学佛,均未改其关注国事、天下事的执念。撇开佛性,希雍与紫柏、憨山其实性情相近。"妖书案"的出现及其扩大化,体现着明显的政治权争的理路,本为政治边缘人的缪希雍也未能幸免。真可逝世后,缪希雍与于玉立继承真可的遗志,为憨山大师在庐山五乳峰法云寺捐置香火田,使其安居。紫柏真可以振兴佛法为己任,且关注国事民生,以出世身做入世事,成为晚明佛教复兴运动中与憨山德清并称的积极救世且救法的佛教大师。医之救人,与佛之渡人,士之报国,万法归宗,其实都有着同样的信仰。

由此观之,无论是《嘉兴藏》,还是"妖书案",书籍的刊布与流传在明代的社会都有着重要意义。而儒医正是由于其通晓文本知识,得以遍交士林,进而卷入明代大的政治事件中。故在晚明特殊时代氛围之下,政治话语一直渗透于日常中,地方社群、宗教、士人生活,乃至医者均裹挟其中,朝野实有着千丝万缕的联系。

四、"神医安道全":东林运动

清代《四库全书总目》记载天启年间王绍徽所作《点将录》,以东林诸人分配《水浒传》一百〇八人姓名,称希雍为"神医安道全",赞其医术高明。但翻检存世的明刻本王绍徽的《东林点将录》,所列"神医安道全"为地灵星神医手云南道御史胡良机。《四库全书总目》亦称:"其书以《水浒传》晁盖、宋江等一百八人天罡地煞之名,分配当时缙绅,今本缺所配孔明、樊瑞、宋万三人,盖后人传写佚之。卷末有跋,称甲子乙丑于毗陵见此录,传为邹之麟作,所列尚有沈应奎、缪希雍二人,与此本不同。盖其时门户蔓延,各以恩怨为增损,不足为怪。"缪希雍一生虽未仕宦,但与东林士人往来密切,不可避免地卷入政治纷争中。"门户蔓延,各以恩怨为增损"之语,可谓一语道破。

在《高子遗书》的《缪仲淳六十序》中,高攀龙(1562—1626)叙述了和缪希雍相识的过程。

余年二十五(1587)，而友于丁子长孺。一日，长孺谓予曰："今海内有奇士缪仲淳者，子知之乎？"余曰："未也。"曰："其人孝于亲，信于朋友，尘芥视利，丘山视义。苟义所在，即水火鹜赴之。"余叹曰："世有斯人乎？"越三年(万历十八年,1590)，忽遇于内弟王兴甫所，欢相持曰："此为仲淳矣。"当是时，兴甫得异疾，勺水不下嗌，诸医望而走，一息未绝耳，仲淳为去其胁膈中滞如铁石如拳者二，兴甫立起。肃衣冠，陈酒肴，拜仲淳。余惊曰："闻君高义，不闻君良于医如是。"仲淳笑曰："吾少也病，而习之颇得古人微处，语世人，世人不解也。"

高攀龙的这段描述饶有趣味，丁元荐不是以医的身份，而是以奇士的形象，将缪希雍推荐给他。缪氏之所以声名远播，在于其重义轻利的道德层面。士林对于医者的推崇，首先是"道"的层面，其次才是"技"的层面。高攀龙在亲眼看见缪的高明医术前，早已"闻君高义"。医者的扬名与士的宣扬提拔密不可分，这在吴中风气尤盛。

高攀龙于万历十七年(1589)中进士，授行人。因耿直被贬，又逢亲丧家居，30年不被起用。在此期间，他与顾宪成在家乡无锡东林书院讲学。落职归田后，虽然"可以诵诗读书，养心缮性"，但"不能无疾病之苦、儿女之忧"。结识缪希雍后，既敬其高义，又有名医做"家庭医生"，保全家安康。高攀龙子得病，久治不愈，一家人惶恐时，幸得缪希雍相救，高攀龙感佩不已。缪希雍的《先醒斋医学广笔记》中也详细记载了为高攀龙的家人、仆人、邻居等医治的医案。缪希雍手到病除，谈吐不凡，成为高府的座上宾。高攀龙的友人很多东林人士，也开始找缪希雍治病，很多东林成员都把缪希雍当作兄长对待，"天生仲淳为吾辈也！"在缪的著作里，医案中也特意强调其为东林士人治疗疾患。

缪希雍除了给东林人士诊病，还投入了相当多的精力与其探讨政治思想等问题。在与高攀龙初见时，高氏就记载，"与仲淳酒间谈说古今事，绝不及医，仲淳无所不妙解，而后益信长孺言，知仲淳果天下奇士也"，"吾尝语仲淳以中庸之理，仲淳心洞然，如鼓应桴、谷应响"。缪虽因行医与士林人士建立交谊，但其内心却始终抱有经世的情怀，对政事时情都有主动的关注。行医之外，见识广阔，对朝野动态都有了解。两人"讽议朝政，裁量人物"，缪还时有妙解。交游对谈之中，常常发表政见。并且此种对话"绝不及医"，显然缪希雍是希望以士的身份加以对话，而这也暗含高攀龙虽推崇缪希雍，但缪希雍实际仍然难脱离医者的身份。

高攀龙在致缪仲淳的书信中说："长安中如丈识见者绝不可得，如丈者岂非遗贤乎？甚矣，科目之不能尽人才也。近言路有起废太滥一疏，群小见诸贤尽出，明年内计可虑，故戈矛潜动。弟谓此等小人，彼正恃口舌可尼君子作用，君子但置之不闻。当做便做，阳气盛，邪气自消。若与口角，即堕其计中；若畏其口，亦堕其计中。诸公颇以为然，邪说一切高阁起矣。"缪氏的回信难以找到，但高攀龙作为东林领袖，愿意与缪讨论政事，发泄烦恼，显然是对他极为信任的。万历四十一年（1613），高攀龙延武进钱一本讲学东林，钱一本为东林翘楚，缪希雍还试图半夜造访钱氏，"叩门声甚厉"。

钱谦益称："神宗末，士大夫奋臂钩党……当诸公结交之日，缪仲淳以布衣称长兄。""公（贺学仁）与常州沈伯和、长兴丁长孺、金坛于中甫、吾里缪仲淳为友，以节概意气相期许，余晚出，亦参与焉。公遂以弟畜余，不以年家辈行也。长孺、中甫时人以为党魁，公与周旋患难，不少引避。仲淳布衣韦带，伯和老于公车，公以长兄事之，肩随却立，老而不衰。"缪希雍以布衣韦带的身份与东林士人坐而论道，以志相投，对目以党魁的丁元荐、于玉立亦不加以引避，反而引以为豪。"东林六君子"之一的杨涟亦与缪希雍相善，杨涟以友相称。杨涟曾在万历三十六年至三十九年（1609—1611）任常熟县令，向缪希雍咨询，于是缪希雍举荐外甥婿毛清，族人缪堂弟起龙也曾被杨涟聘为义师。杨涟于天启四年（1624）上疏劾魏忠贤，次年魏忠贤开始对已经罢官回家的杨涟和缪昌期等痛下杀手。杨涟被诬投狱，缪昌期亦被捕遇害，高攀龙赴水自溺而亡，钱谦益因思宗即位才得以幸存。《东林点将录》株连一百〇八人，高攀龙为"如云龙"、杨涟为"大刀"、左光斗为"豹子头"、缪昌期为"智多星"。至清编《四库全书总目提要》在介绍《东林点将录》时，简括此书时，特意提及缪希雍曾列为"神医安道全"。同乡文士也普遍认可缪希雍与东林士人相善，《金坛县志》载，缪希雍由常熟迁金坛，与东林诸先达相友善。邑人王应奎在《柳南随笔》中说："缪仲淳，布衣也。而东林诸公与订交，皆以兄事之。"这也成了日后医者缪希雍被推崇的重要因素之一。

美国学者 Charles O. Hucker 曾对东林运动做过这样的评价："明末东林运动的失败,代表传统儒家价值观念与现实恶劣政治势力斗争的一个典型,他们是一支重整道德的十字军,但不是一个改革政治的士大夫团体。"东林学派成员有自己的学术标准,是当时舆论中心和社会正义的代表。黄宗羲说:"言国本者谓之东林,争科场者谓之东林,攻逆阉者谓之东林,以至言夺情、奸相、讨贼,凡一议之正,一人之不随流俗者,无不概谓之东林。"晚明之东林,作为社会精英群体的典范,其言行具有示范作用,不止于政治场合,也扩及社会层面,成为一般民众效仿的对象。在这样的日常话语中,不具有官员身份的热血士人亦不自觉卷入其中,凡是与东林相友善者均视为东林。学者林丽月指出:"对绝大多数的东林士大夫来说,政治上的共识与儒家教育下的共同理念应是促成彼等结为朋党更根本的原因。"从这个意义上而言,东林不同于传统意义上的朋党"无原则性"的特点,而是"一个内涵相对稳定而外延复杂的概念,其相对稳定的内涵即是相似的政治理念",东林士人交友论学,品评人物,是否志同道合是重要标准。缪希雍以布衣身份,虽然不在庙堂,却有医国的心志,在政治理念上与东林士人同,故被东林士人引为同道。

在晚明讲究礼尚往来、应和酬答的社会文化氛围之下,由相互宣示、标榜形成的人际权力关系网络,进而可能更为广泛地左右社会的价值取向、品味偏好。在怀抱道义、忧国忧民的东林士人看来,缪不仅是最好的医疗顾问,也是性情相投的"海内奇士"。对于缪希雍的肯定,当不只是医术,还有其怀抱的医国之志。在缪的身上,他们甚至看到良医良相合于一体。东林领袖高攀龙的赞誉,又证实并强化了缪希雍高义良医的形象,进一步使医者盛名远播,这也是医者为何主动积极结交东林士人的原因。晚明江南民间讲学风气之盛,学者的臧否,地方舆论的风气,医者对自身社会地位的体认,在某种程度上相互影响。

五、"海虞遗民"：医道与治道

天启五年(1625)三月,缪希雍为所撰《神农本草经疏》补写"题词"时,特意自称为海虞遗民。此去经年,憨山远放南粤,紫柏殒身狱中,高攀龙已逝,环顾四周,只剩下"海虞遗民"。这样的自称,颇有些自我放逐、心灰意冷的意味。两年后,缪希雍逝于金坛寓所,于润甫、冯梦祯、史鹤亭等友人经纪其后事,暂厝于阳羡山中。钱谦益曾写诗悼念,"金坛于润甫酿五加皮酒,为南酒之冠。润甫与缪仲醇友善,仲醇善别酒酿法,盖得之仲醇。今年润甫酿成损饷,而仲醇亡矣!赋四十二韵奉谢,并悼仲醇"。逝世后 6 年,其遗稿《本草单方》刊行,钱谦益特撰序。

钱谦益回顾往昔,不胜慨然,缪希雍对酒之时的铿锵之语似在耳畔,"上医医国,三代而下,葛亮之医蜀,王猛之医秦,鲦此其选也。以宋事言之,熙宁之法,泥成方以生病者也;元祐之政,执古方以治病者也。绍述之小人,不诊视病状如何?而强投以乌头、狼毒之剂,则见其立毙而已矣"。透过钱谦益的白描式记述,缪希雍的治政理念得到直接表达。缪希雍将医道与治道相比喻,指出诸葛亮治理蜀国,王猛治理前秦,明法严刑,禁暴锄奸,都取得了成效,理混乱之邦必须用法。而宋代王安石拘泥成方,元祐之政又执古方,绍述小人强投猛剂,结果导致北宋亡国。

钱谦益诗论中经常提到"医者喻",在《大般涅槃经》有旧医、客医之说,在《鼓吹新编序》《喻嘉言医门法律序》《杨明远诗引》中都运用了佛门乳药的典故,旧医乳药也有其功用。所谓"旧医、新医之所用者,皆乳药也""借乳喻以复程子,并以质诸世之能为新医者",力图回归风、雅的复古传统,追求"冲和简雅"的真性情。可见,当时士人谈医、医者谈治国之道是为一种常态。钱穆先生所说:"士之一阶层,进于上,则干济政治。退于下,则主持教育,鼓舞风气。在上为士大夫,在下为士君子,于人伦修养中产出学术,再由学术领导政治。"士大夫以学术道艺作为治国之道,达则兼济天下,穷则独善其身,治国平天下的政治抱负根植于君子修身齐家的日常中。回归吴中儒医之本源,习医孝亲亦是士人日常修养的一部分,医者向儒及儒者业医亦密不可分。通过政治与医学的文化同构性,医道与治道似乎有了相通之处。

以医道论治道,历代有之。孙思邈在《备急千金要方·诊候》中称:"古之善为医者,上医医国,中医医人,下医医病。"钻研医道,济世救人,成为医家人格的理想追求。明代名医徐春甫(1520—1596)著《古今医统大全》引郁离子论:"治天下其犹医乎……故治乱,证也;纪纲,脉也;道德刑政,方与法也;人才,药也……秦用酷刑苛法以箝天下,天下苦之;而汉乘之以宽大,守之以宁一，其方与证对，其用药无舛，天下之病，有不瘳者鲜矣。"徐氏将医道与治道的相同之处做了详细的比照，治身有攻、补、养，治天下则有征伐、教化、休养可相对应。这些"上医医国"之法，与缪希雍所论，其实相近，都强调因时而变，对症用药。缪的可贵之处在于，一直未放弃济世的雄心，知时论政，还努力尝试实践。

医者以医道比治道，而士常以治道喻医道。缪希雍契弟于玉立于万历二十七年(1599)曾上《朝廷晏安乞励精改图以救祸乱疏》，将身体与国家相比喻，"臣惟天下之治乱，关于政事，政事之得失，出于君身。譬若人之一身，君其心也，纪纲政令脉络也。内而宫闱，外而四境，远而边鄙，则五官六府、四肢百骸也，使此心不正，则六脉不调，百骸失理。比其刚强，且弗克自保，矧伊积弱，必贴危亡。以臣观于今日之君身，今日之政令，今日之天下，势甚抢攘，危于累卵。使贾生而在，其痛哭流涕，长太息者，当复如何，臣不避"。将整个国家比喻成身体，六脉不调，百骸失理，今日形式危若累卵。康熙年间，生员夏敬渠(1705—1787)在《野叟曝言》中，塑造了一位大致生活在明代成化、弘治年间的儒生文素臣，挥毫作赋、抵掌谈兵之外，还间涉岐黄，肩随仲景，不仅在朝廷除奸祛邪，还在民间救死扶伤。然而现实中的夏敬渠，科举屡经挫败，尽管他精通儒学经典以及历算、医学等各门技艺，却无法实践其医国的抱负。夏敬渠借用"文素臣"医国医人之举，构建了中国文人对医学与政治的想象，充分表达了"上医医国，下医医人"的士阶层文化观念。清代名医徐大椿(1693—1771)则宣称："治身犹治天下也，天下之乱，有由乎天者，有由乎人者。所用之药，各得其性，则器使之道。所处之方，各得其理，则调度之法。能即小以喻大，谁谓良医之法，不可通于良相也？"虽以小喻大，但其理实则一致，"医道通治道"。名士以医论国，名医以医喻国，医道与治道同，而医与士借此有了对话的空间。

晚明科举一途难以容纳知识群体谋生的多样化，"四民异业而同道"的治生观念，使得原有阶层的壁垒打破，使得大量士人舍弃所学，投向其他技艺，对于科举落第、仕途失意、落魄文人，医学成为其济世问道的凭借或展现。对于"医国"的想象一直存在，如何拯救内忧外患，重建阳刚健全的社会，医士交游，评点国事，以此行道。东林之经世抱负，延及复社至几社，正是这样一种医国的热情，使得在易代时也有一批既士又医的遗民，如傅山、李延昰者，四方游走，以医掩其踪迹，依然保持了他们对时局的关注。然而晚明病急乱投医，各种势力的滋长与斗争，更反射医者的热情与无奈。缪昌期、杨涟等东林人士先后被迫害致死，"良友凋伤，百念灰冷"。缪希雍由于医名掩身，行踪不定，才幸免于难，但在精神上，不复有慷慨之志，"予既不事王侯，独全微尚，幽栖自遂，远于尘累，以保天年。然无功及物，亦凯道人之怀乎。于是搜辑医方，用存利济。"世变之后，缪希雍放下雄心，回归医者的本位，辑医方，济世人，以此来延续对道的追求。

六、结　语

本文以晚明儒医缪希雍行医交友处事的日常生活，考察江南文化、政治生态与医者生活际遇间紧密联系。透过缪希雍的游走与言行，可观察医者眼中之晚明政治生态；借由江南士吏对缪希雍的描述赞语，亦可探寻儒者对于良相医国的理解与期待。

缪希雍由儒入医，虽未涉事政坛，但因医病关系、士医交往，不自觉卷入晚明政治风潮中。缪本人的性情心志亦医、亦儒、亦侠，所交往之士林友人、佛界名僧也大多志趣相投。托"风雅教主"冯梦祯为嘉靖忠臣杨继盛作传，与金坛于玉立、长兴丁元荐、同里钱谦益诸人订金兰之盟，助紫柏大师刊刻《嘉兴藏》，交知高攀龙等，均可见其道同相谋的态度。又曾任阳明心学正传福建巡抚许孚远的幕僚，为尚宝司丞徐贞明策划在北方兴水田，为常熟县令杨涟就邑之兴废利病献策，一展经世致用的抱负。缪医术高明，令名远播，得以"列贵秩、班近臣"。他不仅在与东林士人交游之时畅言心志，还因个人行医交谊的际遇，一度有过"治国平天下"的经世实践。"上医医国"作为春秋早期医者理想的一种隐喻，在晚明缪希雍得到了诠释。

有意思的是，缪希雍作为一名医者，其著述主要在于医学，因此较少以诗文记其自身与友人行状，反是在冯梦祯、高攀龙、钱谦益等名家士吏之笔下，留下医术高明、义侠云天的形象。借由此种"反向投影"式的聚焦，方才见到缪作为医者和医者之外的"良医""良相"之举。无论是"无一俗滞态者""海内奇士""义侠""布衣韦带"等当世或身后名号，还是"觉休居士""海虞遗民"的自称，外界对医者的评价以及医者的自我定位中都逃不脱道德的评判，不仅看重精湛的医术，更看重其兼济天下的胸怀。由此观之，士人对医者的评价中，政治道德的因素也是存在的。它不但是流传撰述的一部分，也决定了哪些医者会得到关注，哪些医生的事迹会受到记录、辑存。列为方伎的医者，从来不是历史书写的主体，能进入书写者视域的乃在于他们的言行或学术可以成为后世资治的范例。"余虽昏耄，尚能为仲德详叙上医医国之事，如太史公之传扁鹊者，姑书此以俟之。"藉由晚明士人见闻言思的亲身参与，到付诸笔墨的记载流传，均表达其论治的理念及对时代遭际的感慨。行医本身不是目的，行医背后的大道才是真意，从这个意义上去看，医与士之理想在某种程度上是相通的。由此而论，上医医国，既是医者的自我期许，也寄托着士人的天下理想。

借助缪希雍也可以看到，由儒入医者，儒与医的心理身份与社会身份实难区隔，从另一侧面也说明儒医的专业界限并不清晰，不论是生活方式，还是心志理想，都极为交错。缪希雍所代表的儒医形象，实彰显了晚明特殊的时代精神。与晚明大多数士人一样，缪迫于生计，在教书、堪舆、行医和游幕之间不断变换职业，但兼济天下的心志始终未放。波诡云谲的政治变动之下，立庙堂之高者，尚难独善其身，处江湖之远者也难免受到波及，更何况晚明的江南与朝堂之间，本就有切不断的经济、文化、权力与人际关联。社会危局之中，理想化医者和士人的抱负与胆气固然可贵，但还是不能不在现实的泥淖之中去寻找希望，"上医医国"在这样的时刻更为可贵。钱谦益谓："仲淳天资敏捷，磊落瑰伟，从紫柏老人游，精研教乘，余事作医，用以度世耳。"作医以度世，正道尽缪希雍之心声，亦未尝不可作为晚明儒医社会角色之补解。

上医医国，医道与治道同，行医里蕴涵着精神向度的追求，而医与士借此有了对话的空间。在相同的政治氛围和地缘关系下，有着相似政治理念的医、士凝聚在一起，其学术主张与政治主张都充满了明显的救世色彩，他们的事迹体现了相似的文化价值取向，都有着行仁的理念与上医医国的抱负。故晚明特殊时代氛围之下，政治话语一直渗透于日常中，地方社群、宗教、士人生活，乃至医者均裹挟其中，朝野实有着千丝万缕的联系。

缪仲淳与王肯堂的学术交流纪事一二

上海中医学院　　朱伟常

　　江苏常熟缪仲淳(1546—1627)和江苏金坛王肯堂(约 1549—1613)是明代著名医学家。他们分别因《神农本草经疏》《先醒斋医学广笔记》和《证治准绳》等书的著作而名垂青史。关于他们的生平,学者不乏考证,但对其学术交流的情况却知者较少,为特略抒所见,谨为缪氏诞生 440 周年之纪念。

　　《苏州府志》载:缪仲淳"为人电目戟髯,如遇羽人剑客,好谈古今事成败,诚奇士也。"其友丁元荐序《先醒斋医学广笔记》(以下简称《广笔记》)亦称:"仲淳豪爽,自负岐黄之诀……生平好游,缁流羽客,樵叟村竖,相与垂盼睐、披肝胆。"读上述两文,缪氏的神情意态,俨然栩栩在前。

　　明万历七年(1579)秋季,缪仲淳与王肯堂初遇于白下(今南京)。当时肯堂三十岁,而仲淳三十又三。两人风华正茂,一见如故,抵掌倾谈,开始了医学思想的交流……后来,王氏在撰写《灵兰要览》时,追忆了这段颇有历史意义的经历:"岁己卯秋,始晤缪仲淳于白下,相得甚欢。忽谓余曰:补血须用酸枣仁。余洒然有省。"(《灵兰要览·论呕血》)仲淳对酸枣仁的运用确有心得,其治心、脾、肝经虚证,常用以为要药。曾治一产妇,气喘自汗,投参、芪、归、地等无效,仲淳读《证治要诀》"凡服固表药不效者法当补心"之论,深受启发,悟知产后阴血暴亡,心无所养,因而病汗。遂以炒酸枣仁一两为君,配地、芍、麦、味、归、杞、胶、牡等味而大验。患者愈后,颜色逾常,仲淳以为乃"血足则色华"也(《广笔记·妇人》)。其治脾阴不足诸证,同样以枣仁为主药,每与石斛、木瓜、白芍、甘草等协同奏功,其意总在"酸甘化阴",补益脾家之阴血。事实上,"补血须用酸枣仁"这一经验之言,不仅启发了肯堂,而且对后人也有不少裨益。

　　就在两人订交的日子里,缪仲淳又将著名于后世的资生丸方介绍给肯堂。这在《证治准绳·类方》中曾记其始末:"余初识缪仲淳时,见袖中出弹丸咀嚼,问之,曰:'此得之秘传,饥者服之即饱;饱者食之即饥。'因疏其方。余大善之,而颇不信其消食之力。已于醉饱后,顿服二丸,径投枕卧,夙兴了无停滞,始信此方之神也。"从其"得之秘传"之说,则知资生丸此方原非仲淳所创。肯堂认为，此方"健脾开胃，消食止泻，调和藏府，滋养荣卫"，而《广笔记》又称其为保胎资生丸，治疗妊娠三月，阳明脉衰，胎无所养而致的胎堕。阳明乃胃脉，实是通过健脾益胃以保养胎儿。以两家方论合观，资生丸的功效方更全面。还值得一提的是肯堂在其亲服有验之后，又将此方献与其父。他记载说："先恭简年高脾弱，食少痰多，余龄葆摄，全赖此方，因特附著于此，与世共之。"（《证治准绳·类方》）可见他对仲淳此方是十分信服的，认为资生丸此药不仅可用作治病，且可视为养生妙方。

在肯堂著作中，还记载了仲淳治疗鼻塞的验案。"孙氏姑，鼻不闻香臭有年矣。后因他疾，友人缪仲淳为处方，每服用桑白皮至七八钱，服久而鼻塞忽通。"（《证治准绳·杂病》）在仲淳著作中，我们又可见到他治"脑漏"多以辛凉之剂清肃上焦气道，继用清火养阴之品，如桑白皮、牛蒡子、桔梗、天麦冬、花粉、竹沥，以及柴胡、白芍、羚羊角、竹茹、酸枣仁、川芎等。与其验案参看，颇有益于临床。

缪氏的医术固为肯堂所心折，而仲淳对王氏也同样十分钦佩，他在《广笔记》中曾记载肯堂治其夫人心口痛的情况："昔年予过曲河，适王宇泰（肯堂之字）夫人病心口痛甚，日夜不眠，手摸之如火。予问用何药？曰：'以大剂参、归补之稍定，今尚未除也。'曰：'得无有火或气乎？'宇泰曰：'下陈皮及凉药少许，即胀闷欲死。'非主人精医，未有不误者！予又存此公案，告世人之不识虚实而轻执方者。"（《广笔记·妇人》）王氏的用药，不为"痛无补法"之说所囿，故为仲淳所称赏。

缪、王二家的交往是颇为亲密的。一次，仲淳患病，幸得肯堂救治而安。《证治准绳·伤寒》记录了这段经过："友人缪仲淳……忽发热不已，投凉解之药有加无损，沉困之极，殆将不支。余用蓄血法治之。方烹煎次，仲淳闻其气曰：'一何香也！'饮已而热退，明日下黑粪斗许而安然。"王氏认为劳逸饥饱、七情房室所伤，皆能瘀血，不止一途。仲淳所病为杂病瘀血，而发热有类伤寒，故投寒凉之剂无效。肯堂明审，断其为瘀，起良友于沉疴，这不仅是很有趣味的医史资料，而且在辨证施治方面，也为我们上了生动的一课。

《广笔记·脾胃》还载云间康孟修一案。康氏寒热不食久之，势甚危急，投以寒热之剂不应。仲淳遍检方书，并商之于肯堂，投以五饮丸而立瘥。前例王氏诊仲淳发热作瘀血治，此则二人共商，诊寒热病作饮邪治，这对临诊者是深有启发的。

缪仲淳和王肯堂是历史上的医学名家，他们生活在一起，合志同方，营道同术，取长补短，拯绝存亡，与"议论人物，炫耀声名，訾毁诸医，自矜己德"（《千金要方·大医精诚》）者相较，实是云渊之别。他们的交往，不仅是医林中的一席佳话，且为我们树立了光辉的典范。

（《江苏中医杂志》，有删节，1986 年第 1 期）

缪希雍关门弟子马兆圣考

北京中医药大学　　　武亮周　黄作阵

缪希雍，字仲淳，明代医家，著有《先醒斋医学广笔记》《医学传心》《神农本草经疏》《本草单方》等书，名重当时。其弟子众多，关门弟子为马兆圣。陈禹谟在《医林正印序》中称："盖君年最小，得法最老。"明代顾大韶亦称："马君瑞伯，仲淳之高足弟子也。"足见其颇得缪氏真传。其著作《医林正印》于 2010 年被列为国家中医药管理局"中医药古籍保护与利用能力建设"项目四百种整理医籍之一，可见其著作具有一定学术价值。但关于马兆圣其人，学界知之甚少，故本文欲从其生卒年代、亲友关系、著述情况、师承脉络及学术思想等方面作一考察。

一、生卒年代考

马兆圣的生卒年代，文献没有明确记载。较为确切的年代线索在其《医林正印·自序》中可以找到一些。《自序》言："余少承先君子业，十余岁搦管为举子家言，稍有端绪。年十五，忽抱危疾，郡邑老医皆为袖手。遂废举子业，尽发先世所藏岐黄诸书。"病愈后，兆圣又"复恋咕哔前业，竟其事"，欲继续攻儒，考举子业。但终因"事变更起，终复蹉跎"，最后听从其父的建议，弃儒从医，一心于医，于"乙巳（1605）秋，得从缪先生仲淳游"，正式拜师于明代名医缪希雍。从其拜师前的经历叙述中可以进一步向前追溯，马氏"年十五"时，因病而攻读医书，病愈后又经两次波折才最终走上医学道路。波折时间暂且不计，其生年至少可以向前再推十五年，即 1590 年（万历十八年）。

另可作为考证依据的是高士鹬的《（康熙）常熟县志》。本书载："二子既贵，兆圣徒步里中，年登大耋，劳不乘，暑不盖，十举乡饮大宾，路人皆目之为地行仙云。"经考，其子马梦桂为"崇祯九年（1636）丙子科进士"，马廷桂为"顺治丙戌举人"。顺治丙戌年即是 1646 年，《（康熙）常熟县志》中的"二子既贵"即指此。在 1646 年马兆圣依然"徒步里中""劳不乘，暑不盖"，可见其身体之康健。由"年登大耋""路人皆目之为地行仙"，可知马兆圣必为高寿。古人所谓"耋"，多指 80 岁。既云"大耋"，说明马兆圣在其幼子中举时（1646）已是 80 岁高龄。故我们估设其卒年为 1650 年，其享年为八十岁，则其生年应在 1570 年前后。这与其《自序》称早年习儒，15 岁因病习医，后又欲重拾科举，终因"事变更起，终复蹉跎"而弃儒学医，于 1605 年师从缪仲淳吻合（其拜缪氏为师时已 35 岁左右）。故笔者认为，其生卒年约为 1570 年至 1650 年，享年 80 岁以上。

二、马兆圣字号考

关于马兆圣的字号，各种书籍记载多有出入。《中国古医籍书目提要》引《江南通志》载其"字无竟"，《中医人名辞典》《中国历代医家传录》《江南通志》《（雍正）昭文县志》记为"字无竞"，《（康熙）常熟县志》则记载为"号无竞"。而《中国医籍大辞典》《中国医籍通考》《中国历代医家传录》则因其父马元俊而谓其号为"元俊子"。另外，《中医人名辞典》和《中国历代医家传录》分"马兆圣"和"马瑞伯"两条记录，则以为是二人。

马兆圣当字"瑞伯"，可从其著作《谈医管见》之《序》及《医林正印》陈禹谟、钱谦益《序》得到证实。其号当为"遇丹道人"，亦见《医林正印·自序》。至于谓其字为"无竞"者，或许"无竞"为其别一号，故《（康熙）常熟县志》记载为"号无竞"；《中国古医籍书目提要》引《江南通志》作"字无竞"者，乃"竞"字转写之讹。

三、亲友关系考

据《（康熙）常熟县志》，马兆圣"祖、父皆修儒行"，其父马元俊，"以毛诗名"。其弟马兆祯，字详仲，在《医林正印》明代自刻本的卷下刻书人名录中有记载，又于《（康熙）常熟县志》中马兆圣的小传里也有提及，"母八十三岁，兆圣之弟兆祯先母数日亡。母谓兆圣曰：'弟之子糊口成立在汝。'泣拜受命，抚育教养终身如一日，每念母言，泪簌簌坠也，其孝友如此。"二者互为印证。

其子有四：马觉字伯先，马察字仲昭，马梦桂字秋卿，马廷桂字丹谷。马觉、马察二人亦在《医林正印》明代自刻本的卷下刻书人名录中有记载。马梦桂和马廷桂二人，"先后举孝廉"，马兆圣因此而"徒步里中，年登大耋"。马梦桂在崇祯九年（1636）考取进士后，又于崇祯癸未十六年（1643）"授知鄞县，以廉能著"，于顺治乙酉二年（1645）罢官回家，卒于1650年。马廷桂是顺治丙戌三年（1646）武举，曾任上海县学教谕、翰林院待诏等职，精诗赋，为人爽朗有干略。

四、马兆圣著作考

关于马兆圣的医学著作，在江苏科学技术出版社1987年出版的《医林正印》校注者序中记载："马氏一生著书十余种，惜多已散佚，现在传世的仅此一书。"其依据应为书末马兆圣重孙马龙祥于康熙五十八年（1719）补刻本后的跋文。马氏著作现多已不知其名。存其名的共有4种，即《医林正印》（又名《医印》）、《医案》、《伤寒一览》和《谈医管见》，四书的记载均出自《常绍合志》（笔者未查见）。《医林正印》现存全本，而在明顾大韶《炳烛斋稿》中亦有《马瑞伯谈医管见序》的全文。

五、马兆圣师承脉络考

马兆圣与缪希雍同为明代海虞（今江苏常熟）人。缪希雍为当时名医，且天赋异资、禀性豪爽，是一真性情人。马兆圣仰之久，于"乙巳秋，得从缪先生仲淳游"，正式列为缪氏门下。且二人相处非常融洽，在《谈医管见》中有明确表述："（马兆圣）服膺仲淳有年，而仲淳亦称之不去口，其相得也。"

马兆圣师承于缪希雍，且为缪氏关门弟子，故对其师承脉络的梳理有助于了解马氏医学思想。据《中国历代医家传录》记载及相关资料整理：司马铭鞠传医于缪希雍；缪希雍又传于卢之颐、李枝、沈令誉、周维墀、荣之迁、庄继先、马瑞伯、徐鹏、张应遴及刘默，私淑门生有丁元荐、陆仲德、李廷昰；刘默又传于刘紫谷和叶其辉。而马兆圣传于王之宾（字臣之）、周胤昌（字振甫）、陈自献（字辅卿）、陈采（字蕴之）等人，此据《医林正印》明刻本每卷下的刻书人名整理而得。

六、马兆圣医学思想及成就

前言陈禹谟称其"得法最老"，《江南通志》中亦记载"活人无算"。由此可见马兆圣当时颇负医名。因现存的马氏著述《医林正印》一书为全本，故从本书可以窥见其医学思想及成就之一斑。

《医林正印》以内科杂症为主。全书原为十卷。惜卷一"病形相误论"已佚。卷二至卷五，为本书正文，共列70余种病证。卷六为"日用药性反忌方产炮制略"，专述药性修制法。卷七至卷十罗列"治例"中所用方药。从本书的编写体例可以看出，是模仿其师缪希雍《先醒斋医学广笔记》的体例，为方便临床使用而著。本书于内科杂病证治叙述颇为系统，所列药物炮制修合及治疗方药堪称详备，且马氏得名师缪希雍的真传，加以个人临证心得，故对学医者的理论研究和临床实践均有指导意义。

综上，本书的特点及成就可概括为如下几个方面。

1. 引经据典，详析病源治法　本书《凡例》中称："医书汗牛充栋，古来贤圣述作，代不乏人。第人多立异，论不归一，凡入门之士，莫知所适从。余故覃思殚精，上自《素书》，以及汉、晋、宋、元诸名家言，无不究观得失，综核异同，汇而辑之。已将大证、小证，分列先后次序，编次明白，每一病，必详开治例条款，穷极病变，无有遁情，使观者一览洞然，知所印正。"本书以内科杂症为主，卷二至卷五共列病证70余种，每一病证，必以《内经》为本，而博采汉晋以下诸家之说，阐明病因病机，然后详列"治例"，穷极病候与治法方药，使读者"一览洞然,知所印正"。

2. 病、方分置,方便读者检阅 本书一大特点是将病证治例与方药方剂分置。本书卷二至卷五论症治,卷六至卷十列方药。作者在《凡例》中称:"向来诸书,多以病与方相混,不便检阅。今于治例中,但开何方主之,于方册中具方,则观者免寻索之烦矣。"此法并非作者首创。《伤寒杂病论》原本即前论后方,但后世方书为阅读之便,遂将方症同条。本书病、方分置,虽无首创之功,但此排列,亦确利于查阅之便。

3. 师承大医,特重药性修合 缪希雍为明代大医,马兆圣为缪氏高足,其师特重本草,尤精药物修治。缪氏现存著作有《先醒斋医学广笔记》《神农本草经疏》《本草单方》。其《神农本草经疏》一书凡三十卷,集录药物 1 400 余种。《本草单方》凡十九卷,载录方剂 4 005 个,所载方剂均言其出处、处方配伍、药物炮制、加减禁忌等。《先醒斋医学广笔记》共四卷。其卷四记述 439种常用药物的炮制方法、畏恶禁忌,以及丸散膏丹汤的制法、煎服法等。由此足见缪氏对药物炮制何等重视!兆圣此书,一遵师训,故专有"日用药性反忌方产炮制略"一卷(卷六),其《凡例》言:"药性修治法,诸书混开于方下,观者反忽略不检。今于卷六,先将各药修制定法,详开明白。凡用方者,必于此卷查明,则用一药,即得一药之效矣。"马氏将药性修合专列一卷,一方面说明其对药物修治的重视,另一方面也体现其在这方面造诣颇深,故可为读者示范。

附录:高士鸃《(康熙)常熟县志》中马兆圣小传

马兆圣,号无竞。祖父皆修儒行,父元俊以毛诗名,其家兆圣事亲最孝,虽家贫菽水养志。母八十三岁,兆圣之弟兆祯先母数日亡。母谓兆圣曰:弟之子糊口成立在汝。泣拜受命,抚育教养终身如一日,每念母言,泪簌簌坠也,其孝友如此。

少善病,遇异人授方药,得不死,生平过危疾者再,遂以病精医术,家稍给。凡亲族之贫不能婚葬者,兆圣伙助之,惟恐后老而破产,施药不以多,子为田舍计也。邑之封翁以医名家者陈襟宇与兆圣二人,仪貌丰,下长髯。二子梦桂、廷桂,先后举孝廉。梦桂成进士,授鄞县知县,别有传。二子既贵,兆圣徒步里中，年登大耋，劳不乘，暑不盖，十举乡饮大宾，路人皆目之为"地行仙"云。

 # 明代医家缪仲淳及其《本草经疏》

缪廷杰

一、关于缪仲淳的记载

"缪仲淳"的姓字在《明史》方伎"李时珍列传"的下段有记载："常熟缪希雍精通医术，治病多奇中，常谓本草出自神农，陶氏譬之五经，其后又复增补《别录》之注疏，惜朱墨错互，乃沈研剖析，以《本经》为经，别录为纬，著《本草单方》一书行于世。"《苏州府志·艺术门》记述云："缪希雍，字仲淳，精医术，医经经方靡不讨论，尤精本草之学，常谓古三坟之书未经秦火者独此而已。神农《本经》譬之六经也，陶氏增补《别录》，譬之注疏也，《本经》以经之，《别录》以纬之，沈研钻极，割剥理解，作《本草经疏》《本草单方》等书，抉摘轩岐未发之秘。为人电目戟髯，如羽人剑客，好谈古今国事，成败如指掌，实奇士也。"又据《钦定四库全书总目·先醒斋笔记》云："明缪希雍，字仲淳，常熟人，天启中王绍徽作《点将录》，以东林诸人分配水浒传一百八人姓名，称希雍为神医安道全，以精于医理故也……希雍与张介宾同时，介宾守法度，而希雍颇能变化，介宾尚温补，而希雍颇用寒凉，亦若易水、河间，各为门径，然各有所得力……"至于其验方实例，史录颇多，诸如朱国祯《涌幢小品》记："天启辛酉（1621）国祯患膈病，上下如分两截，中痛甚，不能支，希雍至，用苏子五钱即止，是亦足见其技之神矣。"其他文献记述缪氏之事迹者颇多，如《古今图书集成》《博物汇编·艺术典医部》《海虞文苑》《常熟县志》《金坛县志》等均皆备述仲淳之医术精湛，治疗神效。

二、与权宦作斗争——参加东林党

缪仲淳除精娴医术外,尤善文词,诗赋累载于《海虞文苑》。其为人爽直,意志高昂,嫉恶如仇,热爱人民。当明熹宗时正值逆阉魏忠贤辈宦官专权,掌握朝政,苛捐重税,压榨人民,更残害忠良,当时朝野正直之士如顾宪成、高攀龙、黄道周等借东林书院讲学,借以议论朝政,抨击黑暗统治,仲淳与其从兄缪昌期亦参加此次运动,故王绍徽的《东林点将录》中称之为“神医安道全也”。王应奎的《柳南随笔》中曰:“缪仲淳布衣也,而东林诸公与订交,皆以兄事之……希雍本吾邑甲族,重气节,娴经济,为一时豪士,不特精于岐黄术也。邑乘列之方伎,未免掩其为人矣。”其后魏逆大肆杀戮忠良,杨涟、左光斗等诸人被残害,缪昌期亦因牵连而被毒毙狱中。同时魏逆又到处捕逮爱国分子,史上名之“东林党祸”,仲淳亦被列入黑名单内,因而一度避祸迁居金坛。

自此“党祸”之后,他更看透了封建统治的罪恶,对权门豪宦更加深了仇恨,乃力攻医术,遍游民间,搜集验方。其自序《先醒斋广笔记》曰:“予既不仕王侯,独全微尚,幽栖自遂,远于尘累,以保天年;然无功及物,亦岂道人之怀乎,于是搜辑医方,精求药道,用存利剂。”在明丁元荐撰的《先醒斋笔记》叙曰:“辍先生仲淳,往往生死人,攘臂自快,不索谢,上自明公卿,下至卑田乞儿,直平等视,故索方者日益相知,录其方,递相传试,靡不奇验……生平将游缁流、羽客、樵叟、村竖相与垂盼睐,披肝胆,以故搜集秘方甚富。”而清徐家树跋云:“明万历天启间,先生以布衣名于世,当时山林隐逸声价最高,王侯将相争以隆礼厚币相延,间有如齐人之讥,田骈不宦而富过毕者,若高尚其志,廉隅自厉,北有董天士隐于画,南有缪先生隐于医,天士孤介绝俗,先生则介而和,自王公大人,下至田夫野老,以及方外羽客山僧,一以平等视,推襟送抱,胸无町畦。盖如东坡所言,此心上可陪玉帝,下可陪卑田院乞儿者,故多得秘籍奇方,而先生用之辄奇中。”

三、《本草经疏》的撰写

仲淳历尽一生精力,至衰耄之年,才完成了这部《本草经疏》巨著。其“梓行本草疏"题辞曰："药性之道，具在本草，虽代有哲匠演其奥义，然去古弥远，寝失其旨。予以绵质，性复疏戆，本不堪尘俗。年方弱冠，直门户衰冷，世累纠缠，以是多见愤激、碍膺之事，十常八九。自兹数婴疾病，于是检讨《图经》，求其本意，积累既久，恍焉有会心处，取札记之，历三十余年，遂成此疏。学士大夫见而奇之，欲予付梓人，予未之许也。予以昔人尝云：切忌说破，恐塞断后学悟门，将兹是咎。外孙毛凤苞文学曰：不然，世间上人少，中下人多，设使上根人出，无师自得智获；睹此书当不言而喻，默默相契。下根人读之，如盲人谈五色，总不能别，惟中人以上之资得窥其概，则所得多矣，其为利济宁有量耶，请亟登以拯夭枉。予曰：善。"在此段自序内，可以见到，缪氏写这部经疏的目的与宗旨。殚一生精力，费时三十余载，及其稿成而当时的王侯贵显，欲达到沽名钓利的目的，咸争谋得此付梓。但是仲淳却不愿依靠他们的势力金钱来刊版，而独自奋斗，先在金陵请新安的吴康虞氏刻之，因经费不足而未成功，结果版刻散失。嗣后他的知交西吴朱氏收集散落的版本再刻之，未及半年亦没有成功。缪氏仍继续努力，由松陵的顾澄先，画家戈汕、李枝等校阅，改正错误，最后得到他的外孙毛凤苞的鼓励和资助，乃于天启乙丑（1625）春间，方始初版刊出了《本草经疏》一书。

《本草经疏》是一部伟大的药学名著，全书三十卷，凡数十万言。其书内容的特点有五。

（1）校正过去本草流传文字的讹谬，逐条参订，并将意义难通者，加以厘正，如"伤"作"疡"，"动"作"痛"等类，使其通俗易理解。

（2）本草所载诸方俱录入，主治参互，有未当于用者，已为删去，此外所录诸书良方甚多，亦皆记述，以便采用。

（3）总疏药品凡 1 347 种，以药物品类浩繁，将离奇古怪之药物及罕识难致者，存而不论，仅重点提出 606 种重要的药品详加注疏。

（4）以科学观点分析药物，谓药物能随土地而改变它的性质，详细指出了如何审别药物的真伪及性质，更增补了过去本草缺少的 27 种药物。

（5）分析药物的性质，研究数药同用的"附加作用"及"副作用"，而对不宜同用之药物，更详细指出，条述其害。

《本草经疏》一书在中医学上有很大的贡献，而且对于后世的医药起了一定的启发作用。清代名医叶天士、吴铠等的著作均基于缪氏的《本草经疏》。

许宗彦所撰《本草经疏辑要》序曰："天启间吴人缪仲淳,在东林中有神医之号,尝著《本草经疏》三十卷,近世名医叶桂多取其说,盖辨症以审药之宜忌而易守,医门之精筏也。吴君怀祖,以医声武林,乃录缪氏书尤要者,订为八卷曰辑要。"乾隆间吴仪洛氏所著《本草从新》序曰："缪氏之经疏,不特著药性功能,且兼其过劣,其中多所发明。"

四、缪氏对医学道德的重视

仲淳先生不但精研医术,对于医学道德方面也特别注重。尝曰："吾以脉症试方,不以方尝病也。"由此可见缪氏对诊视患者,必极仔细检查,然后用药,绝不草率以患者作为药物的试验。所著《祝医五则》论做医生的基本道德,是我国古代论医学道德的最好文献。其文略曰:"作医师为人司命,见诸苦恼,当兴悲悯,详检方书,精求医道,谛察深思,务期协中……勿为一时衣食,自贻莫忏之罪于千百劫,戒之哉。"又诫主观自傲者曰:"凡作医师,宜先虚怀,灵知空洞,本无一物,苟执我见,便与物对,我见坚固,势必轻人……执而不化,害加于人,清夜深思,宜生愧耻。况人之方识,自非生知,必假学问,问学之益,广博难量,脱不虚怀,何由纳受。"他更憎恨当时的庸医误人,趋炎附势之徒,辄重视金钱而草人命。所云:"医师不患道术不精,而患取金不多,舍其本业,专事旁求,假宠贵人,冀其口吻,以希世重,纵得多金,无拔苦力,于当来世,岂不酬价,作是思惟,是苦非乐,故当勤求道术,以济物命,纵有功效,任其自酬,勿责厚薄报,等心施治,勿轻贫贱。如此则德植厥,躬鬼神幽赞矣。"最后他希望后世医师都能做到他的《祝医五则》:① 对于患者必须有同情怜悯之心,体会患者的痛苦。② 必须努力学习,博广医籍。③ 精研医学,辨识药草。④ 戒持主观自傲。⑤ 切勿趋炎附势、重金钱而草人命。

五、后 记

缪仲淳有子早殁,其产尽捐于常熟兴福寺内。暮年鹄游天下,墓在常熟北门外虞山之麓,乡人称"缪高士墓"。又冢墓门志:"山人缪希雍墓在破山寺前，希雍无后，尝施田于破山寺，僧为守墓。"据其族裔缪镐考其墓在常熟破山寺东南三百步，墓之南即"舜过泉""舜过井"，墓碑为清康熙四十年（1701）仲淳之内侄孙王之麟所立。

（《上海中医药杂志》，1957 年第 8 期）

毛晋与缪仲醇《神农本草经疏》

江苏省常熟市图书馆　　　李　烨
江苏省常熟市中医院　　　江一平

当明清两代兴衰绝续期间，常熟私家藏书呈现各家林立，纷争繁荣的局面，毛晋就是其中的佼佼者。

一、"汲古阁"毛晋身世

毛晋，初名凤苞，字子久，后更名晋，字子晋，别号潜在，以家居隐湖（今常熟沙家浜镇），世称隐湖先生。生于明万历二十七年（1599），卒于清顺治十六年（1659）。父名清，字叔涟。先世以耕读传家，至子晋时已积有良田二顷。年十五，至苏州应童子试。同邑缪仲醇，为子晋从舅祖，对子晋髫年，便相嘉欢，谓其父曰："此子风气日上，足散人怀，其善训之。""晋生而笃谨，好书籍。父母以一子，又危得之，爱之甚。而子晋手不释卷，篝灯中夜，尝不令二人知。早岁为诸生，有声邑庠。已而入太学，屡试南闱，不得志，乃弃其进士业，一意为故人之学，读书治生之外，无他事事矣。"其潜心攻读典籍的求学精神，令尊长称许。当"子晋垂髫时，即好锓书，有屈陶二集之刻。客有言于虚吾者曰：公拮据半生，以成厥家，今有子不事生产，日召梓工弄手笔，不急是务，家殖将落。母戈孺人解之曰：即不幸以锓书废家，犹贤于樗蒲六博也。乃出囊中金助成之。"青年时期的家庭教育，奠定了毛晋日后以藏书、抄书、刻书为业的基础。年二十，其父遣其受业于文坛宗师，同时也是藏书家的钱谦益之门。太仓陆世仪在《祭虞山毛子晋文》中称："虞山有毛子晋，亦虞山之人杰也。在昔万历盛时，虞山牧斋钱公，以文章名海内，子晋从之游最早，凡牧斋所读之书，子晋无不读；牧斋所交之人，子晋无不交。而又能搜求善本，不惜重价聘宇内名师宿儒相雠订，剞劂之美甲天下，至殊方异域亦莫不知有汲古先生，藏书之富与绛云楼埒，四方之贤豪长者，或吏兹土，或游虞山，无不造庐请谒，盖几与牧斋公平分半席。呜呼！可谓盛矣。"师生之间情趣相洽，切磋学问，议论时政，扬抑古今，十分投契。所谓名师出高徒，诚然也。

身为毛晋长辈的缪仲醇，不仅是一位救死扶伤的名医，而且还是一位知人识人的伯乐。据邑人王应奎《柳南随笔》称："仲醇名希雍，本吾邑甲族，重气节，娴经济，为一时豪士，不特精于岐黄术也。邑乘列之方伎，未免掩其为人矣。"急公好义的父亲，与毛晋"平生最受知"的缪仲醇，无疑对毛晋的乐善好施产生过重要影响。毛晋秉承父训，继公而起，先后捐出巨资开渠修堤，通桥筑路，施粮赈灾，救急济贫，扶老养孤。重建空心亭，修复唐寅墓。"行野渔樵皆谢赈，入门僮仆尽钞书"是毛晋的真实写照。

二、访求书籍，藏校雕印

毛晋竭尽全力投身于他的访书、藏书、抄书、刻书事业，苦心经营，生平"于书无不窥，闻一奇书，旁搜冥探，不限近远，期必得之为快"。藏书积累多达八万四千余册，且多为珍本善籍、宋元佳刻。在昆承湖畔构筑汲古阁、目耕楼、笃素居、载得堂、续古草堂储之。毛晋所刻书籍，名目繁多，卷帙丰富，"当时遍刻《十三经》《十七史》《津逮秘书》《唐宋元人别集》，以至道藏词曲，无不搜刻传之……秘笈琳琅，诚前代所未有矣。"汲古阁主人日坐阁下，手翻诸部，雠其伪误，次第行书于世，一时缥囊缃帙，毛氏之书走天下。至滇南长官万里遣币以罗置之，载籍之盛，一时无两，至今得其寸缣尺幅者，尤视若琛璧焉。可见毛晋刻书在当时流传之广，已达边远少数民族地区。所刻书籍版心每印有"汲古阁"字样，早期尚有"绿君亭""世美堂"名称。版刻精良，装帧讲究，名重一时。有人统计，自明万历至清初四十多年中，毛晋刻书共600余种，在整个雕版印刷史上是绝无仅有、首屈一指的。

　　毛氏汲古阁对医书类雕版刊刻者不多，有据可查的有：晋皇甫谧《甲乙经》十二卷；金代成无己《伤寒论证》十卷、《伤寒明理论》三卷、《论方》一卷；明代王肯堂《医论》三卷、《本草注节文》四册、《医学灯传》十册、《女科书》八册、《药语》三卷、《本草经疏》三十卷、《痘证新书》全卷、《外科正宗》四卷、《广笔记》全卷。

三、毛晋与《神农本草经疏》

　　《神农本草经疏》雕刻于明天启五年（1625），毛晋时年 27 岁。《神农本草经疏》是缪氏殚一生精力，发先圣千古奥义，穷 30 年时间著成。缪氏在该书中云："学士大夫，见而奇之，欲寸付之梓人，予未之许也。予以昔人尝云：切忌说破，恐塞断后学悟门，将兹是咎。外孙毛凤苞文学曰：不然，世间上根人少，中下人多，设使上根人出，自得无师智获，睹此书当不言而喻，默默相契。下根人读之，如盲人谈五色，总不能别。惟中人以上之资，得窥其概，则所得多矣，其为利济，宁有量耶。予曰：善。且曰：舅祖许可，凤苞愿力任其役。乃悉检疏稿付之。"

　　《神农本草经疏》是缪氏晚年整理而成的著述。本草学从汉代发展至明代，在这漫长的历史时期里，对药物的性气辨识，栽培种植，炮炙制剂，以及临床的运用上，均已达到了较高水平，积累了大量的文献资料，这就在客观上为缪氏研究药物的辨证施用提供了有利条件。缪氏一生巡回各地行医，博闻多识，注重临证实践，经验丰富，治病用药心得体会独多。他有感于为医者必明药性、药理之重要，当古为今用，不断充实新的内容，有所创造，则其利惠更大。《神农本草经疏》全书共三十卷。卷一、卷二为序例，卷三以下为玉石部，其后各卷编排次序与《证类本草》同，有部分混杂者，为之移正。卷三十为补遗药品二十七种，均"备为具疏"，并各附有"主治参互"及"简误"二项，考证药效及处方宜忌。是书虽名《神农本草经疏》，但其中不少引录药物的叙述文字，并非《神农本草经》原文，而是见于《名医别录》《证类本草》等书，故缪氏在"凡例"中有"药物治疗，《本经》《别录》，业已备悉，间有未尽者，参以各家主治，故小字附列于经文之下，或即以疏内叙述"，反映了缪氏对前人著述广为采撷，充实新知，以惠后学。

其书在研究本草学方面，具有四大优点：①阐发药性，朴实详尽。②注疏药物，立足实用。③主治互参，采撷各家用药经验。④简误防失，有利无害。我国现代已故医学家任应秋教授在其所撰《中医各家学说》中称此书："从讨论药理言，此实空前巨著，若与李氏《纲目》相较，彼以品种的齐备、部类的系属、采治的鉴定、功用的综述胜；此则以述功录验，明所以然，条分缕析，发其隐微胜。"《神农本草经疏》刊出后，我国的本草学学说发展到一个新的阶段，故《明史·方伎传》将缪氏与李时珍并列。

缪氏《神农本草经疏》得以刊印流布，有赖于仲醇与毛晋的亲族关系，相互间推心置腹，坦诚相待，而毛晋更是深知仲醇的品德与医术为当时各层次的人们所景仰。此书之所以得以问世，可谓机遇巧合。不然，其遗稿如若流散，那将是中医本草学之一大损失。

（《南京中医药大学学报(社会科学版)》，2001 年第 2 卷第 4 期）

缪希雍研究文集

医学思想研究

缪希雍生活的时代，医界寒温之争方兴未艾，时医常失察前人本旨，或偏于苦寒，或拘于温燥。缪氏深研经典，博采各家，不囿于胶柱鼓瑟之见，认为"治病全在活法，不宜拘滞"。缪氏将各家之说验诸实践，且能针砭时弊，颇多创新，有切实的学术见解与丰富的临床经验，并能承古启新，在方、药、内、外各科都有极高成就。

其一，缪氏对于伤寒诊治，颇多独开门户化裁仲景成法。在缪氏看来，明时去汉1000余年，"风气饶矣，人物脆矣"，"况南北地殊，厚薄不侔，故其意可师也，其法不可改也"。如对太阳病之治，主用羌活汤而弃麻桂。

其二，对于伤寒病的侵犯途径，缪希雍首先提出了"凡邪气之入，必从口鼻，故兼阳明证者独多"的著名观点。这个"邪自口鼻而入"的论点，是非常大胆和卓越的创新，突破了古人"邪自皮毛而入"的伟大发明，早于吴有性提出同样的观点数十年。

其三，缪氏治疗外感热病善用清法、固护津液，认为清热、存津就是外感热病治疗的关键。他的这种理论在整个中医学外感热病论治的发展过程中，起着承前启后的作用，尤其对清代温病学说和学派的形成都产生了深远的影响。

其四，缪氏认为"治阴阳诸虚病，皆当以保护胃气为急"。从这一论述可以看出，保护脾胃是缪氏对杂证治疗的一大特点。缪氏论治脾胃突出之处在于发展了前人之说，而能够区别阴阳，以"甘凉滋润"、酸甘化阴，为治脾阴虚的大法。

其五，缪希雍在前人论治中风的基础上，以"内虚暗风说"阐述类中风，进而立法、处方遣药，形成了较为完整的理论。

其六，缪希雍临证辨治气血颇有心得，立治气治血要法。"气分之病，不出三端"，治气者，补气、降气（调气）、破气；"血为荣，阴也，有形可见，有色可察，有证可审者也"，治血者，"宜行血，不宜止血"，"宜补肝，不宜伐肝"，"宜降气，不宜降火"。

总　论

明代名医缪希雍的学说与经验简介

南京中医学院　　黄　煌

　　缪希雍,字仲淳,号慕台,江苏常熟人,是明末著名的医学临床家。其生平有两大特点：一是好游,壮年以后游医各地,寻师访友,切磋医术,曾到过浙江、福建、山东、河北、山西、湖北、湖南、江西等地;二是深入民间,他结交甚广,朋友中有和尚、道士、樵夫、农民等,缪氏从民间搜集散在的医疗经验。《先醒斋医学广笔记》与《神农本草经疏》(以下简称《本草经疏》)是缪氏的传世之作。前者为门人丁元荐搜集的缪氏常用方及部分治验,后缪氏又补充了伤寒热病的治疗经验及常用药物的炮炙方法。书中所载方剂大多切合实用,如集灵方,王孟英收入《温热经纬》,易名集灵膏,谓"峻补肝肾之阴,无出此方之右者"。保胎资生丸与脾肾双补丸,亦流行于江南药肆。后者是缪氏研究药物学三十余年的心得。他因年少多病,故喜读本草,专心钻研典著,常"检讨《图经》,求其来意,积累既久,恍焉有会心之处,辄札记之,历三十余年,遂成《本草经疏》"(《自序》)。本书选录药物490味,重点研究了药物的配伍及副作用。清人赵学敏称赞道："缪氏《经疏》一篇,知简误实为李氏(指李时珍,笔者注)之功臣。"(《本草纲目拾遗》)"简误"即阐述药物副作用的项目。缪希雍与张景岳同代,均以医名世,但医风有异。景岳好谈理,阐发命门阴阳学说;希雍好求实,颇重搜集单验方及研究药物。景岳擅温补,对命门精气亏虚之证的调治有心得;而希雍擅清润,无论伤寒热病,还是内伤杂病均如此。正如《四库全书提要》所谓："希雍与张介宾同时,介宾守法度,而希雍能颇变化;介宾尚温补,而希雍颇用寒凉,亦若易水、河间各为门径,然各有所得力。"景岳守法度,与他深研医理有关;而希雍颇变化,则与他丰富的用药经验有关。至于温补、寒凉之异,是与两家所接触的疾病分不开的。兹将缪希雍的主要学说与经验简介如下。

一、强调伤寒热化

明代末年，温病学说尚未成熟，医家尚统称外感热病为伤寒，但缪氏在临床实践中已认识到温热致病的广泛性，并对温热病的病因病机与传变规律有了一定的了解。这些，都体现在伤寒易于热化的观点之中。首先，缪氏认为江南多温热病，"若大江以南……天地之风气既殊，人之所禀亦异。其地绝无刚猛之风，而多湿热之气，质多柔脆，往往多热多疾"（《先醒斋医学广笔记》以下引文不注出处者同此）。其二，邪气从口鼻而入，阳明证独多。"以手阳明经属大肠，与肺为表里，同开窍于鼻；足阳明经属胃，与脾为表里，同开窍于口。"其三，三阴里证多传经而少直中。传经而来者属热，直中三阴者属寒。直中三阴证少见的原因，缪氏谓："此必元气素虚之人，或在极北高寒之地，始有是证。"从上可见，缪氏主要从地域的因素、邪气的特性及病位来认识温热病的基本性质的，但仍称伤寒而未明言温热者，是缪氏的不足之处。缪氏说："凡外感必头痛，其疼也不问昼夜，探其舌本，必从喉咙内干出于外，多兼烦躁。"若外感风寒在表，必口中和而不烦躁，此见烦躁口干为邪热入里伤津之象；其头痛不止，多是毒火充斥的结果。这种情况，多在温热病中出现。

基于以上的观点，缪希雍治疗热病强调速逐热邪。他说："邪在三阳，法宜速逐，迟则胃烂发斑，或传入于里，则属三阴，邪热炽者，令阴水枯竭，于法不治矣。此治之后时之过也。"这里，缪氏指出了速逐的两点理由：① 热邪传变迅速，易犯营血。"胃烂发斑"，即阳明热极、气血沸腾之象。② 温为阳邪，易耗竭阴液。从缪氏所用方药看，清泄阳明气热是其大法。缪氏竹叶石膏汤（石膏、知母、麦冬、竹叶、甘草）取仲景白虎汤、竹叶石膏汤加减而成，主治阳明病，不大便、自汗、潮热、口渴、咽干、鼻干、目眴眴不得眠、畏人声、畏火、不恶寒反恶热，或先恶寒不久旋发热，甚则谵语、狂乱、循衣摸床、脉洪大而长等证。配羌活汤（羌活、前胡、甘草、葛根、杏仁、生姜、大枣），治太阳欲传阳明证；配玄参、栀子、牛蒡子、大青叶、青黛、连翘等治温病发斑。石膏为缪氏治温之要品，谓此药"辛能解肌，甘能缓热，大寒而兼辛甘，则能除大热"（《本草经疏》卷三）。其用石膏，以生用打碎入煎，剂量一般在 30 g 左右，重者一次量有达 100 g 者，甚至有一日夜连服近斤者（于润父夫人案）。

除用白虎汤大清阳明气热之外,缪氏尚用甘寒之品养阴生津。如治三阳合病,脉大上关上,但欲眠,目合则汗,阴津内枯而虚热较甚者,用百合、麦冬、知母、炙甘草、竹叶、天花粉、鳖甲、白芍。治史鹤亭瘟疫,先投石膏、知母、麦冬、豆豉,热退之后大便不通,令日食甘蔗,兼多饮麦门冬汤,即甘寒救阴之法。

缪氏前人善治热病者,首推刘完素。刘氏认为:"六经传受,自浅至深皆为热证,非有阴寒之病。"缪氏认为:"伤寒瘟疫,三阳证中往往多带阳明者。"立论角度不同,一从病气,一从病位,然都强调热病的基本病机是热,两家治法亦均以撤热为主。然刘氏多用三一承气汤及双解散、通圣散、黄连解毒汤,或表里双解,或苦寒下夺,或寒凉直折,适宜火热之证;缪氏多用白虎汤、竹叶石膏汤辛寒大剂及大青、小青、连翘、栀子等清热解毒之品,适宜于燥热之证。

二、重视清润益脾

与许多名医一样,缪氏调治内伤杂病重视脾胃,认为:"胃气者,即后天元气也,以谷气为本,是故《经》曰:脉有胃气曰生,无胃气曰死。又曰:安谷则昌,绝谷则亡。可见先天之气,纵犹未尽,而他脏亦不至尽伤,独胃气偶有伤败,以至于绝,则速死矣。""谷气者,譬国家之饷道也,饷道一绝,则万众立散;胃气一败,则百药难施。"所以,"治阴阳诸虚,皆当以保护胃气为急"(《本草经疏》卷一)。缪氏调治脾胃的特点有三:① 多取甘润之品以益阴。他说:"世人徒知香燥温补为治脾虚之法,而不知甘寒滋润益阴之有益于脾也。"故常用人参、白扁豆、莲肉、石斛、麦冬、白芍、炙甘草、大枣、麦芽等药。这些药物健脾而不香燥,益阴而不滋腻,气味俱薄,甘润清灵,叶天士多遵此法治胃阴虚诸证。② 治脾注重调肝。多用白芍、甘草、木瓜、沙参、麦冬、石斛、酸枣仁等柔润之品以缓肝急,肝气平则克脾自少。③ 温肾补脾。如脾肾双补丸以菟丝子、五味子、巴戟天、补骨脂温补肾阳,这些药温肾而不刚烈,即叶天士所谓"柔剂阳药",尤适宜病久肾气衰馁者。综而观之,缪氏用药多主清润而戒燥热,与李东垣、薛立斋诸家风格不同。李东垣重视脾胃阳气的升发,故甘温益脾,并配风燥之药以鼓舞下陷之清阳;而缪氏重视脾胃气阴,多取甘平甘寒之品,更配酸甘柔肝以扶脾,前者重实表,后者重和里,两者有润燥之不同。薛立斋治脾阳虚多以附、桂、干姜益火以暖土，缪希雍则多以巴戟天、菟丝子、五味子等温肾以补脾，前者重在治寒，后者重在治虚，两者有刚柔之不同。

三、倡导"内虚暗风"

缪希雍对中风病的认识，以金元诸家为宗，认为中风当分别真假内外，西北土地高寒，风气刚猛，多病真中；大江南北多湿热之气，人体较为柔脆，多热多痰，病多类中。类中风非外来之风，故曰内风。内风以阴虚为本，所谓"内虚暗风"。他说："内虚暗风，确系阴阳两虚，而阴虚者为多，与外来风邪迥别。""真阴既亏，内热弥甚，煎熬津液，凝结为痰，壅塞气道，不得通利，热极生风。"可见，内虚即阴虚，暗风即内风。这是中风病机认识的又一发展。

缪氏治疗内风，提出清热顺气开痰以救其标、养阴补阳以治其本的原则。其用药：清热多用天冬、麦冬、甘菊、白芍、茯苓、天花粉、童便；顺气多用苏子、枇杷叶、橘红、郁金、白蒺藜；开痰多用贝母、白芥子、竹沥、荆沥、瓜蒌仁；益阴多用首乌、天冬、甘菊、生地、白芍、枸杞子、麦冬、五味子、牛膝、人乳、阿胶、黄柏；补阳多用人参、黄芪、巴戟天、鹿茸、大枣。以上诸药重在养阴清润，补阳也避附桂辛热，治法已脱出唐人温散外风及明人温补培元的窠臼。清人姜天叙曾说："缪仲淳取用白蒺藜、菊花、首乌等一派甘寒之品，虽无近效，而阴虚内热之人，诚可恃也，不可因平淡而忽之。"（《风劳臌膈四大证治》）清人俞东扶则谓："今《临证指南》中风一门，大半宗此，又可补刘、李、朱、张所未备。"（《古今医案》卷一）

四、力戒苦寒治血

缪希雍的"吐血三要法"，为中医界所称道，从中亦体现了其强调辨证论治，力戒苦寒治血的思想。简介如下。

1. 宜降气不宜降火　理由之一：气有余便是火，气降则火降，火降则气不上升，血随气行，无溢出上窍之患。理由之二：脾统血，若降火必用寒凉，反伤脾胃，脾不统血则血愈不能归经。其用药，主张用白芍、炙甘草制肝，枇杷叶、麦冬、薄荷、橘红、贝母清肺，薏苡仁、怀山药养脾，苏子、降香下气，青蒿、鳖甲、银柴胡、牡丹皮、地骨皮清热滋阴,酸枣仁、茯神养心肝,山茱萸、枸杞子、牛膝补肾,并无寒凉重剂。实际上,缪氏所谓的"降气"非仅指降肺气,而是通过调和脏气,使气血冲和、阴阳平衡,所谓"养阴配阳"四字而已。正如缪氏所说:"降气即降火,气降则火自降,降则阳交于阴而火自潜。""降气者,即下气也,虚则气升,故法宜降。"(《本草经疏》)故缪氏用药以补阴养血为主。

2. 宜行血不宜止血 缪氏认为,血不循经络者,气逆上壅也。壅即瘀之意,故行其血,通其瘀,则血循经络,不求其止而自止矣。若用苦寒凉血止血,则止之则血凝,血凝必发热,恶食及胸胁痛,病日沉痼,亦即脾胃伤败之变证。故治疗吐血,一是需用和血活血药,以防络脉瘀塞,叶天士治吐血咳血后胸背痛、脉涩者,多取苏子、降香、牡丹皮、桃仁、郁金等,云是仲淳法。其二,不能见血凉血,滥用苦寒,以防伤中生变。

3. 宜补肝不宜伐肝 肝为将军之官,主藏血。吐血者,肝失其职也,养肝则肝气平而血有所归,伐之则肝不能藏血,血愈不能止。所谓伐肝,是指过用香燥辛热之品劫夺肝胃之阴,使肝经气火更旺,宜用柔润之品,如白芍、甘枸杞、牛膝、地黄、酸枣仁、炙甘草等。

缪氏的吐血三要法,主要是针对当时治血不辨证的偏向而提出来的。他说:"今之疗吐血者,大患有二:一则专用寒凉之味,如芩、连、山栀、黄柏、知母之类,往往伤脾作泄,以致不救;一则专用人参,肺热还伤肺,咳嗽愈甚。"故治吐血之要法的精神是强调辨证论治,这是有积极意义的。同时也需要说明,缪氏的吐血三要法,是指虚劳吐血而言的。显然,若阳热伤络,缪氏亦不会力戒苦寒。

除上述四方面外,缪氏尚有不少实用的临床经验。如他喜用苏子,非但用治咳喘、痰嗽,且治呕吐、噎膈、饱胀、胃痛、便秘、吐血、血晕,重用酸枣仁治产后多汗失眠,五积散加当归身一两治产后头疼便秘,单味肉苁蓉治便秘,鱼鳔胶治滑精,黄连治痢等,每以单味取效,说明他对药物专能是很熟悉的。再如治痧疹认为是肺胃两经火热为病,重视清凉发散。治白带主张开提肝气、扶助脾元,以补中益气汤与六味丸交替内服,也有深意。

从上可见,缪希雍的医疗经验是很丰富的,他的一些学术观点亦都以临床实践作基础。正确地认识和运用缪氏的学说与经验,对于广大的中医工作者来说，是很有必要的。

（《新中医》，1987 年第 6 期）

浅论缪希雍的学术特点

天津中医学院　　刘月明

　　缪希雍，字仲淳，号慕台。江苏常熟人，寓居浙江长兴，后迁江苏金坛而终。明代嘉靖天启年间人（约 1546—1627），享年 80 余岁。先生著作有《先醒斋笔记》，后又经其修订补充，名《先醒斋医学广笔记》。有《神农本草经疏》，记其平生治验和研究药物的心得。缪希雍（以下简称"缪氏"）是明代中期以后贡献卓著的医学家，他的学术观点、治病经验、用药心得多有创新，且能独树一帜，在医学史上有承前启后的学术价值。笔者从九个方面论述了缪氏的学术特点，谨供学者参考，切望同道斧正。

一、伤寒时地有异，用药贵在变通

　　缪氏在《先醒斋医学广笔记》一书中，首先提出"伤寒时地异"之说，发挥了王叔和"土地温凉，高下不同"的见解，提出了对伤寒病的治疗应因时制宜、因地制宜、师仲景贵在变通的原则。他指出："伤寒者，大病也。时者，圣人不能违也。以关乎死生之大病，而药不从时，顾不殆哉！仲景医门之圣也，其立法造论之名师，如华佗、孙思邈辈莫不宗之。汉末去古未远，风气犹厚，形多壮伟，气尚敦庞，其药大都为感邪即病而设，次南北地殊，厚薄不侔，故其意可师也。"说明汉末晋唐人多形壮气敦，何况北土之人禀赋较强，故宗仲景之法。他又说："循至今时，千有余年，风气饶矣，人物脆矣。次在荆扬交广梁益之地与北土全别，故其药有时而可改，非违仲景也。实师其意变而通之，以从其时也，如是则法不终穷矣。"明代以后，风气人物渐衰，且南方气候温和湿润，形体柔弱,故不可与古时同日而论。如治疗太阳病,缪氏主用羌活汤,其法宗仲景,其药则避开麻黄,主用羌活,是因"江南之域从无刚劲之风"。可见缪氏在此提出两个问题:一个是论伤寒病要区别时代,另一个要注意发病地点。时代与地点不同,病情大不一样。这种"师其意变而通之"的见解,既源于《伤寒论》,且又能突破仲景框框,充分体现了缪氏辨证论治的求实精神。

二、邪从口鼻而入,三阳多带阳明

缪氏认为外感热病,无论伤寒、温疫,其邪气侵犯途径多由口鼻而入。其云:"伤寒、温疫……凡邪气侵入,必从口鼻。因口鼻为肺胃之门户。手阳明经属大肠,与肺相表里,同开窍于口。"由于口鼻二窍是肺胃之门户,根据脏腑表里关系,邪气多侵犯手足阳明经,所以缪氏认为伤寒三阳证"兼阳明证者独多"。缪氏此观点在外感热病学方面是一个创见。邪从"口鼻而入"之说,对明清温病学家,如吴有性、叶桂、吴瑭等有深远影响,打破了千年以来外感之邪"由毛窍而入"的框框,为温病学病机学说奠定了理论基础。他的"三阳多兼阳明"观点的理论价值更是高出一筹。他在《辨外感真伪法》一篇中说:"外感必头疼,其疼也,不间昼夜,探其舌本,必从喉咙内干出于外,多兼烦躁,不烦躁者轻证也。"这种见证,一望可知,绝不是单纯的太阳病了。在"三阳病治法总要"一篇中说:"如病人自觉烦躁,喜就清凉,不喜就热,口渴,是即欲传阳明也。""三阳多兼阳明"之说,开阔了仲景治疗三阳病的理论范畴,并为外感热病学的完整化、系统化,起到了铺石奠基作用。

三、宗刘朱之余绪,临证善用清润

值得提出的是,明代中期以后,从薛己以下,至孙一奎、张景岳、赵献可等,大兴温补之风,而缪氏却能独树一帜,宗河间、丹溪之余绪,临证善用清润,可称难能可贵。

缪氏在辨治伤寒病中,认为阳明或兼阳明者独多,故其治疗重在阳明,着眼热化,且多有发挥。如患者自觉烦躁,喜就清凉,兼有口渴者,是即欲传阳明之候,于羌活汤中加石膏、知母、麦冬,大剂与之,得汗既解。正阳阳明是胃家实，治宜急解其表，以竹叶石膏汤大剂与之。若表证罢，邪结在里，大便闭，小便涩者，宜用调胃承气汤或小承气汤下之。可以看出，缪氏治阳明重视经证，在病理上重视热化。其对石膏的运用非常大胆，认为石膏"辛能走外，而解肌热；寒能沉降，清肺泻火，兼具解表清里之功"，故为首选之品。遣药中每每配用麦冬、知母。对三阴病，缪氏提出"直中属寒"，但是"必元气素虚之人，或在极北高寒之地，始有此证"，治宜温补。至于其他多属传经而来，"传经属热"，因地处东南，时多温热，治宜用清热、通下、和里之剂。

综观缪氏所论伤寒病，实际上大都属温热病。故云："邪在三阳，法宜速逐，迟则胃烂发斑，或传入于里，则属三阴，邪热炽盛令阴水枯竭。"但是论证重视热化，论治善用清润，充分体现了缪氏的治疗特点。其对白虎汤、竹叶石膏汤的运用有新的突破。一般来讲，前人视白虎汤为清法，表证不可用，缪氏不但用其解表，即使表证不解亦所不忌，扩大了适应证范围，适宜多种热证。这种临证重视热化、擅用石膏之剂的经验，对后来吴有性、余师愚等温疫家大有启发。缪氏继承并发展了河间、丹溪的火热学说，为温热学派的辨治原则提出了宝贵的实践经验，故曹炳章说："景岳守法度，而希雍能变化，景岳尚温补，而希雍颇用清凉，亦若易水、河间各为门径，然各有所得力。"

四、理虚尚须保护胃气，法宜甘润清灵

保护胃气是缪氏又一特点，他说："谷气者，譬国家之饷道也，饷道一绝，则万众立散；胃气一败，则百药难施。"又云："先天之气，纵犹未尽，而它脏亦不致速伤，独胃气偶有伤败，以至于绝，则速死矣。"缪氏提出了一个后天根本问题，并提出"治阴阳诸虚病，皆应以保护胃气为急"的主张。

缪氏调理脾胃，独具特色。调理胃气，常用人参、扁豆、山药、莲肉、橘红、茯苓、枣仁、石斛、沙参、麦冬、白芍、砂仁、麦芽，随宜配伍；注重甘润清灵、补脾阴，常用石斛、木瓜、牛膝、白芍、枣仁为主，生地、枸杞、茯苓、黄柏为臣，甘草、车前为使，主用酸甘柔润；对于肾虚，阳火不应者，治宜益火之源，当以四神丸加人参、沉香，甚者加熟附、茴香、川椒等。

缪氏调理脾胃有两大特点，一是制肝实脾，一是益火燠土，而于前者尤为擅用。这种甘润清灵的用药路子，既弥补了李东垣的"温燥"，又成为清代医

家叶天土的养胃阴学说的张本。

五、中风须辨真假，首倡内虚暗风

缪氏论中风，首论"真假内外之别"，并倡"内虚暗风"之说。他说："凡言中风，有真假内外别，差之毫厘，谬之千里。西北土地高寒，风气刚猛，真气空虚之人，猝为所中，中脏者死，中腑者成废人，中经络者可调理而瘳。"治疗原则以解散风邪为急，次则补气养血，方宗小续命汤，这是对真中风的辨治。又说："若大江以南、东西两浙、七闽、百粤、两川、滇南、鬼方、荆扬梁三州之域，其地绝无刚猛之风，而多温热之气。质多柔脆，往往多热多痰，真阴既亏，内热弥甚，煎熬津液，凝结为痰，壅塞气道，不得通利。热极生风亦致猝然僵卧，类中风证，或不醒人事，或言语謇涩，或口眼㖞斜，或半身不遂。其将发也，必先显内热之候，或口干口苦，或大便闭涩，小便短赤，此其验也。"以上是缪氏对类中风证病因、病机、证候的描述，既符合刘完素的"将息失宜，水不制火"之旨，又适于朱丹溪的"湿热相火，中痰中气"之说。在治疗上，缪氏说："此既内虚暗风，阴阳两虚，与外来风邪迥别。法应清热、顺气、开痰以救其标；次应治本，阴虚则益血，阳虚则补气，气血两虚则气血兼补以持之。设若误用治真中风之风燥之剂，则轻变为重，重则必死，祸福反掌，不可不察也。"缪氏对中风证的一番论述，为清代叶天士"肝风内动"之说大开门径。

六、见血休治血，权定三大要法

缪氏"治吐血三要法"是"见血休治血"的典型例证。他指出："今之疗吐血者，大患有二：一则专用寒凉之味，往往伤脾作泄，以致不救；一则专用人参，肺热还伤肺，咳逆愈甚。"他认为血证的病因"不由阴虚火炽者，百无一二"，血证的病机要点是"火载血升"。针对这一要点缪氏首先提出治吐血"宜降气，不宜降火"的主张。他分析说："气有余即是火，气降则血降，火降则气不上升，血随气行，无溢出上窍之患矣。"反之，如果使用降火药，"必用苦寒之剂，反伤胃气，胃气伤则脾不能统血，血愈不能归络矣"，其后患无穷。缪氏用白芍、甘草柔肝缓急；用枇杷、麦冬、薄荷、橘红、贝母以清润肺燥；用薏苡仁、山药养脾，使之统血有权；用韭菜、降香、苏子以下气，气降则火降，气顺则血宁；配青蒿、鳖甲、银柴胡、地骨皮以补阴清热；配酸枣仁、白茯神以养心宁神；配山茱萸、枸杞子以补肾益精。这样标本兼顾，面面俱到。据缪氏所云："此累试辙效之方，然阴无骤补之法，非多服药无效。"

其次"宜行血，不宜止血"。缪氏认为："血不循经络者，气逆上涌也。夫血得热则行，得寒则凝，故降气行血则血循经络，不求其止而自止矣。止血则血凝，血凝必发热、恶食及胸胁痛，病日沉痼矣。"

又其次是"宜补肝，不宜伐肝"。缪氏指出："五脏者，藏精气而不泻也，肝主藏血。吐血者，肝失其职也。养肝则肝气平而血有所归，伐之则肝不藏血，血愈不止矣。"以上后两法用药均参照第一法所列药味据证加减。

缪氏所定"吐血三要法"，是他多年积累的临床经验结晶，成为后世辨治血证的规矩准绳，清代医家唐宗海的《血证论》亦多本此。

七、痧疹治在肺胃，法宜清凉发散

缪氏提出痧疹一证多由肺胃二经火热所发，小儿居多，大人亦有之。时气、温疫之类多见此证。认为此证多兼咳嗽、多嚏、眼中如泪、泄泻、多痰、多热、多烦闷、咽疼、唇热、神昏等证。治疗当以清凉发散为主，药取辛甘、甘寒、苦寒以升发之。最忌酸收，最宜辛散，误服温补祸不旋踵。具体用药，辛散如荆芥穗、干葛、西河柳、石膏、麻黄、鼠黏子；清凉如玄参、天花粉、薄荷、竹叶、青黛；甘寒如麦冬、生甘草、蔗浆；苦寒如黄芩、川连、贝母、连翘。量证轻重，制剂大小，中病即止，毋太过焉。其《痧疹论并治法》《痧疹续论》二文，在临床上一直起着指导作用。

八、固护津液，慎于汗下

固护津液是缪氏治病遣药的遵则。前面已经谈到，缪氏治太阳病不用麻桂之剂改用羌活汤，并加大剂石膏、知母、麦冬等养阴之品。治阳明病善用竹叶石膏汤，却去掉温燥劫阴的半夏。其对苦寒之品也很少使用，以防苦燥伤阴，又伤胃气使津液难回。对三阴病施用温热药也很慎重，除确属"寒邪直中"或"极北高寒之地"，温热药不能轻用。他在附子"简误"中列禁忌证30余种，干姜亦如此，并一再重申“误投则祸不旋踵，慎勿尝试”之语。

慎于汗下是缪氏保护津液的主要措施。他指出“汗则津泄，下则液脱”，除确属适应证，切不可轻投。尤其是下法，如对阳明发狂证，虽可施用下法，但“便不结者，不宜下”，用大剂石膏、知母、麦冬、大青叶、甘草等药治之。对阳明腑实证，亦试探使用下法，即“用小承气汤不行，换大承气汤”，指出：“勿大其剂，若大便不硬者，慎勿轻下。”缪氏对大黄一味，可称“畏之如虎”。在大黄的“简误”中提出十三种禁忌证，以防损伤胃气。缪氏对于热病后期，津枯便秘者，常采用甘蔗汁、梨汁，并多饮麦冬汤以生津通便，对后世“增水行舟”一法多有启示。

缪氏这种善用清润保津，慎于汗下以固护津液，保护胃气的治疗原则，对后世温病学家有很大的启发。

九、谙熟《本经》之旨，“简误”实开首例

缪氏少年多病，善读本草，久焉成习。常研讨《图经》求其本义，积累既久，于会心处札而记之，历 30 余年，逐成《神农本草经疏》一书。该书大旨“据经以疏义，缘义以致用；参互以尽其长，简误以防其失；复详列病忌药忌，以别其微；条析诸药应病之门，以究实用；刊定七方十剂，以定其法；阐明五脏苦欲补泻”，清代学者周学海赞曰：“持论允而条理明。”赵学敏亦评：“《经疏》一篇，知简误实为李氏(指李时珍)之功臣。”

缪氏研究本草，首先补充了《本经》“言味不言气的不足”，认为“物有味，必有气，有气斯有性，自然之道也”，“药必性味相参，才能尽其长”。他又提出“主治参互”的主张，认为“合众药之所长，而又善护其所短”。这实际上是讲药物如何恰当的配伍运用，扩大了“一药治一病，或一药治数病”的范围，以达到“参互旁通，彼此兼济，以尽其才，而无乖剌败坏之弊”的目的。这项内容比一般本草书中的“附方”更高一筹。

对药物的炮制亦有深刻研究，他在《先醒斋医学广笔记》第四卷中，记载了四百味药的炮制方法，对炮、爁、煿、炙、煨、炒、煅、炼、制、度、飞、伏、镑、摋、㬿、曝、露等方法，都结合具体药物，逐项论述，可称中药炮制学的专著。

最为突出的是“简误”一项。缪氏谓：“药石禀天地偏至之气，虽淳和厚懿，号称上药，然所禀即偏，所以必独脱也。用违其性之宜，则偏重之害，势所

必至。"临床中确实如此，盖人参、黄芪虽称上品，如用违其宜，同样是会增病的。人们常说的一句俗话："要命的人参，治病的大黄。"就是这个道理。"简误"一项，以往本草书很少提及，缪氏开创了一个良好的先例。故许宗彦说："《本草经疏》三十卷，近世名医叶桂多取其说，盖辨以审药之宜忌，简而宜守，医门之津筏也。"虽有"《经疏》出而本草亡"的说法，但不能求全责之。

十、结　语

缪氏之学，主流是属源于金元刘朱一派，又多有自己的发挥，虽善用石膏之剂，但用药以甘柔、养阴、清灵为特点，处处顾及脾胃，时时固护津液。值得提出的，缪氏生于明末大兴温补之时，却能独树一帜，开创新局面，提出新见解，获得新成就，活泼了学术争鸣气氛，是一位承前启后、卓有贡献的名医。

（《天津中医学院学报》，1991 年第 2 期）

缪希雍学术特色琐谈

湖北省应城市中医医院　　彭慕斌　彭应涛　彭景星

缪希雍，字仲淳，明嘉靖、天启间人。17 岁患久疟，自检方书治愈，遂嗜医。生平好游，寻师访友，旨在搜集方药，切磋学问，探讨医理。曾增益群方，几经修订，撰《先醒斋医学广笔记》（以下简称《笔记》）及多部医学典籍。缪氏寻求新知，自立门户，"不尽用方书所载"。笔者幸有《笔记》一册，在业师彭景星指导下，经反复细心研读，感悟颇多，兹将其学术特色略论如下。

一、倡论暗风，长夜一灯

金元以降，名贤辈出，于中风论治，各立一说。《古今医案按选》称：惟缪希雍从阴亏内热立论,谓其卒然僵仆类乎中风,此即"内虚暗风"。其治初用清热顺气化痰,次用治本或益阴,或补阳。其药以二冬、二地、杞、菊、桑、麻、首乌、柏仁、蒺藜、花粉、参、芪、鹿茸、竹沥、童便等出入互换为方,并指出"《临证指南》中风一门,大半宗此,又可补刘、李、朱、张所未备"。

如某(病案大意,下同),忽口角歪斜,右耳目俱痛,仲淳谓"此内热生风及痰也"。因阴亏内热弥甚,灼津为痰,指出"治痰先清火,清火先养阴,最忌刚剂",其用药皆未超出上述范围。

王孟英谓"三十年来如此治愈(中风)者,指不胜屈",并指出不必以真中、类中及南北有别之说横于胸中,总宜辨证施治。由于缪氏不沿袭旧说,立论精辟,近贤张山雷于《中风斠诠》中有"古人之论内风,治法必以仲淳此说为第一明白"。缪氏此论堪称长夜一灯。

二、伤寒温疫,治重阳明

缪氏所论伤寒,即《内经》"热病"之类。据《笔记》谓伤寒六经、春温、夏热及温(瘟)疫等多与阳明证相关,兹将其合并讨论。

缪氏倡"伤寒时地议"之论,认为"汉末去古未远","南北地殊",治疗用药"大都为感邪即病而设"。因时间、地点不同,发病亦异,虽源于仲景,宜师其意而变通之。

缪氏所辨之伤寒提纲,谓"凡外感必头疼,其疼也不间昼夜。探其舌本,必从喉咙内干出于外。多兼烦躁"。否则皆非伤寒矣。

伤寒六经分治。太阳病以羌活汤(羌活、前胡、甘草、葛根、杏仁、生姜、枣)为主。因药味温燥,如患者有喜就清凉及烦躁口渴之症者,杜其"欲传入阳明",则加大剂清热养阴之石膏、知母、麦冬,清解阳明并拮抗羌活汤之温燥。

少阳之治,仍本仲景小柴胡加减,但将并病、合病、坏病归于少阳之后。治三阳合病,除白虎、承气外,对脉弦大,但欲眠睡,目合则汗之"三阳合病",则取百合、知母、白芍、麦冬、花粉、鳖甲、甘草、竹叶等清热养阴,拓宽了白虎汤之用药思路。

凡勘伤寒病,必先能治阳明。正阳明者,胃家实是也。如不大便,潮热,自汗口渴,不恶寒反恶热,甚至昏谵狂乱诸证,缪氏治以大剂竹叶石膏汤"急解其表"。

缪氏之竹叶石膏汤，由白虎汤（石膏、知母、甘草）加麦冬、竹叶组成。《神农本草经疏》（缪希雍著，以下简称《经疏》）谓"竹叶辛寒能解阳明之热结"。"脉洪数而实"，必去人参。谓"半夏辛苦温而燥"，与阳明热甚劫津之呕渴不宜。经此变通，突出了仲淳辛寒凉润之特色。

缪氏善用石膏。《笔记》称其"辛能解肌，镇坠能下胃家痰热，肌解、热散，则不呕，而烦躁、壮热皆解矣"。《经疏》还谓其治阳明热甚之"口干舌焦不能息、腹中坚痛、神昏谵语"诸证。如于妇妊娠九月，患伤寒阳明证，势甚危，治以竹叶石膏汤，"一日夜尽石膏十五两五钱"而安。吴瑭受缪氏启发，治一"伏暑痰饮"，其年间连用（石膏）至一百七八十斤。故于《医医病书》多次谓："考古喜用石膏者，莫过于缪仲淳。"审斯，仲淳之用石膏诚前无古人。

慎用承气。《笔记》虽有"太阳证罢，潮热，汗出，大便难，谵语者，宜大承气汤"之例。缪氏对用大承气汤极为慎重。有邪结于里六七日，腹满身重，手足濈然汗出，"大便已硬"之阳明腑实证，令先服小承气汤，不解再换大承气，还告"勿大其剂"。因大承气为泻下峻剂，恐戕伐正气，故多用小承气汤或调胃承气汤微和胃气，勿令大泻下。

缪氏所称之伤寒、瘟疫，皆"热病"之类，亦非"皆相染易"之疫。其治主张"速逐"，因邪去正安，勿使滋蔓，致胃烂发斑，热炽津枯之变。因论治独重阳明，遣药善用石膏，诚识治阳明，即识治温病之先导。

三、辨用人参，取舍得宜

人参大补元气，生津固脱，主治劳伤虚损，及久虚不复之证。《经疏》称其"能回阳气于垂绝，却虚邪于俄顷"。人参古有辽参、高丽参多种，张山雷谓二者皆以"养津滋液"见长。但辽参偏于"滋养阴津"；高丽参稍能"振作阳气"。据《经疏》谓其不利于肺热、咳嗽、血证及阴虚火动之症，缪氏所论当为高丽参。

缪氏对人参，当用者必足其量，不当用者勿使沾唇。如姚某病见"舌上苔，胸膈饱闷"，医欲用参，缪氏叱曰"参一片入口死矣"。又如高婿素畏人参，病气上逆，每饭一口，辄嗳数十口，缪氏谓"气不归元，中焦不运"。约七月内三次请诊，人参由二钱增至六钱，患者每见人参拒用其方，但服他医药亦不效。渐至饮食不下,呕吐伴冷气上冲,呈"上下气不属"之势。其岳迫令服仲淳药。连服三煎,忽心口如爆一声,而上下洞然,即索粥顿食数碗。六剂后稍减人参而嗳逆复作,加之即安。

【按】患者久病伤阴,纳谷日少,津液耗损,脾失濡养而中焦不运。脾病日久及肾,致肾失敛摄而气不归元。以药测证,该证当系脾阴不足,肾失敛摄,故治以滋养脾阴,兼敛摄肾气。方中人参、麦冬、五味子为"补虚热,存津液"之生脉散。人参性虽偏温,系"养津滋液"之品,且伍大剂甘寒除热止呕之鲜芦根汁,滋养脾阴以复中焦之运。缩砂和胃醒脾,《经疏》谓:"若兼肾虚,气不归元,非此为向导不济。"更辅以山茱萸、益智仁、五味子敛摄浮越之气使其归元。苏子、沉香等降气以导之。药虽寒温并用,仍以凉润为胜,且滋脾阴而不腻,敛肾气而不燥。可见人参配伍得当,亦为起沉疴之良药。

又如庄妾病疟,寒少热多,脉洪数而实,缪氏治以甘寒重剂加竹叶、牛膝,三服而寒热日再作,昏迷不省人事。庄云:"恐是虚脱,前方石膏、知母、竹叶近似寒凉,恐非其治。"缪氏亦疑焉,为去石膏,加人参二钱。与庄别后,缪氏追思前日之脉,的非虚证,急嘱人参勿服。次日诊脉仍洪数如初,遂于前方将石膏增至二两,令日进二剂而瘳。

【按】药以对证为宜,与证不合,与体不宜,即人参亦为毒药。该案系阳明暑疟,因病重药轻致变。当病家质疑,经复诊其脉,知无差忒,方中仅加重石膏,令日进二剂而病痊。

缪氏治病反对滥用温燥诸药。如某患痢,医与苍术,缪氏谓"术性温而燥,善闭气,故滞下家忌之","阴虚人也,尤非所宜"。孟英赞其为"昔人未发之旨"。仲淳还有"白术、陈皮,虽云健胃除湿,救标则可,多服反能泻脾,以其燥能损津液"之说。

缪氏用药多巧思,擅用甘凉增液之法。如史某病瘟疫后,"热邪弥留肠胃间",津液未回之大便不通,令日食甘蔗三株,多饮麦门冬汤,果去燥粪甚多而病愈。

四、顺气降气,善用苏子

缪氏善用苏子调气,谓"人身之内,转运升降者,亦气也",但气贵流通,各脏腑咸以气为用，一气愆滞，即能成病。《笔记》仅谓苏子降气祛痰，《本草汇》称其"散气甚捷，最能清利上下诸气"，可供参考。

缪氏将苏子用于中风、吐血、咳嗽、气不归元、梅核气及胎产诸证。笔者于《笔记》中收集了用苏子之案与备用方22例，与其配伍之药达66味，其中与苏子配伍使用最多者，依次为麦冬、橘红、白芍、枇杷叶（以下共称"五味"）。苏子与配伍药按病情所需，进退出入为方，极为灵活。如于"五味"中加人参、五味子、芦根汁、山茱萸、益智等，治"气不归元，中焦不运"之气逆呕噫；加人参、芦根汁、白豆蔻、山楂等，治"噎"证；去白芍，加"三仙"、贝母、花粉、硼砂等为末吞服，治"喉中如有物阻"之证；去橘红，加桑白皮、地骨皮、鳖甲、贝母等，治"阴虚内热"等。

《临证指南医案·吐血》载：李某，暴怒，肝阳大升，胃络血涌甚多。叶氏遵"仲淳吐血三要云'降气不必降火'"之论立方。《医医病书》载："今人用逍遥散治肝郁不效者半，不知缪仲淳苏子降气汤之妙也。"何廉臣治"怒气伤肝，相火暴发""心烦懊恼"之苏子降香汤（苏子、降香、香附、川贝、郁金、栀子、竹茹、白前、旋覆花、葱须），亦效法于此。

综上所述，缪氏之临证立论深邃，构思灵巧，语简法备，为后世众多贤哲所称道。自薛己以下，温补之风盛行时，缪氏能大胆抒发己见，倡导清凉，值得赞赏和学习。

《先醒斋医学广笔记》探微

上海中医药大学　　简志谋　严世芸

《先醒斋医学广笔记》原名《先醒斋笔记》，为缪希雍门人丁元荐搜集其师常用之方及其治验而成，是一部笔记体裁的医学著作。后经缪氏补充，增益群方，兼采众药，并补入伤寒、温病、时疫、治法要旨等内容，易名《先醒斋医学广笔记》。书中有论,有案,有方,有药,议论精当,内容丰富,切合临床,问世之后对医林产生很大影响。兹掇其要,探讨如后。

一、医理方法创新

《先醒斋医学广笔记》(以下简称《广笔记》)的医学理论和治疗方法,大都别开生面,如论病邪从口鼻而入,治伤寒独重阳明,疗脾胃擅益脾阴,治吐血宜降气行血,论中风内虚暗风,凡此等等,皆不落前人窠臼。

一般多认为"邪从口鼻而入"的理论创自吴又可,实则以缪氏为先,其在《广笔记》中云:"伤寒、温疫,三阳证中往往多带阳明者,以手阳明经属大肠,与肺为表里;足阳明经属胃,与脾为表里,同开窍于口,凡邪气之入,必从口鼻,故兼阳明证者独多。"具体分析外感热病病机,提出了病邪从口鼻而入,而以阳明受邪独多的观点。阳明病易于化热伤津,缪氏临床用药,常以白虎汤、竹叶石膏汤清热保津。

医案记载:"翁文学具茨,感冒壮热,舌生黑苔,烦渴,势甚剧。群医束手。仲淳以大剂白虎汤,一剂立苏。或问仲淳,治伤寒有秘法乎?仲淳云:熟读仲景书,即秘法也。"即便对于孕妇、老人,希雍运用白虎汤亦甚得心应手,如:"于润父夫人妊九月,患伤寒阳明证,头痛、壮热、渴甚,舌上黑苔起刺,势其甚危。仲淳投竹叶石膏汤……以井底泥涂脐上,干则易之。一日夜尽石膏十五两五钱,病瘳。越六日,产一女,母子并无恙。"又治一卖腐者,患伤寒,曾头痛、身热,后发哕,两日夜不省人事,未曾吐、下。仲淳思之曰:"伤寒头痛、身热、口渴,本属阳明,热邪传里,故身凉、发哕,未经汗、吐、下,邪何从而出?"但其人年老多作劳,故于白虎汤中加参三钱,二剂立起。这些验案足见缪氏用方十分大胆,但"其察脉审症,又甚细甚虚甚小心"。

根据伤寒易于热化的特点,缪希雍治疗强调速逐热邪。如谓:"邪在三阳,法宜速逐,迟则胃烂发斑;或传入于里,则属三阴,邪热炽者,令阴水枯竭,于法不治矣。此治之后时之过也。"由此可见,其速逐热邪的重要意义有二:其一,热邪传变迅速,易犯营血。"胃烂发斑"即阳明热极,气血沸腾之象。其二,热为阳邪,易耗阴液,速逐阳明之热,可以避免病邪劫夺阴液,深入下焦肝肾。

清康熙时,顾松园《医镜·辨治温热病宜用白虎汤》曾绍述了缪希雍的这一论点,说:"伤寒时疫诸病,兼阳明症者独多,故一见潮热、自汗、喜凉恶热、烦躁、饮食、舌苔、呓语、发厥、斑狂、脉洪大者,急宜白虎汤加竹叶、麦冬,解热生津止渴。"足见缪氏对清代的温病学家有重要的学术影响。

联想到刘完素在《伤寒直格》中所阐述的重要观点"六经传受,自浅至深,皆为热证",而缪氏则认为"伤寒、温疫,三阳证中往往多带阳明者",一从病气立论,一从病位阐发,角度虽不相同,然都强调必须着眼于邪热。故刘氏常用双解散、通圣散、黄连解毒汤、三一承气汤或表里双解,或苦寒直折,或苦寒下夺,适应于火热之证;缪氏则常用白虎汤、竹叶石膏汤及连翘、玄参等清热养阴之品,适宜于燥热之证,二者互补,而为清代温热病学之先驱。

在脾胃病治疗方面,缪氏继承了《内经》、仲景、东垣等有关脾胃论治的学术思想,强调脾胃之气的重要,认为"谷气者,譬国家之饷道也,饷道一绝,则万众立散;胃气一败,则百药难施",从而提出了"治阴阳诸虚病,皆当以保护胃气为急"的观点。对脾胃气虚健运失职者,缪氏制资生丸(人参、白术、白茯苓、广陈皮、山楂肉、甘草、怀山药、川黄连、薏苡仁、白扁豆、泽泻、桔梗、芡实粉、麦芽)治之。王肯堂在《证治准绳·类方》中说:"余初识缪仲淳时,见袖中出弹丸咀嚼。问之,曰:此得之秘传,饥者服之即饱,饱者食之即饥。因疏其方。余大善之,而颇不信其消食之力。己于饱醉后,顿服二丸,径投枕卧,凤兴了无停滞,始信此方之神也。"肯堂在亲自服用有验之后,又将此方献给其父。他记录说:"先恭简年高脾弱,食少痰多,全龄葆摄,全赖此方,因特著于此,与世共之。"其丸具有健脾而柔润,化滞而不伐的优点,此方又作妊娠之后阳明虚弱者的保养之剂,流传迄今,而为健脾之名方。

更有建树的是缪氏还提出了脾阴不足的理论和用药法。明确提出:"世人徒知香燥温补为治脾虚之法,而不知甘寒滋润有益于脾也。"认为若饮食不思,肢体困惫,腹痛喜按,肢疼痿弱,不眠心烦,内热津乏等脾虚阴亏之证,以及脾虚胀满之"夜剧昼轻者"当补脾阴。治疗则以甘寒滋润为主,药用白芍、甘草、麦冬、木瓜、石斛、茯苓、山药、莲肉、扁豆、枣仁、五味子等。《广笔记》中所载脾胃病医案多合于此法,如治一儿,禀赋素弱,不思纳食,形体羸瘦,缪氏即授以人参、茯苓、山药、莲肉、扁豆、白芍等甘平濡养之剂,舒展胃气,养脾和阴,未几即饮食大增,日渐充复。

在此,不妨回顾李东垣调治脾胃的特点,重在阳气之升发,故多以甘温药补中气,取升麻、柴胡、葛根、防风等"风药"以鼓舞下陷之清阳。而缪氏则更重视脾胃之阴,认为甘寒滋润益阴亦为治脾虚之法,故多取甘平甘润甘寒之品,而不取风药。希雍之补充,使治脾方法更趋于完善,这种方法较之王好古之用芍药甘草汤或周慎斋用参苓白术散更为理想,而对清代医家颇多启迪。如《环溪草堂医案·痿痹门》:"阴虚未复,夜眠不安,热退不清,仍宜养阳,自云腹中微微撑痛,此属中虚,治当补益脾阴……"显然接受了缪氏的观点,注重"中虚"和"阴虚"两个环节以补益脾阴。事实上,即使是叶天士的甘寒育养胃阴,也脱胎于缪氏的补益脾阴法。

对于中风病,缪氏倡论"内虚暗风"。认为中风病者阴阳两虚,而阴虚者更多。它与外来风邪迥别,其治法当清热、顺气、开痰以救其标,次则治本,若误用风燥之剂,则祸如反掌。叶天士对中风病的治法实也继承了缪氏之论(另撰文详细论述)。

此外,《广笔记》载缪氏"吐血三要法",他的"宜行血不宜止血""宜补肝不宜伐肝""宜降气不宜降火"的理论,不仅纠正了时医的错误治法,而且对后人治疗血证具有重要指导作用。如论痧疹的病因和治法,提出了"痧疹者,手太阴肺、足阳明胃二经之火热,发而为病者也,小儿居多,大人亦时有之,殆时气瘟疫之类欤"的观点,治法以清凉发散为主,药用辛寒、甘寒、苦寒以升发之,惟忌酸收,最宜辛散,误施温补,祸不旋踵。

这些理论阐发,无不具有新意,对中医学的进一步发展做出了重要贡献。

二、验案记录真实

缪希雍精于临床,《广笔记》中记载了大量验案,除他以外,还包括王肯堂、司马铭菊、陈丹崖、朱员斋、黄绮云、缪氏门人张选卿,乃至无名老医的经验,这些验案为其他医籍所未见。如王肯堂治其夫人心口痛:"昔年予过曲河,适王宇泰夫人病心口痛甚,日夜不眠,手摸之如火,予问用何药?曰:以大剂参、归补之稍定,今尚未除也。曰:得无有火或气乎?宇泰曰:下陈皮及凉药少许,即胀闷欲死。非主人精医,未有不错者。予又存此公案,以告世之不识虚实而轻执方者。"赞扬王氏用药不为"痛无补法"所囿。又如:"云间康孟修患寒热不食久之，势甚危，以治寒热剂投之不应。遍检方书，与王宇泰议，投五食丸，立瘥。盖饮证原有作寒热之条，故治饮，病自去矣。"这种治病求本的实例，对临诊者深有启发。

《广笔记》还记载了"娄东王宦寿患遗精，闻妇人声即泄，瘠甚欲死。医告术穷。仲淳之门人，以远志为君，莲须、石莲子为臣，龙齿、茯神、沙苑蒺藜、牡蛎为佐使，丸服，稍止，然终不断。仲淳以前方加鳔胶一味，不终剂而愈"。鳔胶是用鱼鳔制成的胶料，具滋润收敛作用，加强此方的收摄功效。这些验案记载，真实质朴，绝无文饰，是良好的临床借鉴。

三、炮炙方法精妙

《雷公炮炙法》有炮、爁、煿、炙、煨、炒、煅、炼、制、度、飞、伏、镑、摋、曝、露十七法，体现了古代中药炮制之精妙。《广笔记》约四分之一篇幅论述了药物的"炮炙大法"和"用药凡例"，这是弟子庄继光恭听缪希雍口授而记录的，主要针对时医忽视药物炮炙的现实情况而作。缪氏选择了当时常用药物439种，按《雷公炮炙法》删繁举要，补阙拾遗，或裁以己法，或自加阐发，句字出入必严，点画之几微必审，以补前人之未逮。如黄连一药，因用途不同而有多种制法：以湿槐花拌炒，治赤痢；生用治心火；以猪胆汁浸炒治肝胆实火；以醋浸炒治肝胆虚火；以酒炒治上焦之火；以姜炒治中焦之火；以盐水或朴硝炒治下焦之火；以茱萸汤浸炒治气分湿热之火；以干漆少炒治血分块中伏火。又如：黄芪，补气药中蜜炙用；疮疡药中盐水炒用。干姜，治产后血虚发热及止血俱炒黑；温中炮用；散寒邪、理肺气、止呕生用。栀子，治上焦、中焦连壳用；治下焦去壳洗去黄浆用；治血病炒黑用。枇杷叶，治肺病，以蜜水涂炙；治胃病，以姜汁涂炙。淡豆豉，缪氏认为黑豆性平，作豉则温，故能生散；得葱则发汗；得盐则能吐；得酒则治风；得薤则治痢；得葱则止血；炒熟则不能止汗。这些说明了各种药物配伍和炮制后的作用迥不相同，而这些精妙的炮制方法，又恰恰是当今中医药界所普遍忽视的。因此，虚心学习和研究前人宝贵的经验，并在临床取法，必将对疗效的提高实有裨益。

总之，《广笔记》具有丰富多彩的内容和重要的学术特色，所以极为时人所推崇。《四库全书提要》甚至将缪氏学术与张介宾相提并论，云："希雍与张介宾同时,介宾守法度,而希雍能变化;介宾尚温补,而希雍颇用寒凉,亦若易水、河间,各为门径,然实各有所得力。"确是中肯之论。

(《上海中医药杂志》,2001年第1期)

缪仲淳《医学广笔记》学术经验述要

嘉兴市中医医院　　陆文彬

缪仲淳,讳希雍,号慕台,江苏常熟人。明代杰出医学家之一。生于嘉靖三十五年(1556),卒于天启七年(1627),享年72岁。生平好游,广罗验方,精研医药,崇尚实践,著作有《神农本草经疏》《先醒斋医学广笔记》(以下简称《广笔记》)等,尤其《广笔记》一书较集中地体现了缪氏学术经验。

本书乃丁元荐初辑,始题曰《先醒斋笔记》(意借《新书先醒篇》),共三卷;又经缪氏亲审,"增益群方,兼采本草常用之药,增至四百余品",并补列"伤寒、温病、时疫治法要旨",集为四卷,乃命名为《先醒斋医学广笔记》。崇祯壬午年,其弟子李枝"删其余论,附以臆说",重付剞劂。逮1919年,四明曹炳章校刊作序,印行于上海集古阁。中华人民共和国成立后,上海卫生出版社亦排印出版,爰据集古阁版予归纳研讨。

一、治伤寒强调时地,擅温热倡言清解

伤寒,关乎生死之大病也。缪氏首先强调辨明真伪,尝谓"凡外感必头痛,其疼也不间昼夜,探其舌本,必从喉咙内干出于外,多兼烦躁,不烦躁者即轻证也。不头痛而发热,不发热而头疼,头虽疼而有时暂止……若此者,皆非伤寒"。若论辨治则当"熟读仲景书",但又十分注重时、地之异,所谓"药不从时,顾不殆哉"。所撰《伤寒时地议并六经治法》专论,明言"南北地殊,厚薄不侔",古而迄今,"风气饶矣,人物脆矣",故仲景之法当师,方宜变而通之,"在荆、扬、

交、广、梁、益之地，与北地全别，故其药则有时而可改，非违仲景也，实师其意，变而通之"，其"三阳治法总要"归列四十条，既采《伤寒论》辨治法则，而方药则有变通、补出者，如"太阳病，其证发热恶寒、恶风，头痛项强，腰脊强，遍身骨痛，脉虽浮洪而不数"，当"先发汗以解表邪"，缪氏主羌活汤（羌活、前胡、甘草、葛根、杏仁、姜、枣）随时加减，不选仲景之麻、桂。论治"阳明病"，除按法施投承气之泄实外，对阳明经证则主投竹叶石膏汤，并补出"阳明衄血"的治方（荆芥、葛根、麦冬、牡丹皮、蒲黄、白茅根、侧柏、生地），为其后的凉血止血化瘀立法开创了先例。鉴于少阳为三阳之枢，缪氏对"少阳病"之治亦主和法，然尤注重预后转归及少阳之传变。"三阴治法总要"则仅列五条，其分析三阴病证之法有两方面，"一者病发于三阳，不时解表，以致邪传于里，虽云阴分，病属于热"，或下，或清，或和，仍当随症施之；另一端则"从无阳邪表证，从不头疼发热，寒邪直中阴经，此必元气素虚之人，或在极北高寒之地"，法宜温补以接其阳，但"勿过用桂、附，以防其毒"，其论中对虚寒下利，主张佐以升提，乃发前人所未逮。

缪氏于"春温夏热病大法"篇阐发《内经》"伏气"说，明确"冬伤于寒，至春变为温病……至夏变为热病"，并谓温病与伤寒初起之别在"头疼发热，或渴或不渴"，故治法宜"辛温佐以辛寒"。若论热病其"邪气更烈"，故解表即用白虎、竹叶石膏之类，药用麦冬、花粉、玄参、大青叶、石膏之属，以清热承津，倡清解存津之前奏，为温病学派奠定了理论基础。他还从实践中总结"邪在三阳，法宜速逐，迟则胃烂发斑"，虽入三阴"邪热炽者，令阴水枯竭"，明确了温（热）病治疗中的两大关键（逐邪、养阴）。为了阐明原因，其扼要指出温疫、伤寒"三阳证中往往多带阳明"，由于温（热）病、温疫邪从口鼻而入，而肺合大肠、脾合胃互为表里，此叶天士"温邪上受"观之前奏。

二、议中风首辨真假，论治法另辟蹊径

中风之辨自汉至明，见仁见智，各家均有见树。缪氏综前贤之论说，参切身体验，明确指出："凡言中风，有真假、内外之别，差之毫厘，谬以千里。"所谓真中，即外中之风，乃"西北土地高寒，风气刚猛，真气空虚之人，猝为所中"，若"中脏者死，中腑者成废人，中经络者可调理而瘥"，治当先解散风邪，次补

养气血,亦即先标而后本也。至于类中,乃"内虚暗风",缪氏论内虚有阴、阳之分,而"阴虚者为多",并明确指出"大江以南之东西两浙、七闽、百粤、两川、滇南、鬼方、荆、扬、梁三州之哉,天地之风气既殊,人之所禀亦异,其地绝无刚猛之风,而多湿热之气,质多柔脆,往往多热多痰。"故类中之发与外来风邪迥别,"其将发也,外必先显内热之候,或口干、舌苦,或大便闭涩、小便短赤",从而验之,明确中风之真假,奠定"内风"理论之基础。

真中外风之治当分标本,先解散后补养,秩序井然。缪氏分析类中风证,由"真阴既亏,内热弥甚,煎熬津液,凝结为痰,壅塞气道,不得通利,热极生风",致猝然僵仆,若"误用种种风燥之剂,则轻变为重,重则必死"。缪氏于临症见"或不省人事,或言语謇涩,或口眼歪斜,或半身不遂"者,主张清热、顺气、开痰,以救其标;次再治本,阴虚则益血,阳虚则补气,气血两虚则兼补之。其所录乙卯治丁元荐"口角歪斜,右目及右耳根俱痛,右颊浮肿",强调"治痰先清火,清火先养阴,最忌燥剂",具体施治时先以二冬、花粉、天麻等煎服,继以双麻加味丸剂收功,进退有序,标本清晰。

三、调气机重视升降,治血证明确三法

气,在古代是人们对自然现象朴素的认识,人体之气是不断运动的,在理论上归纳气的运动形式是升降出入,即所谓"气机",《内经》指出:"非出入则无以生、长、壮、老、已,非升降则无以生、长、化、收、藏。"缪氏承金、元医家之余绪,强调"升降乃治法之大机"。"泄泻篇"论及新病当治脾,"先以风药发散升举",以风能胜湿故,药选防风、升麻、羌活、白芷之属,反对妄进苦寒、戒泄,尝谓"益阴宜远苦寒,益阳宜防泄气"。观《广笔记》载缪氏治臧玉涵次郎"痘症见便燥舌裂"、祝氏妇"中满兼崩漏"、顾太学内人"阴虚火证"等案,立方用药着重调整肺、胃气机,缘肺胃为气机升降之枢,为保养胃气,其用药常以甘凉濡润为主,尤喜用麦冬、芦根、苏子、枇杷叶、竹茹等品。归纳其用药规律:润肺降气用苏子、麦冬、梨汁、枇杷叶,清降胃热选芦根汁、竹茹、橘皮、蔗浆,滋阴降火投童便、沙参、西洋参,镇心降浊以珍珠、龙齿、金箔、代赭、荆沥、竹沥等。

气与血关系密切,所谓"气为血帅""血为气母",故治血证当分标本、缓

急。缪氏认为"疗吐血者大患有二：一则专用寒凉之味，如芩、连、山栀、四物汤、黄柏、知母之类，往往伤脾作泄，以致不救；一则专用人参，肺热还伤肺，而咳嗽愈甚"。因此特撰"吐血三要法"专篇，指出治血证"宜行血，不宜止血"，"宜补肝，不宜伐肝"，"宜降气，不宜降火"。盖因血不循经，则逆溢、上壅。欲治血唯使血循经运行，则不止血而血自止，若不究其谋，一味止血，蓄瘀为患，每见发热、厌食、日久病痼；肝主藏血，其体阴而用阳，柔润肝体则脏阴充而不刚，若伐肝之体，使气横逆肆虐无制，冲决血溢，其血错经妄溢；气有余便是火，气顺不逆，气降火平，则溢血自宁，倘妄施苦寒降火，寒凉直折，脾胃受伤，气不统血而邪火（阴火）反炽。其对血证的治疗观，为后世医家所沿用，并予扩充。如叶桂的治崩原则（塞流、澄源、复旧），唐宗海的治血四字诀（止、消、宁、补）等均是在缪氏基础上加以化裁。

四、罗验方疗妇人疾，精幼科专痧疹论

妇人之疾异于男子者，经、带、胎、产耳。而调治则有专科，推重奇经，唐宋以后代有发挥。仲淳则广集验方，辨证施之每获效者列于《广笔记》中，以承先启后，计 20 余则。"治妇人血热经行先期"之方，用生熟地、青蒿子、黄柏、白芍、枇杷叶等，与其后《傅青主女科》"温经汤"相吻合，再以正元丹为基础随证加减，治妇人经不调无子、经行腰腹痛发热、血虚经行后期等，系从调肝育肾入手，对其后叶桂、吴瑭辈所谓"八脉隶属肝肾"之说，不无启示。另有"安胎将堕欲死方"（生地、砂仁）、"保胎资生丸"（人参、茯苓、陈皮、楂肉、甘草、山药、川连、薏苡仁、扁豆、豆蔻、藿香、莲肉、芡实、桔梗、麦芽）、"治恶阻"（橘红、人参、木瓜、麦冬、竹茹、枇杷叶、藿香）等，皆切实有效。

幼科为我中华民族繁衍之要，缪氏十分重视，亦具丰富经验。《广笔记》论及初生儿疾病较多，列"撮口""月内啼""胎惊"等病的治方，指出"撮口，其症必先大便热"，用犀角、羚羊角，水磨，和蜜饮，急则投大黄、甘草煎。而"胎惊"则仲淳有经验方订定可法。幼儿之痧疹在当时确为大症，且治法各异，大都尚温托者多，缪氏有《痧疹论并治法》及《痧疹续论》两篇专著，明确指出"痧疹者，手太阴肺、足阳明胃两经之火热发而为病者……治法当以清凉发散为

主,药用辛寒、甘寒、苦寒以升发之,惟忌酸收,最宜辛散,误施温补,祸不旋踵",并列举治案以证其说之不谬。

《浙江中医学院学报》,1988 年第 12 卷第 2 期)

明代医家缪希雍"时地议"思想探析

新疆医科大学　　赵瑞占　孙　洁
新疆医科大学中医学院　　张星平

缪希雍,字仲淳,号慕台,明末著名的中医临床学家、中药学家,江苏常熟人。因仕途多舛,改崇岐黄,悬壶于江、浙二省。《先醒斋医学广笔记》和《神农本草经疏》为其代表作。缪氏在医学理论上有所发挥与创新,如伤寒时地议、内虚暗风说、脾阴说、吐血三要法等,对中医学发展颇有贡献。缪氏理论创新之渊源在于其"因时因地"思想。现从如下几个方面探析,以给予我们有益的启示。

一、伤寒时地,变而通之

张仲景著《伤寒论》治疗外感病,为后世医家所推崇和效法,但缪氏认为,《伤寒论》一书流传至今已有千余年的历史,"汉末去古未远,风气犹厚,形多壮伟,气尚敦庞,其药大都为感邪即病而设"。随着历史的发展,不仅时气变异、方土有殊,而且人的体质亦有差异,"循至今时,千有余年,风气饶矣,人物脆矣"。故古方不能套用以治今病,用药应因时因地,师仲景之意,变而通之。正如其在"伤寒时地议"中言:"况南北地殊,厚薄不侔,故其意可师也,其法不可改也。""况在荆扬交广梁益之地,与北土全别,故其药则有时而可改,非违仲景也。实师其意,变而通之,以从时也。如是则法不终穷矣。"因此,缪氏论治伤寒病,颇多独开门户化裁仲景成法。对太阳病之治，主用羌活汤而弃麻桂，药用羌活、前胡、甘草、葛根、生姜、大枣、杏仁等。这是因为江南之域"从无刚劲之风，多有湿热之患"。而羌活正是祛风散寒除湿之要品，故为君药，而麻黄虽以散寒之力胜，但过于温热，不适宜南方，故避而不用。同时，在加减法中提出，随着时季转换，药应灵活变通，病值秋深冬月加紫苏、葱白；冬月严寒，感邪即病，可加麻黄一钱、生姜四片，得汗勿再服；患者自觉烦躁，喜就清凉，不喜就热，兼口渴，即欲传入阳明，羌活汤中宜加石膏、知母、麦冬，大剂与之，得汗即解。如《广笔记》载缪氏治庄敛之一庄仆案说："庄敛之一庄仆，因受寒发热，头痛如裂，两目俱痛，浑身骨肉疼痛，下元尤甚，状如刀割，不可堪忍，口渴甚，大便日解一次，胸膈饱胀，不得眠，已待毙矣。敛之以其证来告。为疏一方：羌活二钱半，干葛三钱，石膏一两半，麦门冬八钱，知母三钱半，大栝蒌半个连子打碎，枳壳一钱，竹叶一百片，河水煮服。四剂而平。"对阳明病之治，缪氏常以清补之竹叶石膏汤易大寒之白虎汤，用大剂竹叶石膏汤解其在经之表邪。如《广笔记》中治章衡阳铨部患热病，病在阳明，头痛，壮热，渴甚且呕，鼻干燥，不得眠，诊其脉洪大而实，遂用大剂竹叶石膏汤，天明投药，朝餐瘥。故随着时地变异，疗伤寒应变而通之。

明末之际，瘟疫时有流行，尤以江浙一带，气候溽暑，热病盛行。缪氏在外感热病的治疗上重视阳明，善用清法，保护津液，慎用汗法，喜用石膏，并重用之，其曰："石膏辛能解肌，镇坠能下胃家痰热；解肌热散则不呕，而烦躁壮热皆能解矣。"也是不言而喻。

二、南北有别，内虚暗风

对中风病的认识，在唐宋以前主要以"外风"学说为主，多以"内虚邪中"立论；唐宋以后，特别是金元以降，突出以"内风"立论，如刘河间的主火说、李东垣的气虚说、朱丹溪的湿热痰说、薛己的肝肾亏损说等。但缪氏认为由于南北地域不同，中风当分真假内外。西北土地高寒，病多外风所致，多真中，他说："西北土地高寒，风气刚猛，真气空虚之人，猝为所中，中脏者死，中腑者成废人，中经络者可调理而瘥。治之之道，先以解散风邪为急，次之补养气血。此真中外来风邪之候也。其药以小续命汤，桂枝、麻黄、生熟附子、南星等。"大江以南之东西两浙,病多内生,而成类中风。"若大江以南之东西两浙、七闽、百粤、两川、滇南、鬼方、荆扬梁三州之域,天地之气既殊,人之所禀亦异。其地绝无刚猛之风,而多湿热之气。质多柔脆,往往多热,多痰……以致猝然僵仆类中风证。"缪氏称"猝然僵仆类中风证"为"内虚暗风",内虚即阴虚,暗风即内风,其与外来风邪迥别。

"内虚暗风说"实乃据南方地域之特点,并受金元诸家之说的影响,特别吸取刘完素、朱丹溪二人学说,从实际出发提出。其病机为"真阴既亏,内热弥甚,煎熬津液,凝结为痰,壅塞气道,不得通利,热极生风",症见"或不省人事,或口眼歪斜,或语言謇涩,或半身不遂"。发病先期,多有内热证候,如口苦舌干,大便秘结,小便短涩等。对此,缪氏提出了顺气开痰以治其标,养阴补阳以治其本的原则,并告诫尤不可误用治真中风之风燥药,否则祸福反掌。具体用药:清热,天冬、麦冬、甘菊、白芍、天花粉、童便;顺气,苏子、枇杷叶、橘红、郁金、白蒺藜;开痰,贝母、白芥子、竹沥、荆沥、瓜蒌仁;益阴,何首乌、石斛、菟丝子、天冬、甘菊、生地、白芍、枸杞子、薯蓣、梨汁、霞天膏、麦冬、五味子、牛膝、人乳、阿胶;补阳,人参、黄芪、巴戟天、鹿茸、大枣。因此,缪氏对中风的认识是从南北地域之特点着眼,治法遣方已脱离唐人的散外风与金元诸家的单从某一病机入手的旧法,而从标本两方面兼顾,其独成一家,被后世所称许。

三、因时而变,首创脾阴

纵观脾胃学说之发展,大抵以《内经》和仲景之论为依据。李东垣被后世奉为补土派之先驱,其侧重脾气之升发,以甘温药补中气,取升麻、柴胡、葛根、防风等"风药"以鼓舞下陷之清阳,则药偏向温燥,实乃时代所致。当时正值中原战乱频繁,人民生活颠沛流离,精神上的恐惧,无休止的劳役,再加上饥饿冻馁等恶劣条件,对于脾胃内伤病的形成,就显得尤为突出了。但随着时间的推移,生活在改变,人类的疾病和体质也随之而变化。时至明末,特别是南方地区,以气候区域而言,东南地低卑湿,湿热相火为病居多;以生活习惯而言,饮酒吸烟日趋普遍,助热增火,势不能免;以饮食口味而言,辛辣厚味,已成日常餐桌之必需;由于无战乱之苦,常见的劳倦伤中的致病因素已大减。以上种种因素相互影响，必然耗劫脾胃津液，导致脾阴损伤。因此，缪氏立足临床，从时气、方土、习俗等实际出发，提出了新的观点"脾阴之说"，突破了传统理论中脾为阴脏、脾为太阴及脾为至阴的生理概念的框框。他说："世人徒知香燥温补为治脾之法，而不知甘寒滋润益阴之有益于脾也。"用药常以石斛、木瓜、牛膝、白芍、酸枣仁等为主，佐以生地、枸杞子、茯苓、黄柏等品，并以酸甘柔剂作为补脾阴的用药原则。《广笔记》载案曰："顾鸣六乃郎，禀赋素弱，年数岁，患脾虚证，饮食绝不沾唇，父母强之，终日不满稀粥半盂，形体倍削，鸣六深以为忧。予为之疏一方，以人参为君，茯苓、山药、橘红、白芍、莲肉、扁豆为佐。更定一加味集灵膏相间服之。百日后，饮食顿加，半年机体丰满。"此案是对缪氏将"脾阴之说"应用于临床的印证。可见缪氏"脾阴之说"不仅补充了李东垣脾胃学说之不足，纠正了当时奉行的温补脾阳之偏，并对叶桂的胃阴学说亦有很大影响，对脾胃论治的发展也起到了承前启后的作用。

另外，缪氏据南方多湿热，调理脾胃也十分重视化湿，对此《广笔记》中记载了一些病例，如黄葵峰中年病蛊一案，即仅服茅山苍术一味药，数月而病除，且强健如故，终生服之。对于脾胃虚而夹有湿热者，自创资生丸（人参、白术、广陈皮、白茯苓、山楂肉、甘草、怀山药、川黄连、薏苡仁、白扁豆、泽泻、桔梗、芡实粉、麦芽），一直广泛用于临床。

四、匡正时弊，吐血三法

缪氏所处的时代，在血证的治疗上，多因循血证多火、气虚不摄的泛泛之论，简单运用凉血止血、泻肝伐肝、清热降火法则和止血方药，以致药不对证，影响临床疗效或者出现变证、坏证。他说："今之疗吐血者，大患有二：一则专用寒凉之味，如芩、连、山栀、四物汤、黄柏、知母之类，往往伤脾作泄，以致不救；一则专用人参，肺热还伤肺，咳嗽愈甚。"因而缪氏针对当时血证治疗误区，在深入研究了血证病因病机的基础上，提出了"见血休治血"的"吐血三要法"。

1. 宜行血不宜止血 各种原因产生的瘀血，既是病理产物，又是致病因素。瘀血阻塞于脉络，可以使血不得归经，泛溢于外，导致出血。"气为血之帅"，气具有行血之功，采用行血之法，即可使离经之血复归经脉。若妄用止血，旧瘀不解，新血难生，瘀阻经脉，出血止而新血不生。

2. 宜补肝不宜伐肝 肝为藏血之脏，肝不藏血是本脏不司其职，若以补肝之法使肝得其所养，肝气平复，血有所归属，则出血自止，贸然以攻伐治之，则肝愈虚，愈失藏血之功，出血就愈不能止。

3. 宜降气不宜降火 "气有余便是火"，气降则火降，火降则血止，非不降火也。降火必用苦寒之品，反而会损伤脾胃之气，脾伤胃败，则脾不统血，血不归经，更加重出血。

缪氏"吐血三要法"不仅纠正了时医的错误治法，而且对后人治疗血证具有重要指导作用，应用于临床往往可获得较好的效果。但"吐血三要法"是针对当时血证治疗误区和从长期的临证实践中总结出来的经验，提醒后世医家在治疗血证时应谨慎使用收涩、攻伐及寒凉之法，绝非机械教条，临证中仍应审证求因。

值得一提的是缪氏善用童便，在《广笔记》中记载大量验案应用童便，"或用其大剂，或急则治标，或用于炮制，或用之单饮、调服、对服、和服、兼饮、煎服，或用以食疗，治疗多种病证。"如《广笔记》中载："于中父患目珠痛如欲堕，胸胁及背如槌碎状，昼夜咳嗽，眠食俱废，自分不起，促仲淳诀别。仲淳曰：何至是耶！今日进童便三大碗，七日下黑血无数，痛除。"童便不仅为"极便极贱效验"之药，仓促间随处可得，而在于其有滋阴降火之功，在《神农本草经疏》曰："人溺，乃津液之浊者渗入膀胱而出。其味咸，气寒无毒。为除劳热骨蒸，咳嗽吐血，及妇人产后血晕闷绝之圣药。"故缪氏善用童便实因当时温补盛行，阴虚火热之人居多。

综上，创新是中医学发展的动力，创新推动了中医学的发展，丰富了中医理论，也许只有创新才能开拓中医学事业的光辉前程。缪氏在医学理论上有所发挥与创新："伤寒时地，变而通之；南北有别，内虚暗风；因时而变，首创脾阴；匡正时弊，吐血三法。"笔者认为渊源在于其"时地议"思想，这值得我们借鉴。

明代医家缪希雍诊法浅析

新乐市中医院　　赵瑞占　安国辉　董淑兰

《先醒斋医学广笔记》和《神农本草经疏》为缪希雍代表作。缪氏无论在用药上，还是在辨证论治上都有其独到见解，同时，其临证非常注重诊法的应用。《先醒斋医学广笔记》中有关医案充分体现了缪氏临证非常注重诊法的应用，因疾病所异，灵活应用四诊，以判断疾病的实质；并且应用四诊不拘泥于常，综合分析，以作出正确判断。

一、善于观察，见微知著

望诊在中医诊断学中占有重要地位，首先是对患者的初步印象。《难经·六十一难》有云："望而知之谓之神，闻而知之谓之圣，问而知之谓之工，切而知之谓之巧。"缪氏临证善于观察，对诸医疗之不效或以为不可治之疾，以敏锐的观察力，收取有用之信息，不被假象所迷惑，见微知著，不拘于常，往往有独到的见解，疗效显著。列举医案如下。

案1 臧玉涵次郎，年十六，因新婚兼酒食，忽感痘。诸医以为不可治。施季泉至，八日浆清，寒战咬牙，谵语，神思恍惚。诸医皆欲以保元汤大剂补之，季泉以为不然。改用犀角地黄汤，得脱痂，后忽呕吐，大便燥结，淹延一年，群医束手，告急仲淳。仲淳视其舌多裂纹，曰：必当时未曾解阳明之热，故有是症。命以石膏一两，人参一两，麦门冬五钱，枇杷叶、橘红、竹沥、童便为佐。一剂即安。再进二剂，膈间如冷物隔定，父母俱谓必毙。仲淳曰：不妨，当以参汤投之。服两许，即思粥食，晚得大便，夙疾顿瘳。

上医案显示，缪氏临证善于观察，细致入微，抓住诸医普遍忽视的一点症状或体征，对疾病的本质做出合理的判断。诸医以为痘疹见浆清，寒战咬牙，谵语，神思恍惚，因新婚兼酒食，必元气大虚，毒邪内陷，而不可治。医者季泉虽据上述症状，用犀角地黄汤，得脱痂，后忽呕吐，大便燥结，淹延一年，于是群医束手无策。缪氏视其舌多裂纹，知其为当时未曾解阳明之热，余热伤阴，用竹叶石膏汤加减，一剂即安。此病虽迁延日久，症状复杂，缪氏仅凭其舌质,即做出合理判断。

二、摒弃偏见,注重问诊

问诊是临床诊察疾病的重要方法,可为分析病情、判断病位、掌握病性、辨证论治提供可靠的依据。但世人过分偏信脉诊,往往以多问而遭嘲笑。缪氏摒弃世俗偏见,临证十分注重问诊,并感叹:"古人先望、闻、问而后切,良有深意,世人以多问嘲医,医者含糊诊脉,以致两误,悲夫!"列举一案,以示其意。

案 2 义兴杨纯父幼儿病寒热,势甚棘。诸医以为伤寒也,药之不效。仲淳曰:此必内伤。纯父不信,遍询乳媪及左右,并不知所以伤故。仲淳固问不已,偶一负薪者自外至,闻而讶曰:曩见郎君攀竹梢为戏,梢折坠地,伤或坐此乎? 仲淳曰:信矣。投以活血导滞之剂,数服而起。仲淳尝言:古人先望、闻、问而后切,良有深意,世人以多问嘲医,医者含糊诊脉,以致两误,悲夫!

案中,病寒热,势甚棘,为伤寒典型症状,诸医不加询问,误为伤寒,药之不效。缪氏认为内伤所致,家人不知伤故,其固问不已。一负薪者至,见幼儿攀竹梢为戏,梢折坠地,缪氏信也,遂投以活血导滞之剂,数服而起。此案如不加耐心追问患者得病经过,单凭其症状,常会误诊,治疗南辕北辙,甚者害人性命,可见问诊在临证中的重要性。缪氏十分注重问诊,敢于摒弃世人以多问嘲笑之偏见,这也许就是其在临床实践中每每获得奇效的缘由之所在。

三、精通脉理,善于变通

脉诊是中医诊断的宝贵经验,《内经》曰:"微妙在脉,不可不察。"缪氏精通脉理,同时也深知按诊的重要性。但在临床实践中其并不拘泥于脉象表面,而是深领《内经》经文之旨,变而通之,对脉理有独到的见解。现列医案有二。

案 3 姚公远内子病,延仲淳入诊,其继母乘便亦求诊。仲淳语伯道曰:妇病不足虑,嫂不救矣。闻者骇甚,曰:吴方新婚,无大恙,何至是耶? 予私叩之。仲淳曰：脉弦数，真弱症也。不半岁，夜热咳嗽，势渐剧。仓皇延仲淳，疏方预之曰：此尽吾心尔！病不起矣。逾年医家百药杂试，竟夭。

案 4　太学顾仲恭，遭乃正之变，复患病在床。延一医者诊视，惊讶而出，语其所亲云：仲恭病已不起，只在旦晚就木，可速备后事。仲恭闻知，忧疑殊甚。举家惶惶，计无所出，来请予诊脉。按其左手三部平和，右手尺才无恙，独关部杳然不见，谛视其形色虽赢，而神气安静。予询之，曾大怒乎？病者首肯云：生平不善怒，独日来拂意事，恼怒异常。予曰：信哉！此怒则气并于肝，而脾土受邪之证也。《内经》云：大怒则形气俱绝，而况一部之脉乎！甚不足怪，第脾家有积滞，目中微带黄色，恐成黄疸。两三日后，果遍体发黄，服茵陈利水平肝顺气药，数剂而瘳。

案 3 中，一妇人无大恙，乘便求诊，缪氏诊得其脉弦数，曰：真弱症，不可救也，闻者惊骇，不信。不半岁，夜热咳嗽，势渐剧，逾年医家百药杂试，竟夭。此案充分说明脉学的深奥，同时赞叹缪氏对脉理的领悟。案 4 中，医者诊右关脉杳然不见，认为是脾胃之气已绝，将不能久存于人世。仲淳四诊合参，受《内经》"大怒则形气俱绝"的启示，深思熟虑，诊为怒则气并于肝，而脾土受邪之证。服茵陈利水平肝顺气药，数剂而瘳。可见缪氏察脉至为审慎，不拘一格，善于变通，对疾病的本源穷智殚虑，这充分反映了缪氏精湛的医学造诣。

四、切磋心得，协力诊治

缪氏一生游走四方，在周游之时，到处为医，寻师访友。一方面悉心揣摩每位医家用药治病的独特方法；另一方面，结识各地名医，切磋学问，研讨治病用药之术，协力诊治，丰富自己的学识和经验。现列举其与王肯堂诊治一案。

案 5　云间康孟修患寒热不食久之，势甚危，以治寒热剂投不应。遍检方书，与王宇泰议，投五饮丸，立瘳。盖饮证原有作寒热之条，故治饮，病自去矣。

此案为缪氏与王氏珍贵的会诊记录：案 5，饮证多有目眩，咳逆倚息，心下悸，肠间沥沥有声，身体困重，少见寒热不食。此案患者寒热不食久之，势甚危，以治寒热剂投不应。二位大家相互切磋，拟定从饮证论治，投五饮丸，立瘥。

疾病往往错综复杂,千变万化,协力诊治,共同研讨,疗效更为满意。缪、王二人虽为一代名医,但"在学术上相互尊重,共同探讨,共同提高,无文人相轻,怀才自傲的陋习"。其谦虚好学的大家风范,实乃现今为医者的楷模。

综上所述,我们在临床实践中应灵活应用四诊,综合分析,善于变通,正如缪氏所云:"始知察脉施治,贵在合法,神而明之,存乎其人。"

（《长春中医药大学学报》,2011年第27卷第4期）

缪希雍诊治咳嗽学术思想探析

安徽中医学院第一附属医院　　彭　波　李泽庚　童佳兵
　　　　　　　　　　　　　　杨　程　徐　彬　王　浩

缪希雍(1546—1627),明医学家,字仲淳,号慕台,海虞(今江苏常熟)人,寓居浙江长兴,后迁居江苏金坛。著有《先醒斋医学广笔记》《医学传心》《神农本草经疏》《本草单方》等书。现存三部,即《神农本草经疏》三十卷、《本草单方》十九卷、《先醒斋医学广笔记》四卷。尤精本草之学,认为"《神农本经》,譬之六经;《名医增补别录》,譬之注疏。《本经》为经,《别录》为纬"。立补血、清血凉血与通血三法。十分重视气血之间的关系,尤其重视气逆、火升和血溢三者之间的联系,提出吐血三要法和甘寒滋润滋阴治脾等。用药擅长甘润清灵,重视清热养阴,主流属于寒凉一派。现将其诊治咳嗽的学术思想作一探析。

一、"变而通之,则法不穷矣",勇于创新

缪希雍提出"古今不同,五方异处,感受之深浅,禀赋之厚薄",疾病发生是因人、因病而异。医生如"执古方以临之,则似胶柱鼓瑟矣",势必会出现诊

治错误。缪氏提出"古方新病不相能"的观点，认为医生临证最重要的是"变而通之，则法不穷矣"。告诉医者，不但要学习前人，更要注重创新，这样才能更好地服务患者。

二、病因病机

1. 提出"邪从口鼻而入" "邪从口鼻而入"的理论创自缪氏，其在《先醒斋医学广笔记》中指出："伤寒、温疫，三阳证中往往多带阳明者，以手阳明经属大肠，与肺为表里；足阳明经属胃，与脾为表里，同开窍于口，凡邪气之入，必从口鼻，故兼阳明证者独多。"明确提出并分析了外感热病病机，指出病邪从口鼻而入，而以阳明受邪独多的新观点，打破了几千年来邪从皮毛而入的藩篱。

2. 升降论 缪氏临证尤重升降。在《神农本草经疏·续序例上》中"论制方和剂治疗大法"提出"升降者，病机之要最也"，在其所著《十剂补遗》中认为十剂之外，"当增入升降二剂，升降者，治法之大机也"，可见他重视对病机、治法的升降。在《神农本草经疏·续序例下》中列出的各种证候的病机与用药忌宜，多处均提到宜升、宜降，或忌升、忌降的法则。

《先醒斋医学广笔记》卷二载："包海亭夫人患腹痛连少腹上支心，两寸关俱伏，两尺实大，按之愈甚；其病起于暴怒。仲淳投川芎、柴胡、升麻，咽下后嗳气数十声，病立已。已而作喘，仲淳以为升之太骤，与四磨汤而平。"升降论临证应用升阳调气法，确有效验。

他指出，"上盛下虚之候"为"阴虚则水不足以制火，火空则发而炎上"，症为咳嗽、多痰、吐血、鼻衄、齿衄、头痛、齿痛、眼痛、眩晕、眼花、恶心、呕吐、口苦、舌干、不眠、寒热、骨蒸等。"宜用苏子、枇杷叶、麦门冬、白芍药、五味子之属以降气，气降则火自降，而气自归元。"《神农本草经疏·续序例下》中亦列出：如痰之由于风寒者，宜降气、辛散，并不需降火；头痛夹痰者，宜豁痰降气、辛燥之品，不需降火。

3. 吐血三要法可为专治阴虚火旺之咳之法 《先醒斋医学广笔记》提出"吐血三要法"："宜行血不宜止血""宜补肝不宜伐肝""宜降气不宜降火"。吐血和咳血，二者迥然有别，有分而述之，有合而言之。如《症因脉治·吐血咳血总论》："胃中呕出名吐血，肺中咳出名咳血。"《金匮要略·惊悸吐衄下血胸满瘀血病脉证治》:"夫吐血,咳逆上气,其脉数而有热,不得卧者,死。""夫酒客咳者,必致吐血,此因极饮过度所致也。"可见其言吐血,实为咳血。《先醒斋医学广笔记》卷二"吐血门"所言吐血,实指咳、衄血,如许相美时常齿衄。张仲虎发大寒热,咳嗽有血,数案所用方药,均为治咳血。

三、辨证论治

1. 治疗强调速逐热邪　根据伤寒易于热化的特点,缪氏强调治疗应速逐热邪。如"邪在三阳,法宜速逐,迟则胃烂发斑;或传入于里,则属三阴,邪热炽者,令阴水枯竭,于法不治矣。此治之后时之过也"。可知速逐热邪的重要内涵有二:其一,热为阳邪,耗伤阴液,应速逐阳明之热,避免病邪夺阴,延损下焦。其二,热邪传变迅速,易犯营血。缪氏则常用竹叶石膏汤、白虎汤及玄参、连翘等清热养阴之药。

2. 慎于汗下,固护津液　慎于汗下是缪氏保护津液的主要措施。在附子"简误"中列禁忌证三十余种,干姜亦如此,并强调:"误投则祸不旋踵,慎勿尝试。"缪氏又指出:"汗则津泄,下则液脱。"非确属适应证,不可轻用。

固护津液是缪氏辨证施药的又一法则。他在治太阳病时用羌活汤而不用麻桂剂,并重用石膏、知母、麦冬等养阴,善用竹叶石膏汤,却去掉温燥劫阴的半夏,并且极少应用苦寒之品,以防苦燥伤阴,又伤胃气使津液难回。对于疾病后期,缪氏常采用甘蔗汁、梨汁,并多饮麦冬汤以生津,对后世"增水行舟法"有所启示。

缪氏的清润保津、慎于汗下,以护津液、保胃气的治则,对后世温病学家有很大的启发。

四、用　药

1. 特点　以甘寒为主,慎用苦寒,忌投温燥。清肺:枇杷叶、麦冬、薄荷、橘红、贝母。下气:降香、苏子。养心:茯神、酸枣仁。补阴清热:青蒿、鳖甲、银柴胡、地骨皮、牡丹皮。

2. 善用童便　《先醒斋医学广笔记》中有大量医案应用童便,"或用其大剂，或急则治标，或用于炮制，或用之单饮、调服、对服、和服、兼饮、煎服，或用以食疗，治疗多种病证病证"。如："父患目珠痛如欲堕，胸胁及背如槌碎状，昼夜咳嗽，眠食俱废，自分不起，促仲淳诀别。仲淳曰：何至是耶！今日进童便三大碗，七日下黑血无数，痛除。"在《神农本草经疏》中曰："人溺，乃津液之浊者渗入膀胱而出。其味咸，气寒无毒。为除劳热骨蒸，咳嗽吐血，及妇人产后血晕闷绝之圣药。"故缪氏善用童便实因当时温补盛行，阴虚火热之人居多，用其有滋阴降火之功。

3. 善用苏子 苏子一药，用之降气，缪氏几乎每方必用，在"论制方和剂治疗大法"中仅言及阴虚火炎、上盛下虚证候，且强调"气降则火自降"，盖因此为其独特经验，故突出一点而不及其余。但《神农本草经疏》中仅言"善降气"。

五、炮制创新

缪氏特别重视药物炮制方法和应用，在他的著作中对 400 余种常用中药，删繁举要，补阙拾遗，深刻揭示了炮制对中药药性及临床疗效的重要作用，对中药炮制学的发展做出了重要贡献。

1. 麻黄去节并沫 缪氏明确指出"去节并沫，若不尽，服之令人闷"。因麻黄节有止汗作用，不利于发散；先煮上浮之沫，气浮燥易使人心烦，故去之。《先醒斋医学广笔记》记载了"去节并沫"之法："用夹刀剪去节并头……煎三四十沸，竹片掠去上沫尽，漉出熬干用之。"现代药理研究提示上浮之沫为脂溶性蛋白，可引起烦呕等不良反应。

2. 麦冬去心 《先醒斋医学广笔记》记载了去心方法："凡入汤液，或以水润去心，或以瓦焙乘热去心。"因麦冬心可令患者心烦，陶弘景亦指出："凡用，取肥大者，汤泽，抽去心。不尔，令人烦。"

3. 洗半夏 "半夏上有巢涎，若洗不净，令人气逆，肝气怒满。"故在炮制半夏时，"用捣白芥子末二两，头醋六两，二味搅令浊，将半夏投中洗三遍"，或"矾汤泡"，并提出半夏有三禁，渴家、汗家、血家是也。

简论缪希雍学术思想对叶桂学术的影响

浙江中医学院　　俞欣玮

叶桂,字天士,江苏吴县(今江苏苏州)人,清代著名温病学家和临床家,他在外感热病和内伤杂病论治上有诸多的创新和独特的见解。缪希雍,江苏常熟人,约生活于 1556—1667 年(比叶氏早 100 年左右),明代医学家,生平好游,广罗验方,精研医药。代表作有《神农本草经疏》《先醒斋医学广笔记》。叶桂治学善兼收并蓄众家之长,曾先后拜师十七位。缪氏与其生活年代相近,地域相邻,在学术上许多成就及特点多为叶桂所继承并在此基础上有新的发展。本文试从如下几方面探讨叶、缪在学术上的关系,并借以说明缪氏学术对叶桂的影响。

一、治外感热病俱重存阳明津液

缪氏认为"伤寒、温病……凡邪气之入必从口鼻",口鼻又为肺胃之门户,"手阳明经属大肠,与肺为表里,同开窍于鼻,足阳明经属胃,与脾为表里,同开窍于口",因此他在治外感热病时提出热病以阳明证独多见的见解。他在《先醒斋医学广笔记·三阳治总要》中列举了三阳病的治疗方药,其中尤注重三阳病兼阳明证的治疗,擅长以清阳明气分之品防热邪伤阴。如治太阳阳明用羌活汤加石膏、知母、麦冬;正阳阳明以大剂竹叶石膏汤;少阳阳明用承气急下存阴或小柴胡加石膏、知母、麦冬。缪氏还认为三阴证中最多见的仍属热证,亦有不少似阳明的宜下之证。总之,缪氏对外感热病的治疗注重清法,善用辛凉、甘寒、清气之品。同时他据《内经》、仲景之旨,认为"阳明多气多血,津液所聚而营养百脉,阳明以津液为本",因此,在主用清法的同时非常注意顾护阳明之津液,如常在白虎汤、竹叶石膏汤方中佐以麦冬、竹叶、知母等甘凉之品,更配以粳米、甘草等甘养之品,以护养阳明津液。缪氏虽喜用竹叶石膏汤,然为顾护津液却往往去其温燥劫阴之半夏,由此可见其重视护津观点之一斑。

叶桂言温病之邪侵入人体宗缪氏"由口鼻而入"的观点,认为温病先从上焦始，由此创立了温病卫气营血的辨证纲领，制定了各阶段的治疗大法。而且在温病发展的整个过程中都非常注意顾护阳明之津液，如说"热邪不燥胃津必耗肾液""救阴不在血而在津与液"。他认为灼津劫液是温病发生发展中的重要病机，因此他在外感温热病中尤为重视顾护津液。他的卫气营血辨证纲领可说是以津液受灼轻重而立论。他提出的验齿、辨白㾦等法主要从色泽的枯萎分析津液的存否，从而判断病邪之轻重，预后之吉凶。在治疗上，他更重视阳明之津液，例如他对温邪入营用清热凉血佐以透斑之品引邪外达，如身热仍不退，他就认为属胃阴不足，不能制胜余热，治疗就直取甘寒生津之品以滋养胃液，胃液复则身凉脉静。叶氏有"存津液为第一"之说，由此可见他在治疗中非常注意顾护阳明津液，而顾护阳明津液的目的则是借此拯救整体的阴液。叶桂重阳明津液的认识在理论上与缪氏观点一脉相承。

二、润脾阴发展为润胃阴

缪氏对脾胃十分重视，他说"治阴阳诸虚病皆当以保护胃气为急"。虽然重视脾胃是许多医家所共有的特长，然缪氏有别于他人的则在于重视脾胃的同时能对脾胃之阴、阳区别而论之。他不仅重视脾胃阳气升发的一面；同时亦能顾及脾胃之阴，对脾与胃，脾之阴和阳分别而论之。他说"胃气弱则不能纳，脾阴虚则不能消"，其中对脾阴问题提出了新的观点。如认为饮食不进、食不能消、腹胀夜剧、肢痿等病不能但责脾胃气虚，有时往往是"脾阴不足之候"，而"世人徒知香燥温补为治脾虚之法，而不知甘寒滋润益阴之有益于脾"。在缪氏著作中，对脾阴论治虽未系统论述，仅散见于其脉案中，但对脾阴的证、治都有所论及，在治法上提出以"甘凉滋润"、酸甘化阴为治脾阴之大法。在他的医案中记述了多次脾阴不足的证治，补脾阴他常喜用一些甘润养阴之品，如麦冬、天冬、石斛、生地、沙参、天花粉、竹叶、竹沥、芦根汁等。缪氏这一润脾法的提出，不但补充了东垣论治脾胃偏主阳气升发而忽视脾胃之阴的不足，同时对叶桂创立胃阴说亦有启示。从叶桂《临证指南医案》中记载治疗脾胃病的案例中，我们可清楚地看到他治脾胃也强调分阴阳而治，尤其对胃阴的阐述有新见解，首创了"胃阴说"，并把"阳明燥土得阴自安"之旨贯穿始终。他说"胃病喜柔……甘濡润胃气下行"，"胃阳不足宜用《外台》茯苓饮，胃阴虚不饥不纳用麦冬、生扁豆、玉竹、沙参、甘草、桑叶",可见他治胃所用的通降法既非一般的辛开苦降,也不是一般的苦寒下导之类,乃是以"甘平或甘凉濡润"养胃阴。显然甘凉濡润的养胃阴法与缪氏润解法在治法用药上非常相似,而与东垣温补升发之治法截然不同,由此认为叶氏润胃阴法胎息于缪氏的润脾法亦入情入理。

三、疗吐血皆主"行""补""降"

缪氏在吐血证治上提出了著名的"治血三要法",即"行血、补肝、降气",他反对见血即止的做法。他认为出血乃血不行经所致,因此治疗需因势利导,这样就可达到虽不止而血自止的目的。他反对吐血用伐肝之品,认为肝藏血,至于肝虚不能藏血而致出血的,缪氏认为当顺其性而治之,肝气平而疏达,则血可自宁,不可滥用伐肝之品。对用寒凉之品降火以止血,缪氏亦不赞成,他认为寒凉必伤中,又由于气有余便是火,故只有治气以降火,才能使气调火平,血得循经,又不至于伤及中宫。因此对于阴虚内热之吐血,他主张"宜行不宜止,宜补不宜伐,宜降气不宜降火",用药主张甘寒,以图既能滋养阴血,又能扶持脾土,使阴血渐生、虚火自降。如他治赵冠山子之吐血,即以加味地黄丸加降气、补肝、行血的煎方使之立起,方用苏子、枇杷叶、桑白皮、地黄、广陈皮、白芍药、甘草、茅根、麦冬、番降香、贝母、牛膝、鳖甲、天冬。

缪氏这种因势利导治血法,实有大禹疏浚治水,不止自止之妙,故深得叶桂赞赏,为其所用。在《临证指南医案·吐血》中,叶氏治吐血多采用缪氏治血三法。如有一案记载:"努力咳血,胸背悉痛,当用仲淳法,苏子、降香汁、炒丹皮、苡仁、冬瓜仁、炒桃仁、牛膝、川贝母。"又翁姓案:"脉络失和,络中气逆血上,宗仲淳气为血帅,苏子、苡仁、茯苓、山楂、桑叶、丹皮、降香末、老韭白。"金案:"饥饱劳力,气逆血瘀,胸痛频吐。此液耗阳升,上逆不已,血无止期,先宜降气通调,莫与腻塞。苏子、降香、桃仁、丹参、韭白汁、山栀、茯苓。"陈案:"吐血八日,脘闷胁痛,肢冷、络伤气窒,先与降气和血,苏子、郁金、杏仁、茯苓、桃仁、降香。"类似此等套用缪氏止血三要法之案例在叶案中不胜枚举,其中不仅在治法上,即使在选药方面也非常近似,可见叶氏治血受缪氏影响之深。

四、中风"内虚暗风"说与"阳化内风"说

缪氏论中风分真假内外，尤对"内虚暗风"大有发明，他认为"大江以南……绝无刚猛之风，而多湿热之气，南方之人质多柔脆，往往多热多痰，真阴既亏，内热弥甚，煎熬津液凝结为痰，壅塞气道，不得通利，热极生风，亦致猝然僵仆类中风证"，缪氏谓此即"内虚暗风"，并认为"内虚暗风确系阴阳两虚，而阴虚者为多"。因此治疗就宜与外来风邪相别，法当以清热、顺气、开痰，救其标；次当治本，阴虚则益血，阳虚则补气，气血两虚则气血兼补。同时还指出"治痰先清火，清火先养阴"。例如治丁长孺口角歪斜，右目及右耳根俱痛，右颊浮肿时曰：此内热生风及痰也，治痰先清火，清火先养阴，最忌燥剂。真苏子、广橘红、瓜蒌仁、贝母、天冬、麦冬、白芍、甘草、鲜沙参、明天麻、甘菊花、连翘、竹沥、童便各一杯，他认为半身不遂若在左者属血虚，在辨证同时宜加当归身、熟地、杜仲等。从上可见，缪氏论类中确多重阴虚，他对类中病机的阐述为后世治类中树立了典范，叶桂《临证指南医案》中风门及肝风多宗此意，且进一步发展为"内风乃身中阳气之变动"的"阳化内风"说。叶桂认为引起身中阳气变动的病因病机，可以是由于肾液少，水不涵木，虚风内动；或由于平昔怒劳忧思，五志气火交并于上，肝胆内风鼓动盘旋，上盛而下虚；或由于肝血肾液两枯，阳扰内旋；或由于中阳不足，阳明络脉空虚而内风暗动。如《临证指南医案》的钱姓案记载："偏枯在左，血虚不荣筋骨，内风袭络，脉左缓大（肝肾虚内风动），制首乌、枸杞子、归身、淮牛膝、明天麻、三角胡麻、黄甘菊、川石斛、小黑豆皮。"

从上可见，无论是缪氏所论的内虚，还是叶氏所说的阳气变动，都认为中风乃是由于真阴亏乏，阳热生风，同时他们也都不排除阳虚生风的一面。缪氏有"阳虚则补气"之说，叶氏则有中阳不足、内风暗动之论，在治疗上也可发现叶氏医案中有许多治法与缪氏类同。如缪氏有"治痰先清火，清火先养阴"之言，而叶案中有治夏热中风以生津益阴为先之例。如中风门有一案记载："又，操持经营，神耗精损，遂令阴不上朝，内风动跃，为痱中之象，治痰攻劫，温补阴愈损伤，枯槁日甚，幸以育阴熄风小安。今夏热益加发泄，真气更虚，日饵生津益气汤愈，大暑不加变动，再商调理。固本丸去熟地加北味、天冬、

生地、人参、麦冬、五味。"

再则缪氏认为阳虚宜补气,叶案中风门中周案证属阳虚卫疏,用的就是阳虚补气法。"周,大寒土旺节候,中年劳倦,阳气不藏,内风动越令人麻痹,肉腘心悸,汗泄烦躁。乃里虚欲暴中之象,仅用封固护阳为主,无暇论及痰饮他歧,人参、黄芪、附子、熟术。"此案论治叶氏即以参芪补气为君,达到护阳之目的。

综上所述,可见在外感热病、脾胃病证以及血证与中风的阐述与论治方面,缪希雍学术观点对叶桂深有影响,可以说叶桂在学术上的许多观点是继承了缪氏,并有新的发展。因此在研究缪氏与叶氏学术思想时,有必要将其加以对照,以便更清晰地把握二者学术思想的发展脉络,从而对于二家在中医学术发展史上的地位给予正确的评价。

(《甘肃中医学院学报》,1988 年第 4 期)

 # 缪希雍与唐容川治疗急症吐血思想探析

成都中医药大学　　王　新

缪希雍为明代著名医家,提出了"吐血三要诀"。唐容川为清代著名医家,提出了"止、消、宁、补"的治血大法,其中前三法与急性吐血密切相关。兹就这两位医家治疗急症吐血的特点分析如下。

一、缪仲醇：行血、补肝、降气

缪仲醇倡导的治疗吐血三原则第一条"宜行血,不宜止血",因"血不行经络者,气逆上壅也。行血则血循经络,不止自止……"气为血帅,血为气母,行气即行血,血行则气机通畅,用降香、苏子、韭菜及四物类"行血"则血脉通畅,气机调顺而血止。"止血"则血凝而不行,脉道不通,气血郁结化火生热,脾主统血，败血伤脾运化不行则恶食。这与丹溪"挟痰若用血药，则泥而不行，只治火则止，吐血火病也"在治病机制上有异曲同工之妙，清火则血行脉道不外溢，都是针对出血的病因进行治疗。第二条"宜补肝，不宜伐肝"，此处"补肝"意在调整肝脾的功能，"肝为将军之官，主藏血。吐血者，肝失其职也。养肝则肝气平而血有所归……"肝体阴而用阳，"阳"即指肝脏功能也，"阴"指肝之本源也，即所藏之阴血也，阴虚而阳亢，气为阳，故肝阳、肝气上逆，血随气行而成吐血，故仲醇专以白芍药、炙甘草制肝，白芍药味酸入肝，炙甘草味甘入脾，酸甘化阴则肝阳得制，另用薏苡仁、怀山药健脾养阴。"补血需用酸枣仁"（《灵兰要览·呕血》），肝血养，肝阳制，脾阴足，则肝木不能乘脾土，肝藏血、脾统血之功能正常，则吐血可止。"伐肝"此处意指清肝降逆之意，肝气郁结化火上攻，惯用苦寒药芩、连、栀子直折其火，但苦寒伤阴更助虚火。或用柴胡疏肝解郁，但柴胡性升阳动火，宜慎用，用"白芍药补虚而生新血"（《珍珠囊补遗药性赋》），用清火药也只用益阴清热药，这即是"宜补肝，不宜伐肝"之意。第三条，"宜降气，不宜降火"，因"气有余即是火，气降即火降，火降则气不升，血随气行，无溢出上窍之患矣"。其一，气机不利，郁结化火，火性炎上，气宜降不宜升，故降气即是降火，药用韭菜、番降香、真苏子降上逆之气；其二，火邪化燥伤阴，易成阴虚火旺之症，故仲醇用青蒿、鳖甲、银柴胡、牡丹皮、地骨皮补阴清热，避免专用寒凉之味伤阴；其三，降火必用寒凉药，过用则伤胃气。脾胃相表里，胃气伤则脾阳虚不能统血，血愈不能归经，故治疗上应以滋阴降气为主，肺热明显者加枇杷叶、麦冬、薄荷叶、橘红、贝母清肺，寓清金平木之意；心阴虚明显者用炒酸枣仁、白茯神养心；肾阴虚明显者用山茱萸肉、枸杞子补肾；若寒凉伤阳者佐以炮姜炭温阳摄血，并起反佐的作用。

二、唐容川：止血、消瘀、宁血

1. 止血独取阳明，分清寒热虚实；审因治之，妙用大黄　阳明为多气多血之经，阳明之气，下行为顺，所以逆上者，以其气实故也，故必亟压其实，釜底抽薪，然后能降气止逆。因阳明经包括足阳明胃经与手阳明大肠经，故胃与大肠同治，方用仲景泻心汤，黄连、黄芩即泻胃中邪气，又泻心火，血生于心，火主于心，泻心火即止血也；大黄一味，泻胃与大肠之气，既降气，又降血，切合阳明经多气多血的特点。另有葛可久十灰散,治疗轻症亦可得效,其妙全在大黄降气即以降血的功用。亦有属虚属寒者,可用姜、附以摄之。对于引起出血的各种病因,宜分别治之,在此基础上加用对症药物。唐容川在止血上继承了缪仲醇的两个原则:①"宜行血,不宜止血",血脉得寒则凝,得温则行,故用姜、艾温行血脉以止血。②"宜降气,不宜降火",妙用大黄,既是气药,又是血药,止血而不留瘀,突出了降气在止血中的作用,明确了大黄在急性血证治疗中的地位。近代张锡纯所著《医学衷中参西录》中即用大黄配引火归原的肉桂、降逆下气的代赭石组成秘红丹,治疗吐血、咯血之证。

2. 消瘀宜审察虚实,分清部位用药 "血即止后,其经脉中已动之血有不能复还故道者,上则着于背脊胸膈之间……且经隧之中,即有瘀血踞位,则新血不能安行无恙,终必妄走而吐溢矣。"故血止之后,即宜消瘀血以通经脉之道。失血后气血已虚损者,应补血扶正以祛瘀,方用圣愈汤气血双补,加桃仁、牡丹皮、枳壳、香附、云苓、甘草行气活血健脾,使补而不滞,补泻兼行,瘀既去而正不伤,脾运健则统血行于经脉。血止后瘀阻而正气未伤,用花蕊石散化血从小便去,或用醋黄散(醋炒大黄、三七、郁金、降香、牛膝)下血从大便去。其次根据血瘀部位不同,上焦者用血府逐瘀汤或人参泻肺汤加三七、郁金、荆芥;血瘀中焦,带脉在脾之部分,从脾治之,宜用甲乙化土汤,即仲醇制肝之法,炙甘草温补脾土,白芍制肝,取抑木补土之意,另可参仲醇补脾阴用山药、薏苡仁之法,再加桃仁、当归、姜黄治之;血在下焦者,宜归芎失笑散,偏于热者,用仲景抵当汤、桃仁承气汤,偏于寒者用生化汤及牛膝散。无论上、中、下三焦,凡是大便闭结者,皆用大黄荡涤祛瘀,导之从大便去。若瘀血流注,四肢疼痛肿胀者,用小调经汤通达内外上下。若荣卫不和者,用小柴胡汤调之,而且无论血证各期,有荣卫不和之症皆可用之,因此方制方之旨为"上焦得通,津液得下,胃气因和……"(《血证论》卷七)小柴胡汤方解云:乃从胃中清达肝胆之气者也。胃为生血之主,治胃中是治血海之上源。血为肝之所司,肝气既得清达,则血分之郁自解。

3. 治冲宁气即宁血,重在调肝肾 "吐既止,瘀既清……其血复潮动而吐者,乃血不安其经常故也,必用宁之之法,使血得安乃愈。"吐血之病机关键是气逆而血升,故宁气即是宁血,方用麦门冬汤清火降气生津液,重用麦冬清火生津,据现代经验可用 30~60 g,法半夏降气止逆,从胃中降冲气下行,使火不上干。冲脉起胞中，通肝肾，丽于阳明，所以冲脉旺可用知母滋肾，枳壳、白芍平肝，煅石膏清降阳明之气；利阳明之水者，用栀、芩、木通、蒌仁、牛膝以分消之。冲为气街，肾藏人身之元阴元阳之气，若肾中阴气虚而冲阳上攻者，用四磨汤加熟地、枣皮、山药、五味子、枸杞滋阴潜阳。津液之水，生于肾，藏于胞，布于肺，肾阳不足，气化不利，凝痰成饮，引动冲逆，用苓桂苏子汤化痰降气。肝之相火旺，热入血室，用小柴胡汤清之。若相火不降，雷龙之火上腾，方用二加龙骨汤温下清上，龙骨重镇潜阳、纳火归元，牡蛎咸寒滋木、养肝胆以敛火，也可肾气丸、麦味地黄丸安肾气以安冲气，寓抑水平木之意，冲安而血自宁。

三、心　得

血证之治，在于辨证论治，针对病机，而非纯以止血之剂或执之定法，缪希雍与唐容川堪称其中典范。仲醇在治疗急症吐血症时，纠正了当时的两个时弊：一则专用寒凉之味，如芩、连、栀子等以伤脾，四物以碍脾；一则滥用人参，使肺热愈炽，咳嗽愈甚。提倡甘寒养阴为大法，佐以行血、补肝、降气之法，对于血瘀、肝虚、气逆等致病原因有了相应的阐述与治法方药，为清代唐荣川提出"止、消、宁、补"四法铺好了基础。对于肝郁化火或者阴虚火旺之吐血症有较好的疗效。唐容川在治疗急症吐血时确定了几个步骤，急则治其标，缓则治其本，治疗原则紧扣寒热虚实，以气血为纲，重视五脏在发病中的作用，攻补兼施；用药上止血、消瘀皆用大黄，运用五脏生克的关系调整气血运行；对于阳明热盛之出血、血止后防止复发都有指导意义。综上，分析明代以来两位著名医家治疗吐血急症的经验和特色，探讨了血证病机、治疗的发展脉络，对于现今治疗呼吸、消化、五官等科的各种急性出血都有借鉴意义。

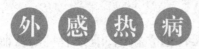

外感热病

论《先醒斋医学广笔记》
对温病学发展的影响

广州中医药大学　　刘臻华

　　《先醒斋医学广笔记》原名《先醒斋笔记》，为缪希雍门人丁元荐搜集其师常用之方及其他治验而成，是一部笔记体裁的医学著作，后经缪氏补充，增益群方，兼采众药，并补入伤寒、温病、时疫治法要旨等内容，易名《先醒斋医学广笔记》（以下简称《广笔记》）。内容丰富，切合临床，问世之后对医林产生很大影响。缪氏熟谙伤寒，临证丰富，记载翔实。书中很多关于热病、瘟疫、痧疹理法方药的提出，都先于诸多著名温病学家，其辨治伤寒，甚或一些治疗杂病的方法，亦对后世温病学的发展产生了深远的影响，兹掇其要，探讨如后。

一、深谙伤寒，独重阳明和白虎

　　缪氏对伤寒方深入明晰，常活用其方辨治温病。临证既宗仲景又能创立新论，缪氏曰："熟读仲景书，即秘法也。"选药精当，其理论亦多来自伤寒，如热病有呕则不用甘草，而"术（白术）性温而燥，善闭气"，腹胀腹痛则去之不用。另外他提出"伤寒温疫，三阳证中往往多带阳明者"，从病位阐发强调治疗应当以清润为原则，以清其邪热，护其津液为首要，常用白虎汤、白虎加人参汤、竹叶石膏汤加减治疗疑难重病，实为温病学理论的思想源泉。清康熙时顾松园《医镜·辨治温热病宜用白虎汤》也曾绍述了缪希雍的这一论点，说："伤寒时疫诸病，兼阳明症者独多，故一见潮热、自汗、喜凉恶热、烦躁，饮食、舌苔、呓语、发厥、斑狂、脉洪大者，急宜白虎汤加竹叶、麦冬解热生津止渴。"《广笔记》中也有医案记载："翁文学具茨，感冒壮热，舌生黑苔，烦渴，势甚剧。群医束手，仲淳以大剂白虎汤，一剂立苏。"

二、创立新论，证分卫气与营血

1. 感邪与发病 一般多认为"邪从口鼻而入"的理论创自吴又可，实则以缪氏为先，其在《广笔记》中云："伤寒、温疫，三阳证中往往多带阳明者，以手阳明经属大肠，与肺为表里；足阳明经属胃，与脾为表里，同开窍于口，凡邪气之入，必从口鼻，故兼阳明证者独多。"具体分析外感热病邪侵入途径，提出了从口鼻而入，而以阳明受邪独多的观点，打破了几千年来邪从皮毛而入的藩篱。另外，缪氏提出了"瘟疫者，非时不正伤寒之谓也"，其所谓"不正伤寒"即发于春夏的外感疾病，丰富了温病病因学及发病学的内容，由此他也对温病的预防强调了"必先岁气，勿伐天和"而需"春夏养阳，秋冬养阴"。

2. 辨证与分治 《广笔记》中记载了各科常见病的心得体会、临床验案和所用效方，其创制的不少新方为后世所熟知。缪氏虽未明确提出卫气营血证候的概念，但其创立的方剂已将分证论治的理念突显，如竹叶柳蒡汤，分析其组成中薄荷、牛蒡子、竹叶、桎柳等药物正体现了辛凉与辛温并用、疏风散热与清热解毒并举，同温病卫分证代表方银翘散有异曲同工之妙，而后世温病学家在此基础上仅强调桎柳发汗力量过猛而弃之不用，改用荆芥和淡豆豉。

清泄邪热为温病气分证的主要治法。缪氏推崇白虎，其中石膏辛寒清泄里热，知母苦润清热生津，甘草、粳米护胃，防胃津进一步损伤，另外胃为水谷之海，养胃生津。全方既清泄里热，又保护津液，为辛凉重剂，药少力专，作用强大、峻猛。吴鞠通也说："白虎慓悍，邪重非其力不能举，用之得当，有立竿见影之妙。"最值得一提的是缪氏明确提出了治疗暑病"白虎汤是基本方"，而因汗、下、虚甚则"加人参"，后期应使用"生脉散合益元散"，其辨治思路为清代温病学家提出"夏暑发自阳明"和暑温病病程中需配合益气养阴、后期益气敛阴提供了理论及实践的来源。

缪氏所立治吐血之法中倡"宜行血，不宜止血"，认为出血时导致的瘀血既是病理产物，又是致病因素。《素问·调经论》中说："五藏之道，皆出于经隧，以行血气。血气不和，百病乃变化而生。"瘀血阻塞于脉络，可以使血不得归经，泛溢于外，所以出血是瘀血致病的常见结果；出血与瘀血往往又互为因果,如出血不止,血流溢外则为败血。如见血止血,则易导致瘀血,而凝其脉络。后世温病学家论治温病营血分时,正是强调活血散瘀必须与清营凉血同用,才能做到安血止血的同时不留瘀滞。

3. 调养与传变 在热病恢复期,缪氏十分重视气阴的调养,常用人参、麦冬、甘蔗汁、白芍、五味子等。而关于热病的传变则提出"邪在三阳,法宜速逐,迟则胃烂发斑,或入于里,则属三阴,邪热炽者,令阴水枯竭,于法不治矣"。如果热病误治,"妄投汗、下之药,以致虚人元气"使得"变证丛生"。

三、列举寒药,道明炮制及应用

《广笔记》全书约四分之一篇幅论述了药物炮制方法和应用,作者选择了400余种常用中药,删繁举要,补阙拾遗,深刻揭示了炮制对中药药性及临床疗效的重要作用,对中药炮制学的发展也做出了重要贡献。其中不乏寒凉药物的具体炮制方法及使用注意事项。如牡丹皮注明"去骨";犀角、羚羊角等用镑刀镑成薄片或碎屑,或以锉刀挫成粉末,便于制剂或服用;冰片则"形似白松脂,作杉木气,明净者善,合糯米炭、相思子贮之则不耗"。缪氏清热喜用童便,认为其可清泄阳明、滋阴降火、止血消瘀,为治血证要药。他又将其作为炮制液体辅料,用于改变药性,增强药物清热的效果或减少药物副作用。而"黄连,治肝胆之实火,则以猪胆汁浸炒;治肝胆之虚火,则以醋浸炒;治上焦之火,则以酒炒;治中焦之火,则以姜汁炒;治下焦之火,则以盐水或朴硝炒",体现缪氏用药慎重精细,以及三焦分治的观念。

尽管缪氏对温病的认识还存在着许多不足,如未明确提及温病卫气营血及三焦传变规律,甚至尚未涉及营分证治,对暑病发病机制的认识亦仍未完全脱离《内经》"冬伤于寒,至夏变为暑病"的伏气观,但他确是一位极富创新精神的医家,在灵活运用《伤寒论》理法方药的同时而反对泥古崇经,也大胆地批评当时的俗医"不明五运六气之所以","拘泥定方,而误于方册所载,依而用之,动辄成过"。他在《广笔记》中所论诸多内容都对明清时代温疫、温病学各方面的发展成熟影响深远,值得我们进一步地研究和发掘。

医学思想研究

缪希雍、喻昌、吴有性论邪从口鼻而入

河南中医学院　　袁惠芳　李成文

对外邪感受途径的认识，古人往往是通过其发病初起的症状特点而推断出来的，并不一定反映了病邪入侵人体的真正途径。感受温邪的途径，主要有两种说法，一是邪从皮毛而入。如《内经》中说："风雨寒暑循毫毛而入腠理。"《素问·生气通天论》说："冬伤于寒，春必病温。"《灵枢·百病始生》说："虚邪之中人也，始于皮肤，皮肤缓则腠理开，开则邪从皮毛入。"明、清前许多医家持此说。二是多由口鼻而入。至清以后，随着对伤寒、温病等疾病认识的深入，缪希雍在《先醒斋医学广笔记》中首先提出"凡邪气之入必从口鼻"，打破了几千年来邪从皮毛而入的藩篱。吴有性提出："伤寒之邪，多从毛窍而入；瘟疫之邪，多从口鼻而入。"首次指出"瘟疫之为病，非风、非寒、非暑、非湿，乃天地间别有一种异气所感"。喻昌认为"邪从口鼻而入"应分为清浊两种。现将三位医家观点论述如下。

一、缪希雍——邪入多犯阳明

缪希雍，江苏常熟人，寓居浙江长兴，后迁居江苏金坛，多居江南地区，临床外感病以阳明高热为多见。缪希雍经过长期的临床观察与分析研究，认为"伤寒瘟疫三阳症中往往多带阳明者"，外感热病是"关乎死生之大病"。对于伤寒病的侵犯途径，缪希雍不从皮毛侵入论述，而提出其与瘟疫之邪均从口鼻而入，认为口鼻为肺胃之门户。"手阳明经属大肠，与肺为表里，同开窍于鼻；足阳明经属胃，与脾为表里，同开窍于口"，"凡邪气之入必从口鼻。"正因为其认为邪从口鼻而入，故他认为伤寒之病及瘟疫之病以阳明证为多见。而阳明之经又不同于其他之经，"阳明多气多血，津液所聚而荫养百脉，故阳明以津液为本"。缪希雍主张在治疗上应当以清润为原则，清其邪热，护其津液为首要。对于太阳病的治疗，缪希雍主张用羌活汤，用羌活祛风散寒除湿为君，以适江南之域多有湿热之患。至于羌活汤中加用葛根，是因缪希雍认为伤寒瘟疫阳明病证多见，故治太阳病时要顾及阳明。治阳明重视经证，并提出治阳明宜急解其表,化裁白虎汤为竹叶石膏汤。缪希雍重视阳明、善用清法、顾护津液的见解,对温病学的形成有深远影响。

二、吴有性——寒温传入不同

吴有性,明代吴县(今江苏苏州)人,居洞庭东山。当时瘟疫流行,山东、浙江、河南、河北等地尤甚,一般医生墨守成规,造成无数瘟疫患者被失治、误治而丧命。吴有性根据长期的临床观察和实践经验,提出了新的病原观点——杂气论。对瘟疫之病因病理、症状、发病规律、病理变化与治法方药进行了大量的医疗实践和观察研究,指出"瘟疫之为病,非风、非寒、非暑、非湿,乃天地间别有一种异气所感"。异气又名杂气,其中致病尤甚者又称"疠气"或"戾气""疫气"。吴有性对杂气的致病特点、性质,瘟疫病的传染途径、流行过程等都有独到的论述。他对伤寒、瘟疫作了明确的鉴别,还认为杂气通过口鼻侵犯体内。《温疫论·辨明伤寒时疫》指出:"伤于寒者,感四时之气,必有感冒之因,或单衣风露,或冒雨入水;感疫气者,感天行疫疠之气,无感冒之因;伤寒之邪,多从毛窍而入;瘟疫之邪,多从口鼻而入;伤寒感邪,自表入里,以经传经,瘟疫之邪在内,邪伏膜原,表里分传;伤寒不传染于人,感而即发,瘟疫能传染于人,感而后发。"在治疗上,伤寒初起以解表为主,一汗而解,先汗后下;瘟疫初起以疏利为主,先下后汗。吴有性还提出瘟疫病的传变以及临床表现,因感邪有轻重,个体有差异,故有表里先后之不同,归纳为"其传有九",吴有性对传染病的治疗提出了"客邪贵乎早逐"的基本原则,主张"急证急攻""勿拘于下不厌迟"之说,明确指出攻下法"本为逐邪而设,非专为结粪而设",告诫医者"注意逐邪,勿拘结粪","凡下不以数计,有是证则投是药"。这种有邪必逐、除寇务尽的观点,是符合急性传染病的治疗原则的。在用药方面:如邪在募原,宜达原饮疏利祛邪;外传于经,用白虎汤解肌透表;内结胃腑,予承气辈逐邪拔毒;疫后调理,以清燥养营汤滋阴养血。

三、喻昌——分清浊二种而入

喻嘉言所处的年代,战争、灾祸连年不断,温热病、疫病流行,因此不但将

《伤寒论》的研究发展到了高峰，而且温病学说也逐步酝酿成熟，将脱颖而出。喻嘉言对温病的看法，对后世温病学的形成有很大影响。其论受邪的途径同吴有性的观点相似，认为是从口鼻而入，不过其将疫邪分为清、浊二种，分别从口鼻进入。《尚论篇·详论温疫以破大惑》："人之鼻气通于天，故阳中雾露之邪者为清邪，从鼻息而上入于阳。""人之口气通于地，故阴中水土之邪者为饮食浊味，从口舌而下入于阴。"喻嘉言认为"瘟疫之邪则直行中道，流布于三焦"，在温病治疗上，认为"治法，未病前预饮芳香正气药，则邪不能入，此为上也"，"邪既入，急以逐秽为第一义"。其认为瘟疫之邪从口鼻而入，直行中道，流于三焦，论述温病的治疗方法应按三焦论治，"上焦如雾，升而逐之，兼以解毒；中焦如沤，疏而逐之，兼以解毒；下焦如渎，决而远之，兼以解毒"。此论述为三焦论治的开始。

四、三者观点对后世的影响

缪希雍"邪从口鼻而入"的观点对后世叶桂产生了很大的影响。缪希雍在"营卫论"中，则谈到了卫气营血的深浅问题。他认为营卫二气，"深浅不同也"，"邪入之浅，气流而不行，所以卫先病也，即邪入渐深，而血壅不濡，其营乃病，则营病在卫病后矣"。这个问题的提出，无疑对后世温病学派卫气营血的辨证产生了重要的影响。叶桂宗缪希雍的观点，认为温病由上焦开始，并因此创立了温病的卫气营血辨证，这也是吴鞠通创立三焦辨证以诊治湿热的根源之一。有人认为吴有性为第一个提出邪从口鼻而入观点的人，但从年代来看，缪希雍要比吴有性早很多年，因此此种说法值得商榷。吴有性明确了伤寒、温病邪侵途径的不同，辨瘟疫非为伤寒，促进了后世对温病学的研究，温病学派应运而生。喻昌的"由口鼻而入，直行中道，流布三焦"的观点，标志着按三焦分治的开始。

另外对三者邪从口鼻而入的观点，要以辨证的观点来看，不同的温邪各有不同的主要病变部位，如风热病邪侵犯的部位主要在肺，暑热病邪侵犯的主要病位在足阳明胃，湿热病邪则多犯足太阴脾等。如风温、秋燥、烂喉痧等从呼吸道而入，由于鼻气通于肺，所以从呼吸道入侵的温邪，初起病变多在上焦手太阴肺。如叶桂明确指出："大凡吸入之邪，首先犯肺。"湿温、霍乱等湿热性质温病多从口入侵,口气通于胃,温邪通过饮食从口腔而入,可直犯脾胃及肠道。古代医家早就提出了病邪经口而入,多系饮食不洁所致。邪从皮毛而入是中医学对外邪入侵途径的最早认识。与某些具有传染性的温病患者直接接触,病邪可从皮毛而入,染易其人。如鼠蚤吸取病鼠血液后,当其另附人体吸血时,即通过叮咬而接种于人,令人染疫;雌性按蚊叮咬人体皮肤时,可将体内的疟邪传入人体而发生疟疾;接触疫水而感邪发病,也属于接触相染之例。因此,关于以上三位医家对于侵邪途径的看法,我们要辨证分析使之更能有效地指导临床实践。三位医家在临床实践中,勇于探索、大胆创新的精神,对推动医学发展,也起到了巨大的作用。

(《辽宁中医药大学学报》,2007 年第 9 卷第 4 期)

缪仲淳对伤寒学说的贡献

常熟市中医院　　褚玄仁　黄永昌

　　明代著名医药家缪仲淳,系常熟人。他所撰的《神农本草经疏》和《先醒斋医学广笔记》中的伤寒专论部分(两书所载内容基本相同),既吸取了仲景《伤寒论》的宝贵经验,又进行了精心化裁和大胆补充。其辨证立法多"独开门户",颇具创见,施治又"不尽用方书所载",自成一家之言。

　　缪氏认为,"伤寒"是多种感染性疾病的统称,发于冬则为正"伤寒",发于春则为"温病""热病",属于"非时不正伤寒之谓"。他强调寒温本是一气,统属"外感"。外感之病,不论三阴三阳,热证多而寒证少。他说:"伤寒、温疫三阳证中,往往多带阳明者,以手阳明经属大肠,与肺为表里,同开窍于鼻;足阳明经属胃,与脾为表里,同开窍于口。凡邪气之入,必从口鼻,故兼阳明证者独多。"因热邪易耗气伤津,故他又说"法宜速逐",迟则可致"胃烂发斑",出现伤阴动血之证;再进则传入"三阴,邪热炽者,令阴水枯竭",可出现液涸津枯的病理变化。如其治章衡阳铨部患阳明热病,头痛壮热,渴甚且呕,鼻燥,脉

医学思想研究

洪大，用大剂白虎汤加麦冬、竹叶，次日即愈。他指出："所以呕甚而不用半夏，阳明热邪炽盛，劫其津液故渴，半夏辛苦温而燥有毒，定非所宜。"我们从《伤寒论》太阳篇中包括中风、伤寒、风温等病及痉病、湿病、中暍等证，仲景均冠有"太阳病"的名称，可以看出《伤寒论》一书本属寒温同论，初起（即在太阳经中）就包括了热证，即使是《伤寒论》太阴、少阴、厥阴篇中，亦有热证、实证，并非全属虚寒证。可知缪氏所谓"三阳证中往往多带阳明"及"病入三阴可致阴水枯竭"的论点，不悖《经》旨，而恰恰是有力地阐明了六经奥义，弹出了仲景弦外之音。他基于以上的认识及实践经验，精心独创地进行了一次伤寒学术上的突破，从旧本纷繁杂乱的条文中，加以整理综合，撷其精华，参以己见，对六经辨证作了一些变革，写成了"三阳治法总要"和"三阴治法总要"二篇专论，具体地把上述看法融合于六经辨证之中。如："太阳病，其证发热恶寒，恶风头痛，项强腰脊强，遍身骨痛，脉浮洪而不数……若外证头疼遍身骨疼不解，或带口渴鼻干，目疼不得卧，即系太阳阳明证。"说明外感病初起，除一般的风寒证外，若兼口渴等候，则属温热表证，他称之为太阳阳明证。再如他认为："三阴病其证有二，一者病发于三阳，不时解表，以致邪传于里，虽云阴分，病属于热……若从无阳邪表证，从不头疼发热，寒邪直中阴经，此必本元素虚之人，或极北高寒之地，始有是证。"指出传经之邪多属热证，单纯的阴寒证为少见。于此可以看出，缪氏对六经辨证，与死扣章句、墨守成规者不同，重点着眼于临床运用。

缪氏有关六经皆有寒热而热多寒少之说，是符合辨证精神和临床实际情况的。他这些学术观点，显然是受刘河间"六经传受，皆是热证"的影响，但比刘氏的认识要全面，这对认识伤寒本质及运用六经辨别伤寒是有益的。

有人问缪氏治伤寒有何秘法？他说："熟读仲景书，即秘法也。"但要读而能化，熟能生巧，若死背教条，生搬硬套，也无济于事。故他在论伤寒时首先写了"伤寒古今不同，因之六经治法宜异"一文，认为从汉代到明代，已"千年有余，风物饶矣，况在荆、扬、交、广、梁、益之地，与北土全别，故其药则有时而可改，非违仲景也，实师其意，变而通之，以从时也，如是则法不终穷矣"，也就是说，读仲景之书，要求其辨证立法之意，着重学他的辨证论治原则，因人因时因地制宜，而不能"执板方以临之"。因此，缪氏对外感之治，"不尽用方书所载"，而是师仲景之意"变而通之"，故能"投之辄效，百不爽一"。

学用古方,贵在识证变通。如他对太阳病之治,除冬月即病之中风证仍用桂枝汤外,另自订有轻清解表之意的羌活汤(羌活、前胡、葛根、甘草、生姜、大枣、杏仁),为温病初起时的治疗开辟了新的法门。对热重的太阳阳明证,则在此汤中加入石膏、知母、麦冬,清热滋阴解表。这说明缪氏既重前人经验,又能发展创新。对阳明之治,腑证亦用承气汤,但经证却取白虎汤加以化裁而为竹叶石膏汤(竹叶、石膏、知母、麦冬),以清热透邪护津,成为温热学派的常用方剂,如吴鞠通的减味竹叶石膏汤,即仿此而制。阳明呕吐,《伤寒论》仅出吴茱萸汤一方,他认为是治"阳明虚寒"呕吐的,不宜于阳明热证,因而他补出了养阴清热降胃的竹茹汤(竹茹、麦冬、枇杷叶、芦根),为后世养胃阴法开了先导。

阳明发狂,《伤寒论》未出方药。他认为属实热者,应予承气汤下之,如大便不结者,大剂白虎汤加大青叶治疗,方药精当可取。阳明衄血、下血,《伤寒论》均有论无方,他提出用牡丹皮、蒲黄、白茅根、侧柏、生地、黄芩、童便之类,清热凉血、活血化瘀为治。缪氏治血证有独到经验。他的"治血三法"早已脍炙人口。由此可见,缪氏不仅善治内伤血证,而且对外感血证亦别具心得,洵属可师可法。承上启下,灵活变通,不断发展伤寒方,大大地丰富了温热病治疗内容,这是缪氏在中医药学上又一功绩。

缪氏对伤寒之治,不仅补了仲景《伤寒论》偏于祛寒、救阳的不足,还对虚寒病证的治疗,对仲景的立法组方,也有所补充发挥。如太阴洞泄下利,《伤寒论》法用理中、四逆等,单纯虚寒固属相宜,但若兼中气下陷就不能解决问题。故缪氏又创用升阳法与理中、四逆等配合应用,使伤寒方更能切中具体病情。在理中法加入升麻、柴胡、葛根之类,"佐以升提"。如厥阴热痢便脓血,他不取白头翁汤而善用滞下如金丸(黄连四钱,研末,姜汁和水跌丸)随证加减,佐升麻、葛根等,收效较好。如其治"黄聚川年兄太夫人,年八十余,偶患痢,胸膈胀,绝粒数日,予以升麻、人参、黄连、莲肉方授之,参至一两。诸子骇甚,再问予,予曰:迟则不救矣,一剂啜粥,再剂腹中响,一泄痢即止,今年九十余,尚健也。"缪氏弥补了仲景治太阴只温补不升阳,治热利只清热不升清的局面,突破了宋以前墨守成规之风,吸取了金元诸家之长,但又避免了他们一些"矫枉过正"之偏,为辨证治疗伤寒提供了许多新方新药。

(《江苏中医杂志》,1984 年第 5 期)

王履与缪希雍外感热病学术特色辨析

安徽中医药大学　　李董男

元末到明末是中医外感热病学术发展的重要过渡期，很多学者立足于《伤寒论》，对外感热病包括伤寒、温病、瘟疫等进行辨析，指出伤寒与温病病因有别、证候殊异、治法不同。尤其是元末明初的王履和明代中后期的缪希雍两位医家，从《伤寒论》研究出发，对外感热病学术的发展，尤其是温病学术体系的形成有着重要的影响。笔者试对王履和缪希雍对外感热病的病因、病机、证候、治法、方药等方面的学术思想进行比较研究，进而探讨明代《伤寒论》研究对外感热病学术发展的影响，请诸方家指教。

一、王履外感热病学术观点

王履（约1332—1391）被吴鞠通称为"始能脱却伤寒，辨证温病"（《温病条辨·凡例》），其代表作为《医经溯洄集》，刊行于明代洪武元年（1368）。谢诵穆《温病论衡》认为在温病学发展史上，"最可注意者，为王安道、叶天士、陆九芝三人。温病学说之剧变，王安道启其端"。而时逸人《中医伤寒与温病》中也认为："后世谈温热病的，都以为始于河间，可是河间所论的，在伤寒中亦有热证……至安道才大张旗鼓，将温病另立门户。"

王履反对朱肱"每每以伤寒、温病混杂议论，竟无所别"，也反对刘守真"亦以温暑作伤寒立论"等。王履认为寒温之病机大异：伤寒是由表入里，温病是由里达外。后世如叶天士论春温，当直清里热，不与暴感门同法；柳宝诒论温病，谓邪是从少阴发出，当注透三阴，都受其学说影响。王履《伤寒温病热病说》篇提出："伤寒与温病、热病，其攻里之法，若果是以寒除热，固不必求异；其发表之法，断不可不异也。"后世金寿山认同这一观点，指出："伤寒与温病治法之异，主要在初起见表证时，至于化热之后，都应该凉解，出入就不大了。"

王履区分伤寒、温病，认为伤寒、温病的病因、病机、治法、方药皆有区别，提出了自己的学术见解。但吴鞠通认为"惜其论之未详，立法未备"，笔者试析如下。

其一，认为伤寒、温病、热病病因相同。王履认为伤寒、温病、热病"由三者皆起于感寒，或者统以伤寒称之"，其云："夫伤寒、温、暑，其类虽殊，其所受之原，则不殊也。由其原之不殊，故一以伤寒而为称，由其类之殊，故施治不得相混。"王履宗《内经》"冬伤于寒，春必病温"，"凡病伤寒而成温者，先夏至日为病温，后夏至日为病暑"之说，认为伤寒、温病、暑病是同一病原，将中风、中湿等都归于"冬伤于寒"，显得较为勉强。

其二，认为《伤寒论》中有温病治法等。王履奉《伤寒例》之说，认为"温暑及时行、寒疫、温疟、风温等，仲景必别有治法，今不见者，亡之也"。张仲景著作经后世整理，辗转传抄，与原貌必然有别，但不能认定原书一定包罗万有，已经详细地论述了温病、暑病、温疫等所有外感病的治法。

其三，对伤寒大法包括麻黄、桂枝等的运用方面，王履之论有失偏颇。王履在《张仲景伤寒立法考》《伤寒三阴病或寒或热辨》等文中反复强调伤寒大法是专为"即病之伤寒设，不兼为不即病之温暑设"，认为伤寒无伏邪，伤寒治法对温暑全不适用，批评韩祗和、朱肱、成无己、刘完素不明仲景原意。王氏说春夏暴中风寒之新病，"虽有恶风、恶寒表证，其桂枝、麻黄二汤终难轻用，勿泥于发表不远热之言"，同时"虽或者行桂枝、麻黄于春夏而效，乃是因其辛甘发散之力，偶中于万一，断不可视为常道而守之"。这些论点，先后被秦之桢、吴鞠通等所用，造成了较大影响，后世不少江南医家视麻、桂如虎，以为这类方只宜用于北方冬月之真伤寒。王履甚至说："夫仲景所叙三阴寒证，乃是冬时即病之伤寒，故有此证。今欲以仲景所叙三阴寒证，求对于春夏温暑之病。不亦悯乎！"这种观点失之偏颇，后世雷丰等医家对王履的观点进行了反思。

二、缪希雍外感热病学术特色

缪希雍（约 1546—1627），生活于明代中后期，他在外感热病学术上的特色主要有以下几点。

其一，外感热病感邪途径为"口鼻"。《先醒斋医学广笔记·春温夏热病大法》认为外感热病是关乎死生之大病，明确提出伤寒、温疫"凡邪气之入，必从口鼻"，直接指明邪入之途径，与明代医家万全观点类似。

其二，提出"三阳多兼阳明"之说。缪希雍认为口鼻为肺、胃门户，"手阳明经属大肠，与肺为表里，同开窍于鼻；足阳明经属胃，与脾为表里，同开窍于口"，"凡邪气之人，必从口鼻，故兼阳明证者独多"。同时，阳明之经多气血，以津液为本，其云："阳明多气多血，津液所聚而荫养百脉，故阳明以津液为本。"此外《三阳治法总要》篇指出："如病人自觉烦躁，喜就清凉，不喜就热，兼口渴，是即欲传入阳明也。"

其三，在治法上以清润为原则。缪希雍认为伤寒六经热病为多，耗液伤津，故"先防亡阴，继防亡阳"，治疗上以清润为原则，清其邪热、护其津液。如对于太阳病的治疗，缪希雍主张用羌活汤（羌活、前胡、甘草、葛根、生姜、枣、杏仁），重用羌活，避开麻黄、桂枝，又因阳明病证多见，故加入葛根。同时，缪希雍强调速逐热邪，其云："邪在三阳，法宜速逐，迟则胃烂发斑，或传入于里，则属三阴，邪热炽者，令阴水枯竭，于法不治矣。此治之后时之过也。"

其四，用药上常将大剂石膏与麦冬、知母等合用。缪氏喜用石膏治温，谓此药"辛能解肌，甘能缓热，大寒而兼辛甘则能除大热"（《神农本草经疏》卷四），以生用打碎入煎，剂量较大，如于润父夫人案中甚至一日内用十五两五钱之多。缪氏还善用甘寒之品养阴生津，如治史鹤亭瘟疫案，缪希雍则先投石膏、知母、麦冬、豆豉，热退之后大便不通，令日食甘蔗二三株，兼多饮麦门冬汤，以甘寒救阴之法得效。又如对阳明经证，用白虎汤化裁为竹叶石膏汤（竹叶、石膏、知母、麦冬），清热透邪护津，后世吴鞠通的减味竹叶石膏汤，即仿此而制。

其五，慎用汗下之法，不轻易施用温热及苦寒之品。缪氏指出"汗则津泄，下则液脱"，除确属适应证，不可轻投，尤其是下法。缪希雍对大黄提出十三种禁忌证，"以其损伤胃气故也"。缪氏治太阳病不用麻黄、桂枝之剂，治阳明病去除温燥劫阴的半夏，对三阴病施用温热药也很慎重，除确属"寒邪直中"或"极北高寒之地"温热药不能轻用。他在附子"简误"中指出："内、外、男、妇、小儿共七十余症，病属阴虚及诸火热，无关阳弱，亦非阴寒，法所均忌。"若应用于"伤寒，温病，热病，阳厥等证，靡不立毙"，"阳厥之病，若系伤寒温疫……此当下之病也"，对干姜虽亦强调使用禁忌。同时，缪希雍也较少使用苦寒药，避免苦燥伤阴，伤及胃气则津液不存。

其六，强调因地因人制宜。缪氏认为"若大江以南……天地之风气既殊，人之所禀亦异。其地绝无刚猛之风，而多湿热之气，质多柔脆，往往多热多痰"，江南地区地理多湿热，江南人的体质也相对较为柔弱，不宜用温热药物、峻猛药物。

三、二者外感热病学术比较

以元末明初的王履与明代中后期的缪希雍做比较，容易发现整个明代《伤寒论》研究的共同特点及其发展变化。笔者认为，他们的共同点有：

其一，学术根基深植于《伤寒论》中，以伤寒为外感热病包括温病、疫病的主要病因。如缪希雍仍然坚持"瘟疫者，非时不正伤寒之谓，发于春故谓瘟疫"之说。

其二，都认同温病与伤寒概念、病机、治法不同，应该独立诊治。明代现存三十余种《伤寒论》文献，除《伤寒论条辨》《张卿子伤寒论》等少数著作着力于《伤寒论》原文解析，大多数文献皆对温病内容有所补充。

其三，在治法上较多使用清热、滋阴法，都提出慎用麻黄、桂枝，对下法的认识不及后世温病学者。这点可能与王履、缪希雍都生活于南方地区有关，是他们对疾病性质、地理环境、患者体质等因素进行综合考量之后提出的。可以参考汪机《伤寒选录·温病分经用药》所云："此怫郁之热自内而发于外，故宜辛凉之剂而发散之。若时令和暖，不可用麻黄汤发之也。如天道尚寒必须少佐麻黄，亦可要在临时审察，不可执一说也。"

从发展变化上看，明代前期的医家受到南宋、金元医家的影响较大，虽然已经开始有意识地将温病从伤寒研究中独立出来，但对温病病因、病机、证候、治法的研究尚未深入，正如吴鞠通评价王履，"惜其论之未详，立法未备"。而到了明代后期，医家对外感热病诊疗的学术思路有了较大发展，温病、疫病等的研究已经能够独立于伤寒研究之外，尤其是缪希雍提倡外邪由口鼻而入、以津液为本、治以清润等观点，为后来者指明了研究方向，对温病及疫病学术发展极有价值。并且经过明代200余年的不断发展，温病和疫病的概念、因机、证治、方药已经有了较为完整的体系，为明代末期吴有性、袁班等医家最终做出学术突破，打下了坚实的基础。

四、结　语

　　张仲景《伤寒论》以广义伤寒病为研究对象，加上王叔和、孙思邈等晋唐医家和宋代韩祗和、庞安时、郭雍等医家的整理和补充，形成了对外感热病的整体研究。明代医家承袭了宋金元前辈的方法，除对《伤寒论》原文进行验证、注释、发挥外，更多的是在广义伤寒的范畴内，对《伤寒论》内容进行补充。整个明代的《伤寒论》研究中，《伤寒论》文本研究和广义伤寒病研究交织融合，更加切近临床，对丰富、完善外感病辨治方法具有积极的意义。同时因为临床上的不断积累，现实外感热病诊疗的要求与《伤寒论》文本和证治体系结构上的矛盾也日益凸显，必将涌现出伟大的临床医家，创造出新的理法体系，来应对实际的诊治温病、疫病等的临床需求。从元末到明末，王履和缪希雍等医学家立足于《伤寒论》，对外感热病包括伤寒、温病、瘟疫等进行深入而细致的辨析，并且在临床上积极探索新的治疗思路和方法，有力推动了中医外感热病学术发展，对温病、疫病学术体系的形成产生了积极影响。而当温病和疫病学术体系形成之后，《伤寒论》研究的对象、范畴、方法等为之改变，由广义伤寒病之研究，转而针对《伤寒论》原文进行研究，促成了清代以后《伤寒论》研究的深化。

（《江西中医药大学学报》，2018 年第 30 卷第 1 期）

缪希雍脾胃论治思想探析

安徽中医学院　　王新智

　　缪希雍擅长治疗热病及杂病,十分重视脾胃对人体的作用,对脾胃论治的发展起到了承先启后的作用。缪氏有关脾胃论治的学术思想,主要体现在他的著作《先醒斋医学广笔记》中。他论治脾胃,主张区别阴阳,而更侧重于脾阴;对脾肾关系较为重视,倡脾肾双补。本文就此作一探析。

一、论治脾胃,区别阴阳

　　脾胃学说,源于《内经》。《素问·太阴阳明论》从阴阳、虚实、逆从、内外等方面,论述了脾胃的生理、病理。张仲景《伤寒论》实则阳明,虚则太阴的论点,在病理与治法上作了补充。李东垣指出内伤脾胃,百病由生,强调脾胃是元气之本,突出脾胃内伤的发病因素;在治疗上,讲究升降沉浮,重视升发脾胃之气。缪氏继承并发展了前人学说,并在理论上有所创新。他认为"谷气者,譬国家之饷道也,饷道一绝,则万众立散;脾胃一败,则百药难施","脾胃无恙,则后天元气日长"。因而,他对脾胃十分重视,认为治病当刻刻顾护脾胃这一后天元气之根基。他还认为"人身无非阴阳气血",脾胃自不例外,所以调理脾胃应照顾到阴阳两方。

　　李东垣论治脾胃立足于脾胃元气不足,而缪希雍则侧重于脾阴不足。其认为脾胃阴血比之阳气更为重要。脾为至阴之脏,为胃行其津液而化生阴血,具有藏营、统血、散精之功能。脾胃阴液实为后天阴血、津液之根基。脾阴无恙,后天阴液方无匮乏;脾运如常,有形精血源泉不竭。精血充盈,人身元气才得以维持生生不绝。临床如见饮食不进、食不能消、腹胀、肢痿等,不能但责脾胃气虚,往往是脾阴不足之候。因"脾主四肢,阴不足故病下体",

"若脾虚,渐成腹胀,夜剧昼静,病属于阴,当补脾阴"。试析缪氏医案,其着意脾阴,主用甘寒,常用石斛、木瓜、牛膝、白芍、甘草、酸枣仁、枸杞子、生地等甘酸化阴而治脾阴不足。对于胃阴不足,虚热内生者,先以甘寒、甘酸之味合甘平之人参、茯苓等气阴兼顾,待气虚改善后,则专理脾阴而效。

二、重视脾肾关系,倡脾肾双补

肾为先天,脾为后天,脾与肾的关系是相互资生的关系。缪氏宗前贤对脾肾的认识,认为肾火能生脾土,治脾应兼顾肾。他指出:"夫脾胃受纳水谷,必藉肾间真阳之气熏蒸鼓动,然后能腐熟而消化之。肾脏一虚,阳火不应,此火乃先天之真气,丹溪所谓人非此火不能有生者也。治宜益火之源,当以四神丸加人参、沉香,甚者加熟附、茴香、川椒。"他自制脾肾双补丸,健脾益肾,较四神丸更进一步,常为后人所宗。

三、诸虚之病,当护脾胃

脾胃为后天之本,治疗杂病当以调理脾胃为要。张仲景"见肝之病,知肝传脾,当先实脾"之说,为后世"执中以治四旁"提供了理论依据。缪希雍认为,脾胃为后天元气之根基,乃立身和施治之本,强调"治阴阳诸虚,皆当以保护胃气为急","胃气一散,则百药难施"。尤其对阴虚火旺者,主张"阴虚火旺之证,当滋养阴血,扶持脾胃",待脾胃阴血渐生,虚火以宁,诸恙自安。但是,当时医者多拘于"脾喜燥恶湿"之见,扶脾之剂,每不离温燥升补,治阴虚火旺之证,又多取苦燥之品。缪氏力图矫偏补弊,强调"益阴宜远苦寒",也反对滥用甘温添薪助燃。他指出:"世人徒知香燥温补为治脾虚之法,而不知甘寒滋润益阴之有益于脾也。"缪氏甘寒滋润益阴的治脾法则,源于《内经》五脏补泻的理论,以甘平悦脾,酸甘以化脾阴,甘寒以降虚火,三类药物相互配合,均属甘味之品,正合乎《内经》"脾喜甘"之性,而有益阴之功。

缪氏调理脾胃,既不偏于温燥,亦不过于滋腻。他根据脾土的生理特点,创制了不朽名方资生丸,资后天生化之源。方中用怀山药、莲肉、芡实、薏苡仁、扁豆悦脾滋阴,人参、白术、茯苓、甘草健脾益气,桔梗、麦芽升清助运,山楂、神曲、砂仁、蔻仁、陈皮、藿香理气和脾，黄连清脾和胃。全方滋润中寓通运，补而不滞，养阴兼益气，气旺则津生，阳生则阴长。该方沿用至今，功效显著。

总之，缪氏在李东垣脾胃学说的基础上，认为脾胃为后天元气之根基，但侧重脾胃阴液的研究，主张用甘寒滋润之品毓养脾阴，纠正了当时奉行的温补脾阳之偏，并对后世叶天士胃阴学说的建立有很大启发。缪氏甘润清灵调理脾胃的思想值得后世进一步研究。

（《安徽中医院学报》，1996 年第 15 卷第 4 期）

缪希雍脾胃观及其临床应用探讨

江西中医学院　　虞胜清

明代著名医家缪希雍经常周游各地，旅游行医，到处寻师访友，切磋学问，以阐明医道；同时广集医方，精求药道，以提高医术。因而，缪氏不但于临床医术精通，名噪当时，而且在理论上敢于突破，大胆创新。他对脾胃理论的见解尤为独特，对后世医家深入研究，进而完善脾胃理论，并有效指导临床实践，均颇具影响。本文试就《先醒斋医学广笔记》（以下简称《广笔记》）与《神农本草经疏》（以下简称《经疏》）的有关内容，对缪氏脾胃观及其临床应用作一初步探讨。

一、内伤杂病，治重脾胃

缪氏继承《内经》脾胃理论和李东垣脾胃学说，结合自己长期的临床实践，认识到治疗内伤杂病，尤须重视脾胃。

《素问·平人气象论》曰："人以水谷为本。"缪据此提出："人以谷气为本。"他在《经疏》中写道："谷气者，譬国家之饷道，饷道一绝，则万众立散；胃气一败，则百药难施。"他还根据李杲关于元气、胃气的论述，提出："胃气者，即后天元气……先天之气，纵犹未尽，而他脏亦不至速伤；独胃气偶有伤败，以至于绝，则速死矣。"反复强调脾胃乃人身生死之所系，因而在临床中必须刻意保护脾胃之气。

《广笔记》书中记载的许多病例，如中风、中暑、泄泻、痢疾、胎前产后、痘疮、痧疹与疔肿痈疽等内、妇、儿、外各种疾病的治疗，充分体现缪氏治重脾胃的学术思想。其调治脾胃，多选四君子汤、六君子汤、补中益气汤、归脾汤、十全大补丸等方。常用药物除人参、白术、山药、扁豆、茯苓、砂仁、橘红、甘草、大枣等健脾益气之品外，尤其注重运用甘平柔润、清灵活泼药物，如沙参、石斛、麦冬、白芍、酸枣仁等，这些实乃后世常用的滋养胃阴药物。此为缪氏脾胃观在临证应用上的一大突破。

二、首倡脾阴，治宜滋润

明代医家论脾胃，多宗李东垣之说，极其重视顾护脾胃阳气，鲜有涉及脾阴者。缪氏虽亦遥承李杲脾胃学说，但亦不拘泥成规，而是立足临床，敢于创新，首倡脾阴之说，强调临证当区分脾阴、脾阳，并提出脾阴不足证的治疗大法。

《经疏》曰："若因脾虚渐成胀满，夜剧昼静，当益脾气。"《广笔记》所载王善长夫人产后腿疼、不能久立之证，缪氏根据"饮食不进，困惫之极"，诊断为"脾阴不足之证"，从而突破了传统理论中脾为阴脏、脾为太阴及脾乃至阴等生理概念的框框，首次将"脾阴不足"作为病理概念提了出来，并应用于临床实践。这就明确提出临证当区分脾阴、脾阳。

对于"脾阴不足"证的治疗，缪氏提出应以"甘寒滋润养阴"为大法，《广笔记》曰："世人徒知香燥温补为治脾虚之法，不知甘寒滋润益阴有益于脾也。"具体用药常以石斛、木瓜、牛膝、白芍、酸枣仁酸甘柔润为主，佐以甘枸杞、生地等甘寒益阴之药。

缪氏脾阴之说，弥补了东垣脾胃学说的不足，为清代叶天士创立胃阴学说奠定了基础，起到了承前启后的作用，对完善中医学脾胃理论做出了贡献。

三、木盛戕土，制肝实脾

缪氏认为：肝木太盛，必乘胃害脾，当此之际，不能专责之肝，亦不能专责脾胃，而应肝脾兼顾，以制肝实脾、平肝和胃为治疗大法。这是缪氏脾胃观的又一显著特点。

例如洞风之证，缪氏分析其病机为：风为木气，其伤人必土脏受之，故治疗宜先以风药发散升举，次用健脾益气药物，此即"制肝实脾"。又如饮证因郁而得者，缪氏认为乃木气侵脾所致，治当降气散郁，健脾燥湿，这实际就是制肝实脾之法。妇人白带多，缪氏责之风木郁于地中、肝气郁而脾受伤以致脾虚，法当开提肝气，补助脾元。

在临证中制肝实脾的具体运用，又当视证情灵活掌握，尤其是制肝之法，如上所述包括以风药发散升举、降气散郁、开提肝气以及吐法等。值得一提的是，在洞风的治疗中，缪氏强调"制肝实脾，芍药、甘草乃始终必用之剂"。至于实脾之法，缪氏常用人参、白术、黄芪、白茯苓、大枣等健脾益气，半夏、陈皮等燥湿和胃。

四、益火暖土，脾肾双补

缪希雍治疗内伤虚损证，既重视后天脾胃，也未忽略先天肾根。例如肾泄一证，若服补脾胃药不应者，则当益火暖土。缪氏认为：脾胃受纳水谷，必藉肾间真阳之气熏蒸鼓动，然后能腐熟而消化之；肾脏一虚，阳火不应，此火乃先天之真气，丹溪所谓人非此火，不能有生者也，故治宜益火之源。其主张以四神丸加人参补脾、沉香暖肾；甚者更加附子、茴香、川椒以增强益火暖土之力。

缪氏还自创了脾肾双补丸、补肾健脾益气方等脾肾双补方剂，并运用于临床，取得显著疗效。《广笔记》载四明虞吉卿泄泻八载一案，本证久羁未愈，标证又起，新患伤寒，头痛如裂，满面发赤，舌生黑苔，烦躁口渴，时发谵语，两眼不合，七七洞泄如注。缪氏据其脉洪大而数，急投竹叶石膏汤以治其标；标证一除，再缓图其本，以自创脾肾双补丸（人参、怀山药、肉豆蔻、砂仁、橘红、莲肉、山茱萸、五味子、菟丝子、巴戟天、补骨脂）加黄连、干葛、升麻主之，不一月而八载之顽疾竟获痊愈。

五、调治脾胃，注重化湿

缪氏认为对于内伤杂病，不能忽略"脾失健运，不能化湿"这一病理变化，因而调治脾胃，应注重化湿。在健脾化湿的诸多药物中，缪氏习用茅山苍术，对此《广笔记》中记载了一些病例，如黄葵峰中年病蛊一案，即仅服茅山苍术一味药，数月而病除，且强健如故，终身服之。对于脾胃虚而夹有湿热者，缪氏自创资生丸（人参、白术、白茯苓、广陈皮、山楂肉、甘草、怀山药、川黄连、薏苡仁、白扁豆、白豆蔻仁、藿香叶、莲肉、泽泻、桔梗、芡实粉、麦芽），于调理脾胃的同时兼清热。《广笔记》所录王肯堂治疗半身不遂一案，其病机为"气虚有痰、脾胃有湿"，王氏以人参、白术、半夏健脾化湿，牛膝、天冬、生地滋养肝肾，更加鹿胶、虎胶等血肉有情之品，疗效卓著。缪氏收载此案，并突出"脾胃有湿"病机，其调治脾胃，注重化湿，由此可见一斑。

（《江西中医药》，1998 年第 29 卷第 3 期）

缪仲淳脾阴学说研讨

江苏省常熟县中医院　　褚玄仁　王天如

明代杰出医药学家缪仲淳，江苏常熟人。论者每赏其"内虚暗风""治血三法"，而于其独倡之"脾阴"学说关注较少。实则此乃缪氏学术理论之根本，具有较高的临床指导意义。兹值缪氏逝世 360 周年之际，我们不揣谫陋，对此举要研讨如次，藉志纪念。

一、脾阴乃后天之源

脾胃为人之后天，是立身、施治之本，治疗杂病时每以调理脾胃为要着。

汉张仲景卒先创导"见肝之病,知肝传脾,当先实脾"之说,制有理中、建中等方,为后世"执中以治四旁"提供了理法根据。元代李东垣进一步强调:"百病皆由脾胃衰而生。"立足于脾胃元气不足,订有补中益气汤等剂,充实了仲景学说。而明代缪仲淳同样认为"脾胃为后天元气"之根基,但他侧重于脾胃阴液的研究,创"脾阴不足"之说,主张用甘寒滋润之品治脾,资其化源,以溉四脏,并制订了治脾名方资生丸,既填补了前人专注中阳忽视脾阴的空白,又启发了后贤叶天士胃阴学说的建立。不少医家为之折服,正如喻昌所说:"近时东吴缪希雍,专以濡润之品称奇而信者众。"

缪氏认为:"谷气者,譬如国家之饷道也,饷道一绝,则万众立散;脾胃一败,则百药难施。""脾胃无恙,则后天元气日长。"故治病当刻刻顾护脾胃。"内外诸证,应投药之中,凡与胃气相违者,概勿使用,投药之顷,宜加三思。"他又认为人之五脏六腑,皆有阴阳,"人身无非阴阳气血",脾胃自不例外。故而调理脾胃,应照顾到阴阳两方,不能只执一端。而脾胃阴血比之阳气尤为重要,因为"阳实生于阴,动实根于静",并指出"阴即血与精也,濡润之物耳。情欲过劳则濡润之物日减,而旺燥之气日升,升即壮火也。久而不已,濡润涸竭,未免不枯而自焚矣"。脾为至阴之脏,为胃行其津液而化生阴血,具"藏营""统血""散精"之能。脾胃阴液实为后天阴血之源,脾阴无恙,阴液方无匮乏之虞;脾运如常,精血才能源泉不竭;精血充盈,人身元气乃得维持生生不绝。

缪氏指出,脾阴亏乏之由,可因"情欲"过度、"饮食"不节、"劳倦"内伤及"湿热"外邪消烁阴津所致,或因病中用药不当,如"妄投半夏",久服"白术、陈皮",或过服"苦燥"之品,导致"濡润(之物)涸竭"而发生。其主要病证有:食不消化,劳倦发热,腹痛喜按,泄泻便溏,倦怠少力,四肢不用,产后腹胀等。他还指出水肿、胀满二证,凡见"夜剧昼静"者,亦为脾阴亏损之候,实为创见。此外,健忘、噎膈二证,则属脾家气阴两虚。缪氏对脾阴虚的苔脉没有论及,我们认为应予补充,俾便初学掌握。一般说来,脾阴虚乃阴津亏乏,当有唇干、舌燥、苔或糙或裂或剥,脉细弦数等象。

二、甘寒滋润益脾阴

缪氏治脾,极力主张滋养脾阴。他强调:"治阴阳诸虚,皆当以保护胃气为急。"尤其对阴虚火旺者，更应关注于此，认为"阴虚火旺之证，当滋养阴血，扶持脾胃"，俾脾胃阴血渐生，虚火以宁，诸恙自安。但是，当时医者多拘于"脾喜燥而恶湿"之见，扶脾之剂，每不离温燥升补，治阴虚火旺之证，又多取苦燥之品。仲淳目睹时风，力图矫偏救弊，一再疾呼"益阴宜远苦寒"，力戒妄用"芩、连、山栀、四物汤、知母、黄柏之类"，以免"伤脾作泄"，也反对滥用甘温，添薪助燃。他认为："白术、陈皮，虽云健脾除湿，救标则可，久服反能泻脾，以其能损津液。"他确认只有甘寒滋润之品最能补脾益阴，而世人罔解，因之不无感慨地指出："世人徒知香燥温补为治脾之法，而不知甘寒滋润益阴之有益于脾也。"这种振聋发聩之论，在当时就得到了知者称誉，如韩敬曰："缪仲淳先生，今之朱彦修也。"

缪氏"甘寒滋润益阴"的治脾法则，源于《内经》五脏苦欲补泻的理论。他深谙药性，精究宜忌，立方用药，善于将甘平以遂脾欲、酸甘以化脾阴、甘寒以降虚火三类药物相互配合。若兼气虚则伍入人参，俾其阳生阴长；火旺则酌佐黄柏，苦寒坚阴。兹据其《神农本草经疏》所载及《广笔记》治验，归纳其用药如下。

1. 甘平(淡)悦脾　甘草、山药、莲肉、苡仁、芡实、扁豆、粳米、糯米、茯苓、车前子、胡麻等。

2. 酸甘化阴　枣仁、白芍、木瓜、牛膝、五味、梨、山楂、梅酱、人乳、枸杞子等(注：枸杞子甘温，人乳甘咸，但品皆滋润益阴，故并此类，不另立条)。

3. 甘寒养阴　麦冬、天冬、石斛、生地、沙参、甘菊、天花粉、竹叶、竹茹、竹沥、芦根汁、蔗浆、牛乳、贝母、乌鱼等。

三类均属甘味之品，且谷、果近半，正合《内经》"脾喜甘""阴之所生，本在五味"之旨，因其大都禀春阳盎然之气，具清和稼穑之味，应万物生发之性，确乎契合于"脾阴不足"病机，而有"益阴"之功。

三、妙制资生臻至和

缪氏根据脾土的生理特点，创制了名方保胎资生丸。资生者，资后天生化之源也。方用怀药、莲肉、芡实、薏苡仁、扁豆以悦脾滋阴；参、术、苓、草以健脾益气；桔梗、麦芽升清助运；山楂、神曲、砂仁、蔻仁、陈皮、藿香理气和脾；

少许黄连清脾和胃。全方滋润中寓通运，补而不滞；养阴不忘益气，俾气旺则津生，阳生则阴长。本方防治咸宜，至今沿用，功效卓著。正如罗谦甫评本方曰："既无参苓白术散之补涩，又无香砂枳术丸之燥消，能补能运，臻于至和。"道出了本方的真谛。仲淳至友王肯堂亦极心折，谓其能"健脾开胃，消食止泻，调和脏腑，滋养营卫"，称之为"神方"，不仅亲服试验，又将它献之于其父，还特为之公诸世人。他在《证治准绳》中记载说："先恭简年高脾弱，食少多痰，余龄葆摄，全赖此方。因特附著于此，与世共之。"近贤岳美中曾用以治一七旬高龄外国人之腹胀纳呆，每餐不满一两，午后心下痞硬，嗳气不止，大便稀溏，久服西药无效，脉濡无力，苔白薄润。岳美中辨证为脾虚木乘，即予资生丸一料，作粗末煎服，1周而嗳气减、腹胀轻、纳谷增倍，继进半月，基本痊愈。其健脾开胃，调和脏腑之功，得到了验证。

四、灌溉四脏治效众

缪氏养育脾阴法，非单为脾虚证而设，还用以灌溉四脏，治他脏疾患，应用十分广泛。如论治疟痢，谓："散邪之外，专养胃气，气虚则补气，血虚则益血……即经年不愈者，竟霍然起矣。"曾治"章衡阳子室患疟，后失音、寒热愈甚"。仲淳云："此妄投半夏故也。"投以大剂麦冬、茯苓、甘草养脾和中，鳖甲、知母滋阴清热止疟，贝母润肺清金，数剂即愈。又治"秦公蕃痢后项强目赤，手足关节俱发肿痛。仲淳曰：此系木证，阴虚有火，又加湿热暑湿交攻，故现此证，名痢风。"用石斛、木瓜、何首乌、胡麻等滋润脾阴，菊花、白芍、甘草等柔肝养筋，茯苓、车前、薏苡仁、牛膝、黄柏等清利湿热，久之自愈。治内伤病，如中风，亦提出"宜清热降气豁痰及保脾胃"之原则，其学生李季虬中风口角歪斜，用二冬、菊花、天麻、沙参、贝母、连翘、白芍、石斛、五味、扁豆、莲肉、苏子、花粉、橘红、生地、甘草等出入为剂，五月而愈。真如近贤沈仲圭所云："一派甘寒之品，虽无近效，而阴虚内热之人，诚可恃也，不可因平淡而忽之。"亦治妇科杂病，如："王善长夫人产后腿疼，不能行立，久之饮食不进，困惫之极。仲淳诊之曰：此脾阴不足之候，脾主四肢，阴不足故病下体，向所饮药虽多，皆苦燥之剂，不能益阴。用石斛、木瓜、牛膝、白芍、酸枣仁为主，生地黄、甘杞子、白茯苓、黄柏为臣，甘草、车前为使，投之一剂辄效，四剂而起。且用

医学思想研究

治疡毒内陷，胃损脾弱之候。"如谈公武患跨马痈，外势不肿，脓多，疮口甚小，突出如指大一块，触之痛不可忍，多饮寒剂，外敷凉药，毒内攻，胃气俱损。仲淳学生司马大复为尽去围药，但用一膏药以护其风，并从师法用大剂黄芪、银花、白芷等以托毒解毒，生地、山药、牛膝、米仁等健脾养阴。"十余剂，脓尽，再数剂，肉长突出者平矣。"后又用三阴并补之剂六味丸斤许，"精神始复"。

综上所述，缪氏脾阴学说，立论精湛，说理有据，立法精当，制方巧妙，纠正了当时奉行的温补脾阳之偏，而建立了甘寒濡润的治则，填补了一项调理脾胃的巨大空白点，为后人开辟了补脾的法门，其功不啻东垣也。

明代缪希雍脾阴学说内涵探析

辽宁中医药大学　　冯亚慧　谷建军

缪希雍在本草学、外感热病及内伤杂病的诊治等各方面都有突出的学术成就，尤其对脾阴的理解颇具独创性。脾阴学说在明代逐渐形成，并且广泛应用于临床，而缪氏的脾阴论，既补充了东垣的不足，又为脾胃学说开辟了新的途径与思路。

一、脾阴的功能是运化与濡养

关于脾阴的具体含义，历代医家并没有给出明确的答案。缪氏之前的医家论及脾阴，大都围绕其运化与濡养功能。如朱丹溪《丹溪心法》中言道："脾土之阴受伤，转运之官失职。"周慎斋《慎斋遗书》中云："胃不得脾气之阴，则无以转运，而不能输于五脏。"万密斋《养生四要》中又云："散水谷之气，以成荣卫者,脾胃之阴。"脾阴的作用是转运、散水谷气,说明脾阴具有运化的职能。王纶在《明医杂著》中云:"胃阳主气,脾阴主血……化生精气,津液上升,糟粕下降,斯无病矣。"脾阴主血,可归为脾阴的濡养功能。

缪希雍所谓脾阴亦将重点放在运化与濡养功能上。《神农本草经疏》云:"胃主纳,脾主消。脾阴亏则不能消,胃气弱则不能纳。""若因脾虚,渐成胀满,夜剧昼静,病属于阴,当补脾阴。"如果脾阴亏损,则其运化功能失常,水谷精微不能正常消化,以至于胀满。在王善长夫人案中,其产后腿疼,不能行立,缪氏解释为"脾主四肢,阴不足故病下体"。脾阴不足,化源缺乏,营血不生,精微不布,濡养不得,而致机体失养,痿废无用。由此可知,缪氏对脾阴的阐述,在其功能上即运化水谷精微,及濡养四肢百骸。《内经》云:"脾气虚则四肢不用,五藏不安,实则腹胀,经溲不利。"此处"脾气"的作用为运化水谷精微,运化水液,及濡养肢体,可见缪氏"脾阴"的功能与《内经》"脾气"功能基本相同,都有运化水谷与濡养四肢百骸的作用,其濡养作用机制,按王纶所述,应与主血的功能相关。

二、脾阴虚证的病机以脾气不降为特点

缪氏明确提到脾阴虚的病证表现有五种,即"腹胀""健忘""不得眠""易饥""脾虚中满,夜剧昼静"。此外还有四个医案也证属"脾阴虚":孙俟居比部案"腹中若有癥瘕,不食不眠,烦懑身热";无锡秦公安案"中气虚不能食,食亦难化,时作泄,胸膈不宽";王善长夫人案"产后腿疼,不能行立,久之饮食不进,困惫之极";顾鸣六乃郎案"不纳饮食,形体倍削"。可见,脾阴虚证的主要表现有易饥、不能食、食难化、胸腹胀满、泄泻、健忘、失眠、腿疼、消瘦、发热等。其中不能食、食难化、胸腹胀满、泄泻为脾之运化失司所致,水谷精微不能消化,清浊不分,所以见胀满、泄泻等症。不得眠、腿疼、消瘦,源于脾不化营血津液,精微不布肌体而致的失养。易饥、发热、失眠为阴虚生内热,热扰神明的体现。脾阴虚证总的病理机制可归纳为:运化失司,濡润无权,阴虚内热。

李东垣提出脾胃是精气升降运动的枢纽,病机上重视脾气的升降失常,尤其强调脾气生长、升发功能的失常,治疗脾胃病多以脾气虚及气下陷证为

主,用药以风阳药升阳举陷为特点。缪氏脾阴虚证与李东垣脾气虚证有相同之处,即运化与濡养的异常,二者不同点在于气升与气陷所产生的两种结果。缪氏脾阴虚证与李东垣脾气虚下陷证正相反,烦懑身热、不眠等症多为阴虚火升,扰乱心神所致,亦可称之为"阴虚气不降"。脾气虚下陷与阴虚火升,二者虽然辨证不同,但原理是相通的,共同的病理机制皆在于脾气之升降失常。缪氏在"论制方和剂治疗大法"中也提及"升降者,病机之要最也",可见他对东垣升降论的推崇与重视。由此可知,脾阴虚的病机本质为脾气虚及阴虚气升,治法上,"此病宜降之类也"。

三、治疗脾阴虚重在滋阴降火

易水学派创始人张元素将药物分为五大类,称为药类法象,即风升生、热浮长、湿化成、燥降收、寒沉藏。这五类药物各有其特性:风升生类具有生长、升发之性;热浮长类具有发热之性;燥降收类具有收降发泄之性;寒沉藏类具有沉降通泄之性;湿化成类药居于中央,具有恢复中焦脾胃功能的作用。其中,风升生药主升,可升提下陷之气,如防风、羌活、升麻、柴胡等,即为李东垣所善用之风阳药;燥降收药主降,可沉降上升之火,如茯苓、猪苓、天冬、麦冬等,为滋阴降火常用之品。缪氏治疗脾阴虚的药物共计33种,按照张元素的法象分类法进行归类,集中在燥降收、寒沉藏、湿化成三类药之中,分别占全部用药的66.7%、18.2%和15.1%,而不含有风升生和热浮长类药(图1)。可见,缪氏治疗脾阴虚的药物以燥降收类为主,共22

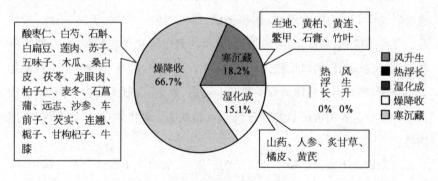

图1　脾阴虚用药法象分类图

种,主要治疗方向在于滋阴润燥,辅以寒沉藏类药泻火,及湿化成类药补养脾胃。

东垣治疗脾胃名方补中益气汤,以湿化成之黄芪、炙甘草、人参、当归、陈皮、白术六味培补脾胃,恢复中焦功能,同时配以风升生之升麻、柴胡,以升阳举陷,引脾气上行。方中二类药物相伍,脾气得以补益与升发。缪氏在用药上,补脾胃药的使用与东垣极为相似,人参、黄芪、橘皮、炙甘草四味可以认为是补中益气汤之湿化成类药去当归与白术,加山药。当归与白术二药偏于热性,如当归,《神农本草经疏》以其气味为甘辛大温;白术则火性更胜:"术禀初夏之气以生,其味苦,其气温,从火化也……气芳烈而悍,纯阳之物也。"白术的"简误"中又云:"祛邪之功胜,而益阴之效亏。凡病属阴虚血少,精不足……法咸忌之。"缪氏认为白术一味,若无湿邪者用之,反致燥竭脾家津液,可损脾阴,故去此二药。而山药一味,《神农本草经疏》谓其可缓中益阴气:"薯蓣(山药)得土之冲气,兼禀春之和气以生……补虚羸,补中益气力,长肌肉,充五脏,除烦热,强阴也。"缪氏以此药为治阴不足而生内热之良品,故以其代补中益气汤之归、术。缪氏的治脾阴之法充分运用了东垣的升降思想,在湿化成药补脾胃的基础上,大量使用燥降收类药滋阴润燥,配以寒沉藏类药降气泻火,一补一泻,补泻结合,培补脾胃而不致邪热助长,清里泻热又避免苦寒伤胃,在治疗上虽方法不同,但其理相通。

由此可见,缪氏与东垣用药思想基本一致,二者共用湿化成药培补脾气,所不同之处在于燥降收与寒沉藏药物的使用,缪氏以燥降收药降气,东垣以风生升药升气,此外缪氏还增加了寒沉藏药行降火之功效。在用药配伍上亦可反证缪氏脾阴虚证的实质,即为脾气虚与阴虚内热之合证。

脾虚证的治疗用药,东垣主升发脾气,风生升药应用较多,故而后世宗之,治脾亦以风阳药为主,而此类药多香燥温补之品,阴虚者自为不宜。缪氏在《先醒斋医学广笔记》中曾评论云:"世人徒知香燥温补为治脾虚之法,而不知甘寒滋润益阴之有益于脾也。"脾阴虚之治,缪氏更加善用甘寒之品。根据缪氏《神农本草经疏》中所记载药物气味对其脾阴虚用药进行分类(表1)。《神农本草经疏》中所载药物气味有些较为多样化,如山药,气味甘平温,缪氏又云其气微寒,故而可以养阴。表中多有如此者,而且从表1可发现缪氏使用药物以甘平与甘寒所占比重较大，他从药物气味的视角入手，形成了独特的甘寒滋润益阴法。

表 1　脾阴虚用药药性分类表

味/气	温	平	寒
酸	五味子、木瓜	牛膝、白芍、酸枣仁	白芍（微寒）
苦	远志	牛膝、白芍药、连翘	生地、黄连、甘枸杞子、黄柏、栀子（大寒）、沙参（微寒）、白芍（微寒）
甘	人参（微温）、黄芪（微温）、白扁豆（微温）、山药	炙甘草、麦冬、山药、石斛、柏子仁、茯苓、莲肉、芡实、龙眼肉	生地、车前子、甘枸杞子、桑白皮、莲肉、人参（微寒）、山药（微寒）、麦冬（微寒）、石膏（微寒、大寒）
辛	石菖蒲、苏子、橘皮	竹叶	石膏（微寒、大寒）、竹叶（大寒）
咸		鳖甲	车前子

缪氏所用药多滋润之性，这也是从脾阴虚的本质出发。针对气虚、阴虚，以补为主，在药物的气味中，甘又为脾所欲，是补脾的不二之选；对于阴虚气升所致的内热，寒性药可清热生津。甘寒相伍，使甘不助火，寒不伤脾，其用药可谓面面俱到，立法于无过之地。

综上所述，缪希雍的脾阴学说在学术上承传于李东垣，将李东垣脾胃气虚发热的理论与临证治法进一步拓展，增补了脾阴虚发热的学术内容，使脾胃内伤发热学说逐步完善。而他滋阴降火的理脾阴法也为叶天士所借鉴，成为胃阴理论的基石，其脾阴学说在脾胃学说的学术发展历程中具有重要的理论与实际意义。

（《江西中医药》，2017 年第 48 卷第 12 期）

浅探缪希雍论治脾阴特色

福建中医学院　　郑廷彰

缪希雍,字仲淳,明代江苏常熟人,其主要著作有《先醒斋医学广笔记》《神农本草经疏》《本草单方》等。笔者学习缪希雍的著作颇有心得,兹将其论治脾阴特色小结如下。

脾阴学说最早可溯及《内经》,《内经》虽未直接论及"脾阴",但认为五脏六腑均有阴阳,则脾自然有脾之阴阳,如《素问·宝命全形论》曰:"人生有形,不离阴阳。"《灵枢·本神》曰:"是故五脏主藏精者,不可伤,伤则失守而阴虚,阴虚则无气,无气则死矣。"指出阴虚亦可导致阳气无所附,从而损伤阳气,影响脏腑功能。汉代张仲景在《金匮要略》中言"脾中风者,翕翕发热,形如醉人,腹中烦重,其脾为约,麻子仁丸主之",描述了脾阴不足的症状,并提出了治法方药。金元时期朱丹溪在《丹溪心法》中说:"脾土之阴受伤,遂成胀满。"由此可见脾阴学说源远流长,代有发展,缪希雍尤有特色。

一、论脾阴之病理

缪希雍在《神农本草经疏》中论述:"胃主纳,脾主消,脾阴亏则不能消,胃气弱不能纳,饮食少则后天元气无自而生,精血坐是日益不足。《经》曰:损其脾者,调其饮食,节其起居,适其寒温,此至论也。不如是则不足以复其脾阴。"说明脾阴亏耗主要原因有三:其一,脾胃本脏虚弱无法运化水谷精微,而使脾失所养,导致脾阴亏虚。饮食不洁、劳倦、寒温所伤也可影响脾阴的生成。其二,土虚木乘,脾阴虚弱,不能化物,累及五脏之阴,可导致肝阴不足,肝阳易亢,土虚木乘,又使脾阴受伤。其三,火不生土,由于命门火衰不能助脾熏蒸糟粕而化精微,更使脾土之阴生化无源。可见脾阴亏不仅是因为本脏阴津亏虚,也与其他脏腑病变相互联系,不仅有内在因素也有外在原因。

二、论脾阴虚之症

《先醒斋医学广笔记》记载脾阴虚案:"无锡秦公安患中气虚不能食,食亦难化,时作泄,胸膈不宽,一医误投枳壳、青皮等破气药,下利完谷不化,面色黧白。仲淳用人参四钱,白术二钱,橘红钱许,干姜(泡)七分,甘草(炙)一钱,大枣,肉豆蔻,四五剂渐愈。后加参至两许,全愈。三年后,病寒热不思食,他医以前病因参得愈,仍投以参,病转剧,仲淳至,曰:此阴虚也,不宜参,乃用麦门冬、五味子、牛膝、枸杞、芍药、茯苓、石斛、酸枣仁、鳖甲等。十余剂愈。"脾阴不足,食不能消,则脾虚中满,不思食。胃不和则卧不安,而不眠。阴不制阳则病热。投参病转剧,说明病不属脾气虚,而属脾阴虚。

"孙俟居比部病腹痛中若有癥瘕,不食不眠,烦懑身热。仲淳以人参、芍药、茯苓、麦门冬、木通、枣仁、石斛。方甫具,史鹤亭太史至,见方中大剂人参,骇曰:向因投参至剧,此得无谬乎? 仲淳曰:病势先后不同,当时邪未退,滞未消,故不宜,今病久饱胀烦闷者,气不归元也,不思食者,脾元虚也。不眠而烦者,内热津少也,今宜亟此药矣,四剂而瘳。后复病,仲淳诊之曰:此阴虚也,非前证矣。更以麦门冬、白芍药、杞子、五味、生地黄、车前子,而热遂退。"病本属脾胃气虚,后复病证症状类似,但病机已变为脾阴虚。药随症转,以甘寒滋润、酸甘化阴取效。

"王善长夫人产后腿疼,不能行立,久之饮食不进,困惫之极。仲淳诊之曰:此脾阴不足之候,脾主四肢,阴不足故病下体。向所饮药虽多,皆苦燥之剂,不能益明,用石斛、木瓜、牛膝、白芍药、酸枣仁为主,生地黄、甘枸杞、白茯苓、黄柏为臣,甘草、车前为使,投之一剂。辄效,四剂而起。昔人治病必求其本。非虚语也。"产后失血,脾阴不足,食不能消,则饮食不进。脾主四肢,故产后腿疼,不能行立,影响到脾主健运,不能化生津液则脾阴虚,困惫之极。

由上数案可见,脾阴不足主要症状有脾虚中满,饮食不进,食不能消,夜剧昼静,劳倦伤脾发热,健忘,肢痿,产后失眠、腿疼等。这些症状和脾气不足之内伤热中证症状类似。缪氏也是通过投参剂病转剧、服用苦燥伤阴之剂无效等情况,来确定脾阴虚。

三、脾阴虚证的治法及方药

1. 甘酸甘寒,制肝清热　对于阴虚火旺之虚火证,缪氏主张用甘寒、甘酸之品。《先醒斋医学广笔记·治法提纲》中曰:"火苟实也,苦寒以折之,若其虚也,甘寒酸寒以摄之。"《神农本草经疏·药性差别论》:"酸味本木,甘味本土。""辛合甘发散为阳,甘合酸而收敛为阴。"《神农本草经疏》:"肝苦急,急食甘以缓之,甘草。以酸泄之,芍药。"可见甘酸合用,不仅能够补肝益脾阴,还可以缓肝急,泻肝实,使"肝无不平之气,肝和则不能贼脾土",而甘寒则可以制肝清热。上述病案中甘酸之品有芍药、酸枣仁、木瓜,缪希雍均有详细的论述,论芍药"专入脾经血分,能治肝家火邪,故其所主收而补,制肝补脾,陡健脾经,脾主中焦,以其正补脾经,故能缓中"。论酸枣仁曰:"甘实酸平,仁则兼甘。""专补肝胆,亦复醒脾,从其类也。熟则芳香,香气入脾,故能归脾。""补中益肝气,坚筋骨,助阴气。"论木瓜曰:"酸温能和脾胃,固虚脱,兼入肝而养筋,所以疗肝脾所生之病也。"木瓜虽无甘性,但当木瓜与和脾胃之甘药合用时,也可发挥甘酸之补肝制肝的特性,兼具健脾除湿的功效。而甘寒之药车前子,缪希雍论曰:"伤中者必内起烦热,甘寒而润下则烦热解。"

2. 甘平甘淡,以调脾阴　缪希雍曰:"言甘者,得土之气,惟土也,寄旺于四季,生成之气皆五,故其气平,其味甘而淡,其性和而无毒,土德冲和,感而类之,莫或不然。""脾苦湿,急食苦以燥之,白术,急食甘以缓之,甘草,以甘补之人参,以苦泻之黄连,虚以甘草、大枣之类补之。"可知缪氏认为甘平、甘淡之品其性冲和无毒,以土感性而类之,故能入脾经而补脾,上述病案所用药中:麦冬、石斛、山药为甘平之品,而茯苓为甘淡之品。缪希雍论麦冬曰:"《本经》甘平,平者冲和而淡也,入足阳明,兼入手太阴、少阴,实阳明正药。""阴精生于五味先入脾胃,脾胃得所养,则能散精于各脏,而阴精充满。故能强阴益精也。"论石斛曰:"其味甘平无毒,气薄味厚,阳中阴也。""甘能除热,甘能助脾,甘能益血,平能下气,味厚则能益阴气,故主伤中,下气,补五脏虚劳羸瘦,强阴益精。"论薯蓣曰:"味甘,温平无毒。""甘能补脾,脾统血而主肌肉,甘温能益血,甘能除大热,甘能益阳气,甘能缓中,甘温能平补肝肾。"缪希雍认为甘剂能够补脾助脾,甘能益血,甘能除大热,甘能益阴。总而言之,甘剂能补脾阴,而脾阴是化生营血的重要物质,甘能益血,阴血足可以制阳则内热不生。所以甘剂是补脾阴之要药,可兼以甘平、甘淡之性。

3. 脾肾双补,善补肾阴　缪氏认为,脾肾关系密切,在病机中提到肾中先天真阳之气如果亏虚,则一阳不生不能助脾熏蒸糟粕而化精微,但是助脾的是肾中真阳,为何缪氏却补肾阴? 因为缪氏在《神农本草经疏·药性简误指归》中曰:"夫药石禀天地偏至之气者也。虽醇和浓懿,号称上药,然所禀即偏,所至必独脱也,用违其性之宜,则偏重之害,势所必至。故凡有益于阳虚者,必不利于阴。有利于阴虚者,必不利乎阳。"指出药石之气有所偏重,如用补肾阳之药,则必不利于脾阴的恢复,而肾中阴阳本一体,统一于肾中精气,故补肾阴可化为肾阳。这样既可生肾阳助脾,又不影响脾阴的恢复。以上病案所用药物中五味子、牛膝、枸杞、生地皆为补肾阴之药,均在《神农本草经疏》中有论述。缪氏论五味子曰:"王好古云,味酸,微苦咸。五味子专补肾,兼补五脏,肾藏精,精盛则阴强,收摄真气归元,而丹田暖,腐熟水谷熏蒸糟粕而化精微,则精自生,精生阴长。"论牛膝曰:"其味酸苦平无毒。味厚气薄,走而能补,性善下行,故入肝肾。""肝藏血,肾藏精,峻补肝肾则血足精满。"论生地曰:"味甘气寒无毒。《别录》又云:苦者以其兼入心脾也,此乃补肾家之要药,益阴血之上品。""五脏咸属阴,阴既精血,补精血则五脏内伤不足自愈。"可见缪氏补脾阴,以补肾阴来助脾阴恢复。

四、小　结

缪氏在论脾阴病机之后也提出了一治法:"法当降气和肝滋肾,降气是阳交于阴也,肝和则脾胃不被贼邪所干,故能纳能消。""脾虚中满,夜剧昼静属脾阴虚。宜补脾阴,兼制肝清热,甘平,酸寒,淡渗。""胃气弱则不能纳,脾阴亏则不能消,世人徒知香燥温补为治脾虚之法,而不知甘凉滋润之有益于脾也。"可见缪氏治脾阴有上述三个特点。总的来说,缪氏补脾阴时时不忘甘剂,甘平、甘酸、甘淡、甘寒均用之,重视肝脾肾三脏并调。缪氏诚为理脾阴之大家。

(《福建中医学院学报》,2007 年第 17 卷第 6 期)

养阴护液之圭臬——缪希雍

上海中医学院　　何裕民

缪希雍,明代杰出医药学家之一。其学术成就,后人每瞩目于"治血三法""内虚暗风"等,个人认为其基本学术思想是注重阴液。缪将护阴养液贯穿于临床多种病证的治疗,其养阴诸法,柔润灵变,机杼自具,别有特色。正如喻昌所说:"近时东吴缪仲淳,崇以濡润之品称奇而信者众。"但今人对此,似未能引起足够重视。本文拟就此展开讨论。

一、外感护液,承先启后

外感热病的论治,自仲景《伤寒论》问世,即奠定了基础。此后,经历代医家不断充实、发展,到清代终因温病学说的崛起,使之更臻完善而进入鼎盛时期。有人认为仲景《伤寒论》系为寒性病所设,此见未免失之于偏。事实上,仲景所论的伤寒,本包括大量热性病,因此治疗中十分重视清热保津。清代名医陈修园研读仲景书数十年后,悟出了"存津液"三字乃《伤寒论》之真诠,可谓深得南阳三昧。清代温病学家继承了仲景学说之精髓,视救护津液为整个学说的核心,而有"存得一分津液,便有一分生机"之说。然而,如果以《伤寒论》为嚆矢,温病学说为延续,在千余年发展过程中起承前启后作用的医家,除刘河间等外,则当推缪氏。

缪氏十分注重外感热病,认为这是关乎死生之大病。他深明仲景治外感意法,但又主张"师其意,变而通之"。这正是其启迪后学之灼见。如对邪入途径,缪氏指出:"伤寒温疫⋯⋯凡邪气之入,必从口鼻。"并认为:"手阳明经属大肠,与肺为表里,同开窍于鼻;足阳明经属胃,与脾为表里,同开窍于口。凡邪气之入,必从口鼻。故兼阳明证者独多。"缪氏着重阐发邪从口鼻而入,其意在于彰明伤寒、温疫等外感之邪多归诸阳明,每致气分热炽,熬津劫液。若治疗稍有延误,"迟则胃烂发斑,或传入于里,则属三阴"。可见,不仅三阳多兼阳明,即使是三阴证,除极少数直中而外,其余"虽云阴分,病属于热",其严重后果往往是邪热内炽,"令阴水枯竭"。故《医学传心》中明确指出:"治热病先防亡阴。"此原则后竟成温病学家临证之准绳。

"伤寒温疫三阳证中,往往多带阳明者。"而通过对《伤寒论》的探析,缪氏又悟出"仲景治阳明以固津液为本",故治三阳证当急清阳明大热,以存津液。他法以甘寒清气为主,方多化裁白虎、竹叶石膏汤。而应用石膏,尤积心得,指出:石膏"辛能解肌,甘能缓热,大寒而兼辛甘,则能除大热"。非独阳明气分热盛，即使表邪未尽，但见传入阳明趋势，或"邪热结于腹中，则腹中坚痛，邪热不散，则神昏谵语"等，俱可佐以大剂石膏。待肌解热散，诸证自退。如治一妊娠九月之妇，症见头疼壮热，渴甚，舌上黑苔有刺，势甚危急。缪氏直清其阳明炽热，一日夜尽石膏十五两五钱而病瘳。越六日，竟产一女，母女均安。又如治一作泄八载之酒客，暴患伤寒，头疼如裂，满面发赤，舌生黑胎，烦躁口渴，时发谵语，两眼不合七日，且洞泄如注，较前益无度。诊其脉洪大而数，遂疏竹叶石膏汤。虑其久泻脾弱，石膏止用一两。病势不减，众疑为误，欲进桂附。缪氏，复诊其脉如前，径投原方，但加石膏至二两，一剂即夜卧安，省人事，不数剂而霍然。此两案皆非寻常外感，缪氏审度精当，借大剂石膏清热收功，可见其用此法之至精至熟。

缪氏治外感热病除善用大剂石膏外，又每每臣以麦冬、竹叶、知母、天花粉等，既助石膏逐邪热，更可生津以顾阴。还值得一提的是，他投竹叶石膏汤时，即使呕甚也不用温燥劫阴之半夏。缘这种呕逆系阳明"邪火上升"所致，热清火降，呕逆自平。此可谓深得仲景之旨趣而又善于变通。

遵循"治热病先防亡阴"的原则，缪氏不只注重清热救津，且亦慎于汗下。对于体虚阴亏患者，他尤谆谆告诫："汗下之药，焉可尝试也。"如治疗伤寒太阳病，变仲景麻桂辛温之剂，自制辛平之羌活汤，以防发汗太过，徒伤津液。并认为太阳证如见口渴等，解表剂中即可参佐清法而投石膏、麦冬等品。对于下法，他又谆嘱：必待邪热内结，腑实已成，方可先"用小承气汤；不行，换大承气汤，勿大其剂。若大便不硬者，慎勿轻下"，且强调投下药"以腹中和，二便通利为度"，以免下之太过，伤胃伐阴。至于津枯肠燥，大便不通之证，他则断不予下药，诛伐无辜，而是化《千金》之法，借大剂甘蔗汁、梨汁等品，滋液润肠则腑行自利。这种"增水行舟"之法为后世医家所广泛撷取。

如上所述，我们略作管窥，即可见缪氏论治外感立足于甘寒清热，拳拳于护养津液。他上获仲景"存津液"之真髓，下启温病学家清热救阴之法门，承前启后，对促进外感热病证治之发展有重要的作用。

二、杂病养阴，独辟蹊径

金元以降，人们致力于探索治疗杂病的新途径。但东垣阐论脾胃阳气，制方略嫌辛燥;丹溪治疗阴虚火旺,遣药未免苦寒。明有张景岳等好谈肾命阴阳,主用甘温滋水。而缪氏则注重脾胃阴津,善投甘寒柔润。这是他贯通李、朱之学,而独辟蹊径,故深为后学所心折。

缪氏认为"人身无非阴阳气血",而"阳实生于阴,动实根于静",并说明:"阴即血与精,濡润之物耳。情欲过劳则濡润之物日减,而旺燥之气日升,升即壮火也。久而不已,濡润涸竭,未免不枯而自焚矣。"何况大江以南,地多湿热,人较柔脆,多热多痰,尤易阴亏热甚。故他笃信丹溪"阴血难成易亏"之说,论治杂病重于阴血。但缪氏又认为脾胃乃立身和施治之本,强调"治阴阳诸虚,皆当以保护胃气为急","胃气一散,则百药难施"。尤其对阴虚火旺者,更应关注于此,主张"阴虚火旺之症,当滋养阴血,扶持脾胃"。俾阴血渐生,虚火降下,诸症自安。针对时医治疗虚损滥用苦寒之时弊,缪氏还指出:"芩、连、山栀、四物汤、黄柏、知母之类,往往伤脾作泄,以致不救。"当然他亦不赞成泛投甘温之剂,添薪助燃。通过对本草的悉心探究,缪氏深知惟甘寒之品,禀春阳盎然之气,感清和稼穑之味,应万物生发之性,非特益阴,又可助脾,兼能清热,契合于阴虚内热病机。故他明确提出"益阴宜远苦寒","法当用甘寒",药如沙参、麦冬、石斛、生地、芍药等。于此,在缪氏之前,医家处方虽亦有甘寒之制,但明确甘寒有别于苦寒而为益阴之主法,并广泛予以应用,却当功归缪氏。

脾为至阴之脏,为胃行其津液而化生阴血,脾胃阴液实为后天阴血、津液之根基。脾阴无恙,后天阴液方无匮乏;脾运如常,有形精血源泉不竭。故缪氏曰:"阴虚精竭之病,全赖脾胃。"他有慨于"世人徒知香燥温补为治脾虚之法,而不知甘寒滋润益阴之有益于脾",因而着意脾阴,主用甘寒,求诸本源以调治阴虚诸症。试析仲淳医案,每以石斛、木瓜、牛膝、白芍、甘草、酸枣仁、枸杞、生地等甘酸化阴,而治愈脾阴不足。对于脾肾气阴不足、虚热内生者,先以甘寒、甘酸之味合甘平之人参、茯苓等气阴兼顾,俟气虚改善后,则专理脾阴而效。在临床,凡症属阴血不足,或兼内热者,缪氏每投以此法。至于妇、儿等科,证属阴虚或兼火热的,其治法亦不离乎此。不难看出,治阴虚之证抓住脾阴,缪氏确具慧眼。而药用甘寒、甘酸,更奠定了育养脾阴的大法。

缪氏重视"脾阴",治疗脾胃每顾及气阴两方面,既不偏于温燥,亦不过于滋腻。如治一患儿，禀赋素弱，杳不思纳，形体羸瘦，即授以人参、茯苓、山药、莲肉、扁豆、白芍等平甘濡养之剂，苏展胃气，更间以天冬、麦冬、枸杞、生熟地等甘寒柔润之味，养脾和阴，未几即饮食大增，半年而血气充复。又如治一久泻脾虚、阴有所伤案，俗医"妄用香燥诸药，取快暂时"，病日趋沉重。亦投以石斛、茯苓、扁豆、车前等为汤，送服人参、白芍、五味子、山药、地黄等所制之丸剂，不燥不滞，健运益阴，旋即脾醒而病瘳。不朽名方资生丸，亦寓此意。通方既无耗液之虑，又助生化之机，可谓匠心独具。

缪氏的吐血论治，备受后学赞赏。而究其著名的治吐血三要法，实亦立足甘寒益阴之基。他以为虽吐血有属气虚者，"不由阴虚火炽所致，然亦百不一二"，此症绝大多数为阴虚内热，故用药不外于甘寒。如吐血篇中顾某案，投以天冬、麦冬、桑白皮、贝母、枇杷叶、地骨皮、五味子、白芍、鳖甲等而效。并指出阴无骤补之法，当潜移默化，积渐邀功。

中风论治也是缪氏学术思想之精华，其中亦贯穿此意。他归纳中风病机为"内虚暗风"。所谓内虚，即阴阳两虚，"而阴虚者为多"。阴虚则内热，热极则生风，遂引发本证。故治中风虽有益血、补虚、清热、顺气、开痰等异，但重点仍在益阴培本。药如天冬、菊花、生地、当归、白芍、枸杞子、麦冬、五味子、牛膝、人乳之属。有人称此为中风标准治法，并曰："一派甘寒之品，虽无近效，而阴虚内热之人，诚可持也，不可因平淡而忽之。"

缪氏以甘寒为主，立足脾阴，又据不同证情，灵活损益。如兼肺阴不足而咳嗽、喉痛、声哑的，佐加贝母、桑皮、苏子、枇杷叶、百合，以降泄化痰；如兼心阴不足，心火偏亢，症见失眠、惊悸不宁等，又合茯神、丹参、竹叶、远志、酸枣仁等清心安神；属肾精不足者，则参入六味地黄丸、牛膝、鳖甲、五味等。治消渴者加黄连、芦根，清胃生津；治梅核气则合疏降之法。虽加减变化各异，然信守主法不移且均能收到良好疗效。此与其治外感着眼于肺胃津液，立足于甘寒轻灵，自有内呼外应，浑成一体之妙。这些，对后世医界产生了相当影响，值得我们进一步探讨和研究。

（《上海中医药杂志》，1983 年第 5 期）

缪希雍对丹溪滋阴学说的继承与发展

黑龙江中医药大学　　王芝兰

缪希雍,明代著名医学家,著有《先醒斋医学广笔记》《神农本草经疏》等著作。缪氏对中医学、中药学理论多有建树,对朱丹溪开创的滋阴学说颇多发挥,本文仅就缪氏对丹溪滋阴学说的继承发展问题进行讨论。

一、全面继承朱丹溪的阳有余阴不足论

缪希雍全面继承了朱丹溪的"阳有余阴不足论",缪希雍应为朱丹溪的私淑弟子中成就最大者。其在《神农本草经疏》中说:"人身之有阴阳也,水一而已,火则二焉。是秉受之始,阳常有余,阴常不足,天地且然,况于人乎!"认为人出生即是阳有余阴不足,阳有余阴不足是人的正常生理状态;自然界与人"天人相应",自然界就是阳有余阴不足,所以人也一定是阳有余阴不足,符合"天人相应"的规律。至于为什么阳有余阴不足,因为"水一而已,火则二焉",其基本观点与朱丹溪如出一辙。因为人的正常生理就有阳有余阴不足的倾向,如果后天失于调养,饮食、房事、情志失调,皆易耗伤真阴,致使阳无所制,阳盛阴虚,互为因果,发为各种阴虚病。"苟失所养,或纵恣房事,或肆情喜怒,或轻犯阴阳,或嗜好辛热,以致肾水真阴不足,不能匹配阳火,遂使阳气有余,气有余,即是火,故火愈盛而水愈涸,于是发为吐血、咳嗽、吐痰、内热、骨蒸、盗汗种种阴虚等病。"他认为虽然阴虚阳虚皆可为病,但发病的一般规律却是阴虚病多而阳虚病少。"自少至老,所生疾病,靡不由于真阴不足者,其恒也。若夫真阳不足之病,千百而一二矣。""阴虚真水不足之病,十人而九。阳虚真火不足之病,百不得一。"但当时的医界却无视这个事实,社会上流行的治疗方法却是治病不辨证,滥用温补,少用滋阴,引发了很多医疗事故。"医师不察,不揆其本,凡见前证,不分阴阳,类施温补,参、芪、二术,视同食物,佐以姜、桂,若啖五辛,倘遇愈剧,辄投附子,于是轻者重,重者毙,累累相踵,死而不悟,良可悯也。""医师之药,补助阳火者,往往概施。滋益阴精者,未尝少见,宜乎服药者之多毙,无药者之反存也。"造成此种时弊医患双方均

有责任，"然使其术得售者，不独医师之罪，亦病家不明有以致之耳！何则？难成易亏者，阴也。益阴之药，纵医师选用无差，亦必无旦夕之效。助阳之药，能使胃气一时暂壮，饮食加增，或阳道兴举，有似神王，医师藉以要功，病者利其速效，彼此固执，莫辨厥由。"由于阴难成易亏，且补阴药作用缓慢，疗效不易察觉；助阳药作用疾速，疗效显而易见，容易被患者接受，医患双方急功近利，导致"轻者重，重者毙，累累相踵，死而不悟"的严重后果。缪氏结合临床实际，对阳有余阴不足的成因、发病率、误治的严重后果以及误治的原因诸方面进行了深刻的分析，坚决反对当时流行的治病不辨证，一味补阳，忽视滋阴的时弊，主张辨证论治，根据证候需要补阳滋阴，滋阴治法在临床上更具有普遍意义。

二、发展了丹溪的滋阴学说

缪氏不仅全面继承了朱氏的"阳有余阴不足论"，并且补充发展了朱氏的滋阴学说。其发明创见主要有以下几方面。

1. 明确了"阴"和"阴虚"的概念 尽管后世称朱丹溪为滋阴大家，但在朱氏的著作中，"阴"和"阴虚"的概念始终含糊不清，未做出明确的界定，并由此引发了后世丹溪是否是滋阴派的学术争议。这个问题缪氏早已给出了明确的答案，《神农本草经疏》中说："阴虚，即精血虚。"而滋阴治疗"宜生精补血"。缪氏明确提出朱丹溪所指的"阴"是指精血而非指津液，朱氏滋阴用四物汤和大补阴丸补血填精，即为"阴虚，即精血虚"的有力佐证。缪希雍的观点完全符合朱氏的原意，体现了杂病滋阴和温病滋阴的不同之处，并且对后世温病学的发展产生重要影响。叶天士也曾经指出温病滋阴的特点是"救阴不在血，而在津与汗"，认为温病救阴"较之杂证，则有不同也"。意在杂病滋阴注重填精补血，温病滋阴注重生津敛汗，说明叶天士也支持缪希雍杂病"阴虚，即精血虚"的观点。后世医家认为朱丹溪不是滋阴派，并且以朱丹溪很少用麦冬、天冬、石斛等滋阴药作为论据，显然是对朱丹溪的学术观点理解不够全面所致，朱丹溪时期的滋阴就是指填精补血。后世所谓丹溪不是滋阴派的观点，是以现代对滋阴的认识作为评判标准，是用温病学派所指的"阴"即津液的概念偷换了朱丹溪所指"精血"的概念使然。

2. 系统总结了阴虚的证候、治法和药物宜忌　朱丹溪著作中对阴虚的证候认识也是模糊不清,据有人统计《格致余论》《局方发挥》《金匮钩玄》《石表辞》《丹溪翁传》《名医类案》《续名医类案》七部书中,剔除重复者,共有丹溪医案 358 例。其中明确指出证属"阴虚"者仅 5 例,5 例之中,用现在的观点分析,仅有 1 例属于阴虚,其他四案均为气虚、阳脱。又有当滋阴而不滋阴案两例。《金匮钩玄》中疰夏、咳嗽、喘、盗汗、耳聋、劳瘵、发热等病后有"属阴虚"或"有阴虚"等字样,但一般均无证候论述,仅有治疗方药,说明丹溪时期对阴虚的证候认识也是不明确的。缪希雍则填补了这个空白,对阴虚的证候进行了较为系统的总结发挥。《神农本草经疏》明确指出阴虚"其证为咳嗽多痰,吐血,咯血,嗽血,鼻衄,齿衄,盗汗,自汗,发热,寒热,潮热,骨乏无力,不眠,气急,腰背痛"。书中还记载了脾阴虚、肾水真阴不足等阴虚证候,并对其症状和治疗宜忌进行了较为系统的论述。虽然仍不完备,但较之朱丹溪时期对阴虚证候的内容表述显然有所发展。尤其具有特色的是其明确指出:"世人徒知香燥温补为治脾虚之法,而不知甘寒滋润益阴之有益于脾也。"提出了治脾虚不独补脾气,根据证候的需要还可以补脾阴,在继承李东垣温补脾阳的基础上又补充了补脾阴的治法,这既符合临床治疗多样化的需求,也符合中医理论"孤阴不生,独阳不长"的认识,发展了脾阴虚的证治。

在阴虚的治疗方面,丹溪时期的治法也不够全面,在方药运用上用四物汤加减以及大补阴丸,重用黄柏、知母补阴降火。后世医家对黄柏、知母能否滋阴的问题也提出了异议,而缪希雍又填补了这个空白,明确提出阴虚的治法"宜生精补血,兼清虚热,敛摄,酸寒,甘寒,甘平,咸寒,略兼苦寒"。所宜药物有:地黄、柏子仁、人乳、沙苑蒺藜、枸杞子、牛膝、麋鹿角、阿胶、沙参、酸枣仁、白芍、五味子、山茱萸、石斛、麦冬、薯蓣、牡丹皮、续断、地骨皮、车前子、溺白垽、鳖甲、黄柏、知母、青蒿。主张以生精补血为主,变丹溪时期的苦寒为酸寒、甘寒、甘平、咸寒。以生精补血、酸寒、甘寒、甘平、咸寒为治疗阴虚的常规治法,苦寒成为特殊情况下的治法。在滋阴药物应用上,广泛应用沙参、麦冬、石斛等生津药,在生精补血的基础上进一步补充了生津润燥药物的应用,扩大了滋阴药物的应用范围。缪氏还明确提出阴虚治疗禁忌,"忌补气,复忌破气、燥热辛温,又忌大寒大苦伤胃,并升提发散、利水","益阴宜远苦寒"。

尤其是苦寒药易化燥伤阴为滋阴禁忌的认识，对后世温病学派滋阴思想形成产生重要影响，是其对中医滋阴学说发展做出的重要贡献。所忌药物有人参、黄芪、二术、人胞、南星、半夏、附子、官桂、桂枝、仙茅、鹿茸、干姜、硫黄、阳起石、海狗肾、丁香、胡椒、乌头、火酒、吴茱萸、乌药、生姜、栀子、黄芩、黄连、大黄、芒硝、玄明粉、麻黄、升麻、柴胡、羌活、独活、藁本、川芎、防风、青皮、枳实、枳壳、槟榔、厚朴、牵牛、猪苓、泽泻、木通、瞿麦、车前子、葶苈、滑石、海金沙、商陆、茯苓、萹蓄、乌柏根皮、琥珀、芫花、甘遂、大戟、续随子、汉防己、郁李仁。总之，缪氏对阴虚的证候、治法和方药均做出了全面系统的论述，发展了滋阴的治疗学思想。

3. 以阴虚阐释病因病机　缪氏以阴虚阐释病因病机，创内虚暗风说。《先醒斋医学广笔记》中记载："若大江以南之东西两浙、七闽、百粤、两川、滇南、鬼方、荆、扬、梁三州之域，天地之风气既殊，人之所禀亦异。其地绝无刚猛之风，而多湿热之气，质多柔脆，往往多热多痰；真阴既亏，内热弥甚，煎熬津液，凝结为痰，壅塞气道，不得通利，热极生风，亦致猝然僵仆……或不省人事，或言语謇涩，或口眼歪斜，或半身不遂；其将发也，外必先显内热之候，或口干舌苦，或大便闭涩，小便短赤……此即内虚暗风，确系阴阳两虚，而阴虚者为多，与外来风邪迥别。"认为江南中风之病，非外来风邪所致，而是地域因素和人体禀赋"多热多痰"，其病机以阴虚为本，以痰热气为标，错综复杂，综合而致。缪氏以前对中风病的认识虽由外风转变为内风，但多认为因实火痰热。如刘完素认为其病机为"将息失宜，心火暴甚"，"五志过极，皆为热甚故也"。朱丹溪主痰热、气虚、血虚为病，"湿土生痰，痰生热，热生风"，"血虚有痰……或属虚，挟火一作痰与湿，又须分气虚、血虚。半身不遂，大率多痰，在左属死血瘀血，在右属痰，有热，并气虚。"虽李东垣专主气虚发病，提出"中风者，非外来风邪，乃本气病也。凡人年逾四旬，气衰者，多有此疾"，但亦不够全面。惟缪氏以阴虚立论，进一步完善了"内虚中风说"，为清代叶天士提出"阳化内风"说奠定基础。

4. 积累了丰富的阴虚治疗病案　缪氏的著作中还记载了大量的阴虚治疗病案，如治一"产后腿疼，不能行立，久之饮食不进，困惫之极"之女患者。诊断为："脾阴不足之候。"诊断依据为："脾主四肢，阴不足故病下体。"并指出："向所饮药虽多，皆苦燥之剂，不能益阴。用石斛、木瓜、牛膝、白芍药、酸枣仁为主;生地黄、甘枸杞、白茯苓、黄柏为臣;甘草、车前为使。"用甘寒滋润补益脾阴之法,"一剂辄效,四剂而起"。"顾季昭患阴虚内热,仲淳云:法当用甘寒,不当用苦寒。""湖广张仲虎……神色消耗,脉气虚数中时复一结,咳嗽有血,卧不贴席。予谓子晋曰:此阴虚内伤证也。阴精亏竭,故脉见虚数;内有瘀血,故结脉时见;肺肝叶损,所以卧不能下。""太学许韬美形体卑弱,神气短少,且素耽酒色,时常齿衄。辛未春,偶患右乳旁及肩背作痛异常,手不可近,扪之如火,日夜不眠。医以内伤治之,服桃仁、红花、乳、没、延胡、灵脂等药,廿余剂不效。邀予诊视,六脉虚数,肝肾为甚,予断为阴虚火旺之证,当滋养阴血,扶持脾胃,俾阴血渐生,虚火降下,则痛不求其止而止矣……用生地、牡丹皮、芍药、牛膝、枸杞、续断、石斛、甘草、桑枝、麦冬、苏子。嘱其服十剂方有效,以阴无骤补之法尔。"缪氏治疗阴虚的特点,集填精补血与生津润燥于一体,既吸收了丹溪填精补血之精髓,又扩充了生津润燥药物的应用,扩大了阴虚的治疗范围,丰富了阴虚的治疗学内容,开创了后世温病学滋阴之先河,奠定了现代滋阴理论的基础。

三、结 论

缪氏第一次对阴虚的概念下了较为明确的定义,对阴虚的证候内容做出大量补充,较之朱丹溪时期更加清晰明确,尤其是对阴虚的治法,明确提出反对用补气、破气、燥热辛温、大寒大苦、升提发散、利水等削伐之剂,主张以生精补血为本,配以清虚热、敛摄、酸寒、甘寒、甘平、咸寒,略兼苦寒。既继承了朱丹溪滋阴以生精补血为本的思想,同时又变丹溪以黄柏、知母苦寒为主以天冬、麦冬、石斛、牡丹皮、地骨皮、芍药、归身、生地、酸枣仁、牛膝、五味子、人乳、白胶等酸寒、甘寒、甘平、咸寒药为主,略兼苦寒,发展了丹溪的滋阴学说,使滋阴学说尤其是内伤病的滋阴学说更加完善化、系统化。

(《中医药学报》,2009 年第 37 卷第 6 期)

缪希雍养脾阴思想对燥湿相兼证治的启示

中国中医科学院　　郑　齐

燥湿相兼主要是指燥、湿两种病机在消长变化过程中相持、并存的一个特殊阶段，多见于病情复杂的疾病病程当中，其本质是阴、阳二气消长变化的反映。由于燥湿两种证候互见，化湿则伤阴，养阴则助湿，治疗上较为矛盾和棘手。在中医学漫长的发展过程中，随着实践的积累，对这一理论问题的认识在不断深入。笔者认为，明代医家缪希雍养脾阴的学术思想，立足于脾胃燥湿互济关系，以温而不燥的健脾药与滋而不腻的养阴药配合使用，在健脾益气和养阴润燥之间寻求平衡，对解决脾虚挟湿和阴津不足这两种性质相反的证候共存的病证，具有重要的启示意义，特分析如下。

一、远绍东垣，取法丹溪

燥湿相兼之证，分而言之，东垣的升阳除湿之法堪为化湿法门，而丹溪养阴润燥之说当为治燥要旨。对于这两种证候同时存在，需要在这两种治法之间寻求平衡。缪希雍养脾阴思想恰好是在继承东垣、丹溪学术思想基础上形成的，符合这一特点。

缪希雍，字仲淳，号慕台。明代海虞（今江苏常熟虞山）人，明代后期的著名医家，著有《神农本草经疏》《先醒斋医学广笔记》《本草单方》等书，均为医界所称许。他秉承了东垣的脾胃内伤学说，并对补气升阳治法的内涵领会至深，在其书中有精辟的阐述。其次，缪氏亦受到丹溪"阳常有余、阴常不足"思想的影响，认为："阴虚真水不足之病，十人而九；阳虚真火不足之病，百不得一。"同时他结合自己的临床实践又有所创新。首先，他将脾胃分论，"胃主纳，脾主消，脾阴亏则不能消，胃气弱则不能纳"，将脾主运化从脾阴和胃气两个角度来认识，更加准确地揭示了脾胃之间阴阳相应、燥湿相济、纳运相得、升降相因的对立统一关系。其次，缪氏在继承东垣补气升阳治法的同时，也注意到这一治法温燥伤阴的弊端，"世人徒知香燥温补为治脾虚之法，不知甘寒滋润益阴有益于脾也"。在脾津不足,也就是脾阴虚的情况下,再用甘温健脾、益气升阳之法显然是火上浇油。可是一味地用滋腻养阴之品又会助湿碍脾,所以只能选用甘平、甘寒、性润、轻灵之品资其化源、以溉四脏。可见缪氏的养脾阴思想是在继承李东垣、朱丹溪学术思想基础上的一次创新。他合理吸收了两位医家之长,而又巧妙地互克其短,在化湿和养阴之间寻求了平衡,对于燥湿相兼证治具有重要意义。

二、甘平甘淡,取法冲和

对于阴阳俱虚、带有矛盾性病机之证,《灵枢·终始》早有明训,"阴阳俱不足,补阳则阴竭,泻阴则阳脱,如是者,可将以甘药,不可饮以至剂"。而缪氏养脾阴的思想,最具代表性的是以甘平、甘淡之味养阴悦脾,这完全与《内经》之旨相合。

缪氏在《神农本草经疏》中指出:"言甘者,得土之气,惟土也,寄旺于四季,生成之气皆五,故其气平,其味甘而淡,其性和而无毒,土德冲和,感而类之……"他认为甘平、甘淡之品,其性冲和无毒,与土同气相感,故能入脾经而补脾。"冲和"源自《老子》"负阴而抱阳,冲气以为和",是一种阴阳和谐、阴平阳秘的状态。缪氏在继承东垣学说的同时,也认识到甘温益气这一治法有温燥伤阴的弊端,"白术、陈皮,虽云健胃除湿,救标则可,多服反能泻脾,以其燥能损津液故耳";同时也深刻领悟到阳生阴长之义,即便是脾阴虚,单纯滋阴,用之不慎,反而滞脾。于是他权衡利弊,取法冲和,选择了茯苓、莲肉、白扁豆、山药等甘平、甘淡之品,健脾气而不伤脾阴,而较少使用芪、术等温燥之品,同时配伍麦冬、石斛这类"微寒清平"之味,滋脾阴而不助脾湿,使其组方温而不燥,滋而不腻,颇有气旺津生、阳生阴长之妙。最能体现这种组方用药思路的方剂,当属缪氏名方保胎资生丸。该方原为夫人妊娠养胎、保胎而设,全方十七味药中,甘平、甘淡之品占了一半,意在以平和之剂与脾土冲和之德相应,充养脾胃之气,化生气血,以养胎元。后世将此方视为缪氏养脾阴的代表方剂,广泛用于脾胃的调养,不只限于妇科。这种以甘平、甘淡之品为主,守冲和之性的组方思路,对于燥湿互存证治具有重要的借鉴意义。在《先醒斋医学广笔记·痢》中有一则秦公蕃病痢案,该案"阴虚有火,又加湿热、暑湿交攻"，是典型的燥湿互存证。缪氏也直言"阴虚多火，故不受补，又不宜燥"，在治疗上也存在着化湿则伤阴、养阴则助湿的矛盾。缪氏认为"惟微寒清平之剂调之"，只有在化湿与养阴之间掌握平衡，取道冲和，治以甘药，缓缓图功，方为上策。

三、润燥同施，一兼两顾

除了如前所论，以甘平、甘淡之味养阴悦脾，可以借鉴到燥湿相兼证治中之外，缪氏有些方剂则用润燥同施之法，养阴生津与益气化湿两法同用，更可直接为燥湿相兼证治所借鉴。

《先醒斋医学广笔记》卷二中载凉血去湿补阴益气丸，从方名之中便可看出，既能益气去湿，又可凉血养阴，是一首燥润两法同施的方剂。该方由真茅山苍术、怀生地、甘菊花、车前子、人参、牛膝、白茯苓、天冬八味药组成，人参、苍术、茯苓意在益气健脾燥湿，生地、牛膝、天冬则为养阴生津而设，另有甘菊、车前子甘寒清热。方中苍术用量最重，伍于甘寒滋润之品中，易甘寒养阴之剂为去湿补阴之方。缪氏谓苍术为"安脾胃之神品"，多次记载了其单用延年的功效，但又指出"去邪之功胜而益阴之效亏"，"脾虚而无湿邪者用之，反致燥竭脾家津液，是损脾阴也"，所以补脾阴的方剂中并不常用。但是本方在大队甘寒之品中独重用其为君药，使其温燥之性减而健运之功留，恰收相反相成之妙。方名中言去湿补阴，对于如何处理去湿和补阴这一对带有矛盾的治法，本方具有示范作用，对研究燥湿相兼证候的治疗很有启示。如果苍术用量大于甘寒的药物，那本方就是燥脾不伤阴之剂；反之，甘寒之品多于苍术，则收养阴而不伤正之效。这是本方之活法，不可不知。

除了在方剂配伍中体现润燥同施之法外，缪氏在药物炮制方面也独具匠心，常通过特殊的炮制过程，多以性味相反的药物来相互遏制，达到相反相成之功。如健脾益气的人参和茯苓，在资生丸中，为了减缓其刚燥之性，都要求人乳浸、蒸。再如苍术丸，"真茅山苍术四斤，如法洗浸，去皮切片，以桑椹、怀生地、何首乌各一斤，熬浓汁至无味而止，去渣滤清，下苍术浸之，晒干复浸，汁尽为度，细末，又以人乳拌匀"。这个炮制过程就是苍术和养阴生津之品的一次组方过程，和前文的凉血去湿补阴益气丸异曲同工，使其刚燥之性大减，而具健脾化湿、润燥养阴之能,对于燥湿相兼证颇为合适。

与缪氏的医学水平相比,其在本草学方面的造诣毫不逊色,不仅有《神农本草经疏》一书传世,阐发用药理论,而且对药物的炮制之法也极为精到。在《先醒斋医学广笔记》中厘定了炮炙大法,对很多处方的药物都有严格的、具有针对性的炮制要求,对这些甘温、苦温之品的炮制方法,也可以视为其养脾护阴学术思想在炮制学上的反映。

通过以上分析发现,缪希雍在继承东垣、丹溪之学的过程中,能两善其长,互克其短,形成了致中守和的学术理念,推动和发展了明代兴起的脾阴学说,并将其贯彻到立法组方用药方面。无论是甘平甘淡、取法冲和,还是润燥同施、一兼两顾,对于燥湿相兼的证治都颇具借鉴意义,成为我们今天研究学习的宝贵资料。在当今临床,在许多疾病的不同阶段,均可出现燥湿相兼的病机,如干燥综合征、糖尿病、慢性肾功能衰竭、癌症、皮肤病等。古人当然不会针对这些现代疾病设论,甚至对燥湿相兼的理论问题亦不一定详及,但是细致发掘其学术思想中有针对性的内容,并将其合理地应用于实践,使前人的学术思想在今天的医疗实践中得到升华,这是中医理论研究工作的重要内容,从某种程度上讲,也是对中医理论的继承与发展。

(《南京中医药大学学报》,2015 年第 31 卷第 4 期)

"脾无滋法"辨
——兼析缪仲淳滋养脾阴法

甘肃中医学院　　谢　光

临证尝闻"脾无滋法"之说,然证之文献及临床,此说诚有可商之处。今特辨析如下。

(1) "脾无滋法"之"滋",指滋阴,意为治疗脾胃病证无须滋阴。此说之形成,从中医学术发展史角度看,有其渊源所自。自从金代李东垣著成《脾胃论》，详细阐述脾胃内伤病证的治疗以后，李氏的脾胃内伤学说对当时及后世产生了很大影响。但其学说主要是阐述脾胃气虚所致的种种病证，因而其治疗亦偏于补益脾气，代表方如补中益气汤等，用药主以甘温。由于李氏脾胃内伤学说对后世的巨大影响，其甘温益气升阳法广为后世医家所推崇并运用，由是而渐渐形成了一种倾向，提及脾虚之证，必归结为脾气不足，治疗亦不离甘温香燥益气类药。至清代，叶天士始创立胃阴学说，提倡脾胃分治。叶氏指出，脾胃虽同属中土，但两者特性有所不同。他认为，生理情况下，"纳食主胃，运化主脾"；病理情况下，"脾宜升则健，胃宜降则和"；运用药物治疗时，"脾喜刚燥，胃喜柔润"。诸种不同，盖因"太阴湿土，得阳始运。阳明燥土，得阴自安"。由此，叶氏论治脾胃病证，虽倡言胃阴，分治脾胃，但治脾仍宗东垣甘温升发。可见叶氏学说虽对脾胃学说有新贡献，但就治脾而言，他不仅未脱东垣窠臼，而且着意强调了脾宜升发、用药主以刚燥的一面。东垣、天士均为医名遐迩、影响巨大的医家。在他们学说的影响下，遂形成了"脾无滋法"、逢虚则燥的成说。

（2）由于脾的主要生理功能是主运化、主升清，因此，脾虚证治疗主要着眼于甘温升发益气是有道理的。但事物都是相对而言的，真理超过限度也会成为谬误。以脾而言，在其功能活动中，脾气确为主导，但不能由此而抹杀脾阴的存在及功用。以阴阳言，"一阴一阳之谓道"，"独阳不生，孤阴不长"，五脏皆然，脾亦不能例外。以脾而言，喻嘉言曾指出："脾之土体阴而用阳，胃之土体阳而用阴。两者和同，不刚不柔，谷气运行，水道通调，灌注百脉。"体阴意指饮入水谷所化生的脾之精微物质，用阳即指脾气输布散精的功能。脾之精微即为脾阴，五脏六腑皆赖其灌注滋养，而发挥其荣养作用须靠脾气的转输与散精功能。对此二者的协同关系，唐容川氏有精辟的论述。他指出："调治脾胃，须分阴阳。脾阳不足，水谷固不化；脾阴不足，水谷仍不化。譬如釜中煮饭，釜底无火固不熟，釜中无水亦不熟也。"唐氏之论，形象地说明了脾阴脾阳二者协同完成脾的运化输布散精功能，即所谓"两者和同，不刚不柔，谷气运行，水道通调，灌注百脉"。当脾气不足时，脾阴失其转输，不能输为荣血灌注百脉，反下流为湿，泄泻、带下诸证见矣。此为脾土过柔，须以甘温刚燥之品，健运鼓舞，以振脾气。对此之治，东垣已有详论。若当脾气未虚，脾阴不足或脾气虚损及脾阴时，脏腑亦失其灌溉荣养而致阴液匮乏，不思饮食，乏力,形体削瘦,烦热满闷,诸证见矣。此则为脾土过刚,若此病证,不可仍执甘温升发益气之治,以免更加耗液伤阴之弊。此时须以甘淡甘寒之品,滋养脾阴,培补脾元。对此之治,李东垣后医家论及者寥寥,以致造成医家治脾,只知有健脾补气,不知有健脾益阴。

(3) 明代医家,论及脾阴者亦为数寥寥。善滋脾阴的著名医家,当首推缪仲淳。缪氏著作《先醒斋医学广笔记》中对脾阴虚损证治多所论及。通过对缪氏滋养脾阴法的探析,可证"脾无滋法"成说有悖临证实际。

缪氏当时,医家治疗脾虚之证辄用温补香燥之品,以致形成"世人徒知香燥温补为治脾虚之法,而不知甘寒滋润益阴之有益于脾"的局面。有鉴于此,缪氏临证遇有脾虚之证,并不囿于补气升阳一法,亦注重滋养脾阴。缪氏深明,脾虚或他脏虚损之证,若只理脾气而不顾脾阴,则不啻如树木只顾疏枝松土而不予灌溉。脾阴为后天阴液之本,脾阴足方能灌注滋养诸脏腑。理脾只有气阴兼顾,方为治本求源之道。缪氏滋养脾阴法略可归纳为三条。

1) 甘寒滋脾法:缪氏精究本草,深谙药性,对于甘寒之品的运用深有体会。诸脏腑虚损时,必以后天之本脾胃为要。故缪氏指出:"阴虚精竭之病,全赖脾胃。"当此时,若施以苦寒则伤脾作泄,施以甘温又虑耗液伤阴。惟有甘寒之品,不仅益阴,亦可助脾。对于阴虚诸症,缪氏每主用甘寒药物,立意滋养脾阴。通过甘寒滋脾,求诸本源以调治各类阴虚之证。如一妇产后腿疼,不能行立,久之饮食不进,困惫之极。其证系产后阴血暴亡,血不足以濡养经筋。阴血亏乏既久,又损及脾阴。缪氏诊此病者曰:"此脾阴不足之候。脾主四肢,阴不足故病下体。"治疗上,缪氏指出:"向所饮药虽多,皆苦燥之剂,不能益阴。"缪氏则投以甘寒之剂如石斛、木瓜、牛膝、白芍、酸枣仁、生地、枸杞、茯苓等,4剂患者即愈。又一患者,证本属中气虚,见不能食,食亦难化,时作泄,胸膈痞满不舒。治疗初时投以甘温香燥等益气健脾之品,如参、术、干姜、肉豆蔻等,其中参用至两许痊愈。3年后,又病上证,某医以前病用参得愈,仍投以参,病反转剧。经仲淳诊之,认为其病非中气虚,已转属阴虚。于是摒弃香燥之品,改投甘寒滋脾之药如麦冬、石斛、芍药、茯苓、酸枣仁、枸杞、牛膝等而愈。上举仲淳所治两案,其证均属阴虚而用苦燥或甘温之剂治疗无效者,而仲淳则另辟蹊径,取法于甘寒滋脾,药用既能益阴,又可助脾之甘寒之品，从滋养脾阴着手，治本求源。脾阴足则后天阴血自得其灌注，阴虚之证自愈。

2）甘平润脾法：甘寒滋脾固可补脾阴之不足，但此类药物毕竟偏凉滞腻，久服仍恐有碍运化。对于一些脾虚较甚，病况较重，需要长期调治，不可急切图功者，此法尚有所不宜。对此，缪氏通过长期临证实践，治以甘平濡润、不腻不燥之品，此类药物，既无耗液伤阴之虑，又无滋腻碍脾之忧。如痧疹之证，乃肺胃热邪所致。痧疹后，由于热毒内陷，常出现泄泻。热邪与泄泻，甚伤脾阴。对此痧疹后元气未复，脾胃虚弱之证，缪氏主张多服白芍、炙甘草、莲肉、白扁豆、糯米、山药、龙眼肉等，慎勿轻用参、术。以上药物性味甘平，不燥不腻，可濡润脾阴，健运脾气。痧后泄泻致脾阴虚损，元气不足，此时若泥于"脾无滋法"之成见，妄用参、术之类温燥，必致脾阴更伤，元气不复。此时惟有慎用香燥，主以甘平，借其不燥不腻之性，冀其久服常服，方可达濡润脾阴，恢复元气之效。如《广笔记》载一验案，一患儿禀赋素弱，患脾虚证，饮食俱废，形体日渐削瘦。对此等棘手之证，治疗即从甘平润脾入手，处以人参、茯苓、山药、白扁豆、莲肉、白芍等甘平濡养之剂，间服甘寒滋脾之品。百日即初见成效，患儿饮食顿加，半年则肌体丰满，大异于前。于此足见，甘平润脾法用药虽平淡，但因其具有不燥不腻之性，无碍脾耗液之虑，可常服久服，因而调治脾虚之证，此法有时可收奇功。如对脾虚泄泻之证，仲淳治疗常以糯米、莲肉作糜，米汤调饮之，其效甚佳，此即取法于甘平润脾。

3）气阴双补法：脾虚证中，很多情况下为气虚兼阴虚。此时仲淳常采用气阴双补法，或益气兼甘寒滋脾，或益气兼甘平润脾。① 益气兼甘寒滋脾法：东垣立补中益气汤以升发脾胃元气，用于脾虚之证。但其方稍偏温燥。脾虚患者，常为气阴两虚。即或脾阴不虚，久服此类方药，亦虑其耗液伤阴。仲淳治疗脾虚中气下陷之证时，仍投以补中益气汤，但方中又加入酸枣仁、麦冬、石斛、茯苓、山药等。既可预防温燥耗伤脾阴，又可收气阴双补之效。如对一脾元虚，气不归元，病腹中若有癥瘕，不食不眠，烦闷身热患者，仲淳投以人参、茯苓、麦冬、芍药、石斛等，4剂而愈。此例证系脾气阴两虚，仲淳论治取法于益气兼甘寒滋脾，以大剂人参为主，佐以甘寒滋脾之药。益气滋脾并举，亦寓含从阳引阴，从阴引阳之意，自能使脾之气阴两复，元气充盛。若脾虚兼他脏虚者，仍可以此法获效。如一妇产后惊悸，虚烦欲死。仲淳诊之，认为证属心、脾、肝三脏俱虚，以人参、酸枣仁、茯神、远志、芍药、石斛、麦冬等为丸，龙眼汤吞服，弥月而愈。此证虽心、脾、肝俱虚，仲淳治疗仍从益气滋脾入手，俾脾阴足而阴血充盛，心、肝得其滋养自可神安志定，诸症自失。② 益气兼甘平润脾法：对于脾气阴两虚而气虚较甚者，仲淳常以此法获效。如泄泻，不思饮食之证，仲淳治以人参为君，扁豆、橘皮佐之。人参益气，扁豆润脾，二药和合，恢复脾之气阴。对于肾泄之证，仲淳创脾肾双补丸以治之。因下多亡阴，故方中用莲肉、山药、白扁豆濡润滋养脾阴；人参一味，用之一则益气健脾，一则亦含阳生阴长之意，以恢复脾阴。又如健脾名方资生丸，为仲淳所定。方中亦含益气兼甘平润脾之意，其方以人参益脾气，薏苡仁、山药、白扁豆、莲肉、芡实等益脾阴，又经细致加工，使之不燥不腻，既无耗伤脾阴之虑，又无碍脾运化之忧，实为调治脾胃虚弱、气阴两虚之理想方剂。此方之创立，为调治脾虚之证又开一法门。我们也可将其视为缪仲淳对脾胃内伤学说的一个新贡献。

(4) 结语：李东垣后，脾喜刚燥，用药主以香燥温补的特性被过分强调，以致忽略了脾阴及其功用，从而形成了"脾无滋法"之说。实际上脾阴虚证并非不可见，对其证亦有相应的治疗，抑或他脏阴虚之证，亦可通过滋补脾阴而获效。对此，明代著名医家缪仲淳所运用的滋养脾阴法实可资借鉴。

缪希雍从脾阴论治"内虚暗风"探微

南京中医药大学　　马静毅　徐　征
江苏省中西医结合医院　　刘红权

缪希雍（1546—1627），字仲淳，号慕台，明代医药学家，明海虞（今江苏省常熟市新巷）人，后迁居金坛而终。融儒、医、侠为一体的缪氏，有"东林侠医"之称，更有甚者喻之为《水浒传》中神医安道全式的医生。缪氏行医著书力求务实，扎根于临床，因其所用方剂不拘一格、变而通之，故《四库全书总目提要·先醒斋笔记》谓："介宾守法度，而希雍能变化。"缪氏的重要书著《先醒斋医学广笔记》中更是不乏独到的中医理论观点，诸如"伤寒时地议""邪气之入必从口鼻""治吐血三要法""内虚暗风"说，首创"脾阴说"，重视降气等。在此笔者将结合仲淳著作《先醒斋医学广笔记》，从"脾阴说"的角度探析其"内虚暗风"的辨治，以略窥缪氏学说之一斑。

一、溯源：因地制宜，辨内外风

考中风之证，以突然昏仆、不省人事，或口眼歪斜、痰壅流涎为主症，大致包括现代医学的脑缺血（TIA、脑梗死）、脑出血等，而舌强语謇、抽搐惊厥、半身不遂等危症也会接踵而至。世之医者自古至今，关于中风的中医学说也是层出不穷。大体上，唐宋以前多以"内虚邪中"立论，金元以后才以"内风"立论。

明代缪希雍则认为根据南北地域不同，中风有真假内外之别，应因地、因时制宜。北方风气刚猛，伤人经络、脏、腑；南方地域多湿热之气，质多柔脆，往往多热多痰。真阴既亏，内热弥甚，煎熬津液，凝结为痰，壅塞气道，不得通利，热极生风，亦致猝然僵仆类中风证，或不省人事，或言语謇涩，或口眼歪斜，或半身不遂。其将发也，外必先显内热之候，或口干舌苦，或大便闭涩，小便短赤，此其验也。刘河间谓此证全是将息失宜，水不制火，并承前人中风有内外之别及在河间火热论、丹溪湿痰热学说的基础上，从实际出发而首创此说。"内虚暗风"说——即内虚以阴虚为多，暗风即内风，王孟英在肯定此学说的基础上又进一步指出不必以真中、类中及南北有别之说横于胸中，总宜辨证施治。

二、治宜：主次有序，标本有道

北方风气刚猛，多为真中，治真中风之道，首先应以祛散外风之邪为急,其次勿忘补养气血。南方湿热蕴结,多为类中,类中风法当清热、顺气、开痰以救其标;次当治本,阴虚则滋阴、益血,阳虚则补气,气血两虚则气血兼补。切忌用治真中风之风燥刚剂治疗类中风,否则轻变为重,重则必死,福祸反掌就在一瞬间。图2的大纲即罗列了缪氏对中风的大致解读。

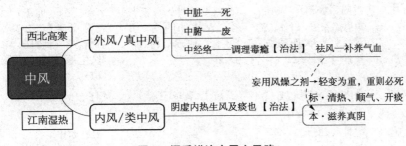

图2 缪氏辨治中风之思路

三、用药特色:甘润息风,首"脾阴"

中风急性期时,首当清热、顺气、开痰以救其标。待内风稍定后即中风后遗症期,则需要滋阴以培固其根本,尤其是"年四十而阴气自半也",更应注意滋养真阴、柔和筋骨,否则就如同泛舟湖上,上段风波勉强挺过,在临登彼岸之时又遇骇浪复兴,与怒涛相搏终究难免灭顶之灾。所以唯有用滋阴之法善后方可使中风家真阴渐充、元气自复,从而使病稀发甚至痊愈。

从表2不难看出,仲淳之于中风的用药多甘寒清灵以平息内风,甘寒相伍,使甘不助火,寒不伤脾,其用药可谓面面俱到,立法于无过之地,且务慎辛燥,即使补阳也避附桂等辛热大燥之品。正所谓"五味入胃,甘先入脾",故平息内风之时不可忽视顾护脾胃的重要性,缪氏首创的"脾阴"学说足见其重要性。如瘊疹之症以白芍、炙甘草为君,再以养阴祛湿为臣辅;再如素体脾虚的患儿,缪氏以人参、茯苓、山药、白芍、莲子肉、扁豆等甘淡润脾之法治之;妇女产后腿疼案中认为是脾阴不足所致,治以甘寒之剂;孙氏患者阴虚致热案中,缪氏先以甘寒清热,愈后再以滋脾养阴,治本求源。

表2　缪氏治疗内伤杂病四气五味用药表

味/气	（热）温	平	寒（凉）
酸	五味子、山茱萸		
苦	何首乌、续断	半夏曲	白芍、黄柏、连翘、青蒿、贝母、枇杷叶
甘	当归、沙苑子、人参、黄芪、大枣、白术、鹿茸、巴戟天、鹿角胶、杜仲、白扁豆	白茯苓、枸杞子、酸枣仁、人乳、柏子仁、胡麻仁、甘草、莲子、天麻	天冬、麦冬、菊花、天花粉、瓜蒌仁、玄参、石斛、桑叶、竹沥、梨汁、生地、沙参、葛根（凉）
辛	白芥子、广橘红、苍术、紫苏子、砂仁	莱菔子、菟丝子	郁金
咸	虎骨胶、霞天胶		童便、鳖甲

四、近代发挥：脾胃之于内风

近代中西医汇通派大宗张锡纯，集各家之说认为中风分外风与内风。外受之风名为真中风，内受之风则名为类中风（内中风），继而进一步将内中风分为脑充血和脑贫血（即现代医学 TIA）两类，并将中、西医对内中风的相关理论进行融合，为深入研究内中风打下坚实基础。中风之病机虽较为复杂，但综合起来不外乎风、痰、气、火、虚、血六端，且与脾胃有关。脾胃为一身气机之枢纽，张氏引黄坤载"肝气宜升，胆火宜降。然非脾气之上行，则肝气不升；非胃气之下行，则胆火不降"之意，指出"升脾调胃肝自平"，故而张锡纯在治疗中风病证时特别重视脾胃，其"淡养脾阴"的观点，补充了"甘淡滋脾"理论。

在《医学衷中参西录》的 32 首治疗中风的医案处方中，常用药物有 67味，其中甘草、生黄芪、生怀山药和白术这 4 味益胃健脾之良药分别出现过 14次、13 次、8 次和 5 次。甘草之甘主缓，虽补脾胃而实非峻补，因其作用缓和，宜作为辅助药用以"助参芪成气虚之功"，张氏的脑充血方中甘草出现 13 次、脑贫血方中出现 1 次（回阳升陷汤）；张氏还尤为注重生黄芪补气、升气之特性，藉之助气血上升以上达脑中，其喜用生黄芪入汤剂且在方剂中多作主药，12 首脑贫血方剂中 10 首用黄芪入药；怀山药常作为人参、白术等的辅助用药,对慢性久病或病后羸弱需营养调补而脾运不健者,可视之为长期食疗服用之佳品;白术素有"脾脏补气健脾第一要药"之称,张氏主要用于治疗脑贫血的加味黄芪五物汤与加味玉屏风散等方剂中。

张氏还喜辅以"粥"以食疗,食疗组方也严格遵循"取其药性化合,借彼药之长以济此药之短"的原则,诸如珠玉二宝粥则是将山药、薏苡仁等分并用。若单用山药,久则失于黏腻;单用薏苡仁,久则失于淡渗,且不能久服常用,故两者相配,补而不滞。食疗之粥虽为寻常食品,但胜在剂型简便,久服无虞,还能屡建奇功,堪称张氏在脾胃论治方面的一大特色。

五、医案隅举

刘红权主任是江苏省中西医结合医院脑病科(神经内科)学科带头人,全国优秀中医临床人才,中国中医科学院中青年名中医,江苏省中西医结合医院院级名医,具有丰富的临床经验,对神经系统疾病有较深入的研究,擅长中西医结合诊治神经系统疑难、危重疾病:脑血管病、眩晕病、头痛病、颈椎病、失眠焦虑病、面瘫、周围神经病、帕金森病、肌无力等。刘红权在临床治疗中风及留有中风后遗症的患者时不单顺肝之性以息风,更是兼顾调补脾阴,认为脾阴学说对临床有很大的指导意义,现将验案载于下,以飨同道。

患者高某,男,67岁,因脑梗死后遗症前来就诊。刻下:舌紫暗苔腻,脉弦滑。此中风恢复期之风痰阻络证,治宜搜风化痰、行瘀通络。处方:泽泻10 g,炒白术10 g,姜半夏6 g,佩兰10 g,川芎6 g,天麻6 g,茯苓10 g,丹参10 g,陈皮6 g。7剂。

泽泻、炒白术、姜半夏、佩兰、茯苓行燥湿健脾、清热化痰之效;川芎、天麻、丹参、陈皮共奏活血凉血、降气行气之功以调和气血治其本。此方颇有缪氏"先救其标以清热、顺气、开痰,次治其本以补气、益血"之范。刘红权在息肝风的同时不忘兼顾脾胃,白术和茯苓等甘味之品的运用也足以体现缪氏"脾阴说"的临证意义。

六、小　结

笔者以缪希雍被称为"长夜一灯"的"内虚暗风"学说为切入点,从"内风"

的病因来分析其病机,从而阐释缪氏相应的治则治法与用药特色。值得探讨的是,对于这里因"内虚"而产生的"暗风",缪氏并未明确指出是由于肝阴虚还是由于脾阴虚所导致的,笔者通过分析其用药特色认识到缪氏首创的"脾阴说"之观点便将脾阴虚与内风的证治相联系,发现"脾阴说"对于中风后遗症或是与内风相关的其他病证有较大的临床应用价值并且鲜少有人专门论之。沿至近代,张锡纯基于"内虚暗风"理论进一步发挥,从用药加减和食疗辅助等方面也体现了脾胃之于内风病证调理的必要性。笔者还借鉴了刘红权在临证时的相关应用以进一步佐证从脾论治"内风"对于现代临床的重要性。中风在现代社会的发病已经趋于年轻化和普遍化,故准确把握中风病机、拓展临证诊疗思路,并于早期及时从因多法辨证论治在临床上是十分有必要的。

(《四川中医》,2020 年第 38 卷第 8 期)

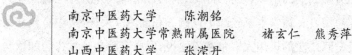

药 学 成 就

浅谈缪希雍升降理论及现代运用

南京中医药大学　　陈潮铭

南京中医药大学常熟附属医院　　褚玄仁　熊秀萍

山西中医药大学　　张滢丹

　　缪希雍(1546—1627),字仲淳,号慕台,江苏常熟人,被列入明代四大名医、吴中十大名医,是吴门医派的重要人物,同时也是虞山医学的代表人物。他一生有很长的时间在全国各地寻医访友。在他游历期间结识了不少当时的名医及各地名不经传的民间医生,如王肯堂、施季泉、臧仲信等,常与他们共同探讨医理,交流临证诊治心得,其间收集了大量的本草资料、医方及诊治经验。也正因如此,缪氏见闻广博,一生著述不少。他所著书中,多处体现着升降的思想,笔者在此略作总结,并分享其现代运用,以飨同道。

一、缪希雍升降理论简析

　　1. 缪氏提出升降理论根源　阅读他的书,可以发现他对人体气机理解得很深入,并将其充分运用于临床当中。在《神农本草经疏·论制方和剂治疗大法》中记载:"升降者,病机之要最也。"可见,他在病机中,尤其重视气机之升降。在《先醒斋医学广笔记》的《泄泻篇》中有言:"天地之间,动静云为者,无非气也;人身之内,转运升降者,亦气也。天地之气不和,则山川为之崩竭。人身之气不调,则肠胃失其转输。"说明气的运动贯穿在人体生命活动过程当中,具有重大的作用,在内表现在运化水谷,在外则包括视听言行。而且,正如他所说"设宜降而妄升,当升而反降,将使轻变为重,重则毙矣",因此,他视气机的升降逆调为"病机之要最"。

　　2. 首提升降二剂及运用总结　缪氏对南北朝医家徐之才提出中药方剂

的功用十剂分类很是赞赏,但深入研究发现其分类尚有不足之处,于是根据自己在多年游历期间积累的材料及临证经验加以总结,从《内经》的"高者抑之,下者举之"获得启发,在原来的基础上补充了升降二剂。《神农本草经疏·十剂补遗》中记载:"升降者,治法之大机也……是以病升者用降剂,病降者用升剂。"

缪氏提出升降二剂的同时,还将升降二剂的常用药、功能、适应病证及其病因病机加以总结,在《神农本草经疏·论制方和剂治疗大法》文中有较详细的论述。缪氏升降二法的运用大多宗东垣之说,但亦有所充分发挥。如饮食劳倦,阳气下陷,宜升阳益气;泻利不止,宜升阳益胃;郁火内伏,宜升阳散火;因湿洞泄,宜升阳除湿,都是效法东垣之学。如"肝木郁于地中,宜升阳调气""滞下不休,宜升阳解毒",就是缪氏所增者。而对降剂的功能、适应证及其病因病机以及方药,则全是缪氏独开门户的临床心得之谈,被后人广泛采纳。如清代的《顾(松园)氏医镜》、景日昣《嵩崖尊生全书》等均有转引,可证他们对缪氏之升降两剂治法的赞赏。缪氏升药多以升提发散为常用药,如升麻、柴胡、川芎、紫苏、麻黄、干葛、羌活、独活、防风、白芷、生姜、细辛、荆芥、前胡、藁本、葱白、薄荷等;降药则多为理气降气药为主,如真降香、苏子、枇杷叶、郁金、橘红、沉香、乌药、麦冬、芍药、五味子等。

二、现代运用

1. 升清降浊法治脾胃病　已故常熟市中医院前院长、江苏省名中医周本善老先生,为当代虞山医学代表人物之一,在升降理论上的运用中一定程度上对缪希雍的升降思想有所传承发展。他在《临证心悟录·脾胃病从肝论治六方法》中专门提及以升清降浊法治疗脾胃病。他说:"凡症见脘宇痞胀,泛嗳作恶,腹痛便溏,瀊瀊不爽,胸闷气逆,脘腹撑胀,叹息矢气为快,乃由清气在下,浊气在上,肝气横逆不驯所致。治欲升脾之清,降胃之浊,尤当以理肝之用为首务,据此而制成本法。"周本善在升清降浊用药方面承袭了缪氏之法,临证多选用柴胡、生麦芽、厚朴、制半夏、陈皮、白芍、甘草、吴茱萸、川楝子等。其中以柴胡疏肝升清,并以芍药、甘草、麦芽助之升清;用厚朴降浊,并以二陈佐之;吴茱萸、川楝子辛苦相合,既能通降中焦,又能入肝理用。如仲景常用的桂枝,取它能升能降的特性,运用起来更为灵活。其他还有木香、砂仁、山楂、六神曲的消食建中;紫菀、桔梗的利肺解郁;青皮、香附的化肝调气等,可随症加入。

周本善自拟清幽安胃颗粒剂(制半夏 10 g,炒淡芩 10 g,淡干姜 3 g,炒川连 3 g,生党参 15 g,炙甘草 3 g,生白芍 15 g,紫丹参 15 g,连翘壳 15 g)运用于临床治疗幽门螺杆菌(HP)感染,经证实此方对清除及根除 HP 感染疗效达77.42%,对改善患者症状效果尤其突出。该方的效果正是周本善充分运用升降理论之中降法治疗脾胃病的一个很好的例证。

2. 治脾胃之本总不离调升降 苏州市中医医院高级专家马振华师从已故苏州市名中医黄一峰,为黄一峰学术思想重点继承者之一。在多年临床实践及缪希雍学术思想深入研究之中,笔者的青苗导师马振华提出"治脾胃之本总不离调升降"的个人独到经验。笔者以反流性食管炎为例,浅谈马振华对升降理论的运用。

"胃失和降,胃气上逆"为胃食管反流病的基本病机。而马振华认为该病是由多种因素引起的胃气上逆,浊气随胃气上逆,损伤食管,包括肝郁、胆热、痰阻、脾虚、湿热、气滞、瘀血等原因造成脾胃升降失调。由此,马振华提出应该根据患者在外之症状表现对其进行辨证,分析其证候根源,予以对证处方,从根源调整脾胃升降,使胃气恢复和降的能力,才能从根本上解决问题。

马老认为脾胃为一身升降之枢纽,脾有升,胃有降,才属于正常的生理状态。若脾胃病起,脾胃升降必然失调,治宜升降结合,调理气机紊乱,且升降之法不局限于单纯升脾之气与降胃之气。马振华从缪氏升降理论及后世气机升降理论中得到启发,升清不但可从脾出发,还可从肝(胆)、从肺处着手;降浊不仅可从胃出发,还可从肺、从肾处着手,治疗之时可适当升降并用,理顺各脏腑气机,则一身升降能相互协调,气机得畅,清者得升,浊者得降。如此,自然会明显提高脾胃病治愈率。

马振华医案:强某,男,33 岁。2018 年 4 月 11 日初诊。患者因"嗳气、反酸半年"来诊。患者半年来反复出现嗳气、反酸,于 2018 年 2 月 8 日前往苏州市中医医院消化科门诊就诊,查胃镜提示:反流性食管炎(B 级);胆汁反流性胃炎。予服用奥美拉唑开始有好转,但不久后效果逐渐减弱,缓解不明显。初诊时见:嗳气,晨起容易反酸,胃纳正常,大便偏干,小便黄,舌偏红,苔中部黄腻,脉略滑。予清热祛湿,调畅气机。处方如下:苏梗、藿香梗各10 g,蒲公英15 g,木蝴蝶6 g,前胡10 g,牛蒡子10 g,黄连3 g,吴茱萸3 g,生白芍15 g,僵蚕10 g,浙贝母10 g,人中黄6 g,野蔷薇10 g,茯苓15 g。14剂。二诊(2018年4月25日):反酸已近痊愈,嗳气较前明显好转,舌苔较前清爽。予原方加旋覆花6 g,再进7剂。

【按】本案患者嗳气反酸,结合舌苔脉象可知为湿热蕴结于胃,导致胃气上逆。方中清热利湿之品均属于常规辨证用药,本方特殊之处在于马振华处方用前胡降肺气,同时又用牛蒡子升肺气,二者相反相成以调理肺气,令肺气肃降之力恢复,助胃降气;黄连苦寒能降,而合吴茱萸的苦辛能升能降,为苦辛、寒温并用,理顺中焦气机。马振华沿袭张仲景方药中常见的寒温、苦辛并用及缪氏重调气机升降的思想,阴阳相调,升降并用,调其气机,使其气机运转恢复正常,从而治愈疾病。

三、总　结

缪氏的升降理论是基于《内经》提出,并在此基础上,结合徐之才十剂提出了升降二剂,总结了升降二剂的临床运用的诸多方面。缪氏在临证之时对气机升降很是重视,治病必求升降制宜,在其著作中多次论及气机升降的宜忌。该理论的临床实用性极高,对于后世学者影响也颇为深远。

《炮炙大法》评述

中国药科大学　　张清华　刘成基

《炮炙大法》是明代万历时著名医药学家缪希雍应庄继光之请而口述的,又经庄氏整理的炮制专书,最早刊于1622年,为《先醒斋医学广笔记》的卷之四,后有单印本,是继《雷公炮炙论》之后的又一部炮制专著。全书按药物类别,分为水部、火部、土部、金部、石部、草部、木部、果部、米谷部、菜部、人部、兽部、禽部、虫鱼部 14 部,共 439 种中药。书中以简明的手法叙述了各药的炮制方法,也包括各药的出处、采集、优劣鉴别、炮制辅料、炮制过程、炮制后的贮藏方法,对某些药物还阐述了炮制前后性质的变化和不同的治疗效果,在书末附有"用药凡例",对药物的炮制原则,及煎药、服药等都进行了较详细的说明。本文对其内容做一简要介绍。

一、对中药炮制法分类的发展

在长期实践过程中,中药炮制的方法不断充实,经验不断积累。到了明代,中药炮制已步入兴盛阶段。缪氏在前人基础之上,又补充了当时对药物加工的经验,对炮制方法进行了第一次分类,《炮炙大法》首列"按雷公炮炙法有十七,曰炮,曰爁,曰煿,曰炙,曰煨,曰炒,曰煅,曰炼,曰制,曰度,曰飞,曰伏,曰镑,曰摋,曰曬,曰曝,曰露是也,用者宜如法,各尽其宜"。其中的"爁、煿、煨、度、伏、镑、摋、露"等方法在《雷公炮炙论》中未见记载(有人认为十七法取自于罗周彦《医学粹言》)。

二、较完善的炮制工艺

在《炮炙大法》中,最主要的内容就是炮制工艺,缪希雍将《雷公炮炙论》中"去其迂阔难遵者",增添了当时的炮制方法,如白芍"今人多以酒浸蒸切片,或炒用亦良",砂仁"略炒,吹去衣",所以在工艺方面已达到较完善的水平。

1. 药物的净选 《炮炙大法》中非常注重入药部位的选择,多余的部分一概弃之,如"百部根,去心皮";款冬花"去梗蒂";三棱"去毛";远志"去心,若不去心,服之令人闷";青黛"水飞去脚,缘中有石灰";丹砂"研须万遍,要若轻尘,以磁石吸去铁气"。药物在去除杂质和非药用部分后,更有利于发挥疗效,减少毒副作用。

2. 药物的切制 缪希雍在《炮炙大法》中根据药物入药部位及性质的不

同以及药物在不同组方中的具体应用，采用了不同的切制方法并加以说明。如茵陈蒿"须用叶有八角者，采得阴干，去根，细剉用，勿令犯火"。现代研究表明，茵陈蒿中含有挥发性有效成分，如果加热处理便会减少药物中挥发性成分的含量，所以缪氏的切制方法是科学的。又如黄连"去须切片，分开粗细，各置姜汁拌透，用绵纸衬，先用山黄土炒干研细，再炒至将红，以连片隔纸放上炒干，再加姜汁，切不可用水"。现今仍采用这种"润"法或不用水处理方法，黄连中有效成分小檗碱为水溶性生物碱，因此，在切制过程中黄连不宜加水浸泡，这种切制方法是合理的。

3. 药物的炮制　《炮炙大法》是从实践中总结出来的一套可行的炮制经验，其中相当一部分至今仍在沿用，其对植物药、动物药和矿物药的炮制均有详细记载。《炮炙大法》中提倡药物炮制要适度，如大蓟"止血烧炭存性"，芦火竹火项下"火候失度，则药亦无功"，并采用了多种辅料进行炮制，如酒、醋、蜜、盐、油及各种药汁等，如杜仲"用酒炒，断丝以渐取屑，方不焦"；何首乌"米泔浸经宿，同豆九蒸九晒"。同种药物采用不同的辅料炮制会产生不同的疗效，在《炮炙大法》中亦有精辟的论述。如黄芩"入肺经用枯芩去腐，酒浸切妙；入大肠或安胎等俱用子芩酒浸切炒"；黄连"赤痢用湿槐花拌炒……治上焦火，用酒炒；治中焦火，用姜汁炒；治下焦火，用盐水或朴硝炒；治气分湿热之火，则以茱萸汤浸炒；治血分块中伏火，则以干漆水炒。诸法不独为导引，盖辛热能制其苦寒，咸寒能制其燥性，在用者详酌之"；黄芪"补气药中蜜炙用，疮疡药中盐水炒用"。对一些有毒的药物也有一定的认识，如朱砂"用丹砂入药，只宜生用，慎勿升炼，一经火炼，饵之杀人"。总之，书中对 439 种中药的炮制方法做了较全面的记载。

三、重视炮制与临床应用的关系

缪希雍精通医术，潜心研究本草，所以他在《炮炙大法》中对炮制与临床应用的关系相当重视。如干姜"若治产后血虚发热及止血俱炒黑，温中炮用；散寒邪、理肺气、止呕生用"；矾石"生用解毒，煅用生肌"；槐花"止血炒黑"；蒲黄"行血生用，止血炒用"，这些都指出了药物在不同的临床应用方面应采用不同的炮制方法。药物通过炮制，引药归经，从而治疗相应的疾病。药物通过炮制后,往往发生药性改变,产生新的疗效。《炮炙大法》中已对相当一部分药物做了论述。

除上述几点,《炮炙大法》对药物的优劣鉴别也非常重视,多在每味药之首列有优劣鉴别方法。在附于书后的"用药凡例"中,详细讲述了中药汤剂煎煮细则,并指出"药剂丸散汤膏各有所宜,不得违制",要求掌握正确的火候、时间以及不同类的药物煎煮方法,如胶类、石药、种子、果实等,书中对服药方法也做了说明,并列出了禁忌药。古之炮制,实为中药炮制和散、汤、膏等制法的合称,故《炮炙大法》中均有论述,而以炮制为重点。《炮炙大法》是在继承前人的基础上,又充实了作者的实践经验,对中药炮制、制剂、鉴定、贮藏等各个方面作了较全面的论述,为我国中医药学做出了卓越贡献,特别是在中药炮制史上写下了新的一章。虽然书中一些炮制工序欠妥,炮炙十七法对炮制方法的总结也不尽完整,在书中也未全面表达出来,但就整部书的历史价值而言,这些都是瑕不掩瑜的。《炮炙大法》对后世炮制工艺的发展起到了很大的影响,是一部值得很好研究和借鉴的文献。

(《中药材》,1992 年第 15 卷第 3 期)

《神农本草经疏》及其学术成就简介

无锡市中医院　　壮　健
常熟市中医院　　江一平

《神农本草经疏》(以下简称《经疏》)系明代医家缪希雍所著。现就该书的成书概况及其在本草学上所取得的成就作一简介。

一、成书概况

《经疏》是缪希雍晚年时期的著作。从其历史背景来看,本草学发展至明代，在药物的辨识、栽培、炮制、制剂以及临床运用方面，均已达到了相当高的水平，积累了大量的文献资料，这就从客观上为缪氏研究本草学提供了有利的条件。同时，由于缪氏注重临证实践，经验丰富，且虚心好学，不耻下问，故"搜罗秘方甚富"。他有感于明药性、知药理之要，尝叹"《本经》为三坟之书，后增入《名医别录》，有朱字、墨字之分，总言药之主治，从未有发其所以然者"，且"虽代有哲匠，演其奥义，然去古弥远，寖失其旨"。遂博览群书，精求药道，"恍焉有会心之处，辄札记之，历三十余年"，撰成《经疏》。书成后曾由"门人李季虬氏，几经参录，悉以付新安吴康虞氏，刻之金陵未竟而遗焉"，后由顾澄先"检其存稿若干卷，按部选类，汇得全帙，细复检阅，以为定本"，于明天启五年乙丑(1625)付梓（即海虞毛氏绿君亭刊本），至清光绪十七年辛卯(1891)周学海氏将此书收入《周氏医学丛书》。1980年江苏广陵古籍刻印社据周氏本而重印之。

《经疏》全书共三十卷，卷一、卷二为续序例上、下；卷三以下为玉石部，其后各卷的编排次序与《证类本草》同，有部分混杂者，为之移正；卷三十为补遗药品27种。缪氏对书中所录药物，凡临证常用之品，均"备为具疏"，并各附有"主治参互"及"简误"两项，考证药效及处方宜忌等。是书虽名为《神农本草经疏》，但其中不少引录药物的叙述文字并非《本经》原文，而是见于《名医别录》《证类本草》等书，正如缪氏在《经疏·凡例》中所云："药物治疗，《本经》《别录》，业已备悉，间有未尽者，参之以各名家主治，故小字附列于经文之下，或即以疏内叙述"（着重号系笔者所加）。于此亦反映了缪希雍于前人著述广为采撷，互为补充，以广来学矣。

二、主要学术成就

1. 阐发药性，朴实详尽　盖药物气味之说奠基于《内经》和《神农本草经》，至于药物气、味、性之间的关系，则后世代有阐发，如宋代寇宗奭在《本草衍义·序例上》中说："《序例》药有酸、咸、甘、苦、辛五味，寒、热、温、凉四气。今详之凡称气者，即是香臭之气。其寒、热、温、凉，则是药之性……况自有药性论，其四气则是香、臭、臊、腥，故不可以寒、热、温、凉配之……其《序例》中'气'字，恐后世误书，当改为'性'字，则于义方允。"在此，寇氏分辨四性，别具一格。缪希雍则认为药物的四气五味来自大自然,所谓"物之生也必禀乎天,其成也必资乎地。天布令,主发生,寒热温凉,四时之气行焉,阳也;地凝质,主成物,酸苦辛咸甘淡,五行之味滋焉,阴也",故"物有味,必有气,有气斯有性,自然之道也",明确阐述了药物气、味、性的区别和联系,颇具新意。缪氏还进一步指出:"药有五味,中涵四气,因气味而成其性,合气与味及性而论,其为差别,本自多途。"可见药性之差别,关键是因其气味有"厚薄多少,单用互兼"之异,故"同一苦寒也,黄芩则燥,天冬则润,芦荟能消,黄柏能补,黄连止泻,大黄下通",足见缪希雍对药性的论述,不涉元渺,朴实详尽,提纲挈领,要言不繁。

2. 注疏药物,立足实用 《经疏》所疏药物,多系临证常用之品,所谓"治疗之必不可缺,暨近地所产,得以睹记者,备为具疏","其余非必用之药,及罕识难致者,存而不论"。可见,缪氏是以禆切实用为著述宗旨的。在注疏形式上,则不拘一格,"或先经而阐义,或随文而畅旨,或断章以相比,或因源以导流,或从末而会本,或根性以知非",然其要则一:"期在发明《经》旨。"

例如疏"黄芪"曰:"黄芪禀天之阳气,地之冲气以生,性味甘微温而无毒,气厚于味,可升可降,阳也,入手阳明太阴经。甘,乃土之正味,故能解毒;阳能达表,故能运毒走表;甘能益血,脾主肌肉,故主久败疮,排脓止痛;风为阳邪,凡贼风虚邪之中人也,则病疠风。《经》曰:邪之所凑,其气必虚。性能实表,则能逐邪驱风,故主大风癞疾,五痔鼠瘘;补虚兼小儿天行痘疮之在阳分,表虚气不足者;小儿胎毒生疮疖。《别录》又主妇人子脏风,气逐五脏恶血者,血不自行,随气而行,参合血药则能之矣。补丈夫虚损,五劳羸瘦者,通指因劳阳气乏绝所生病也。甘温益元气,甘温除大热。故通主之。气旺则津液生,故止渴。血虚则腹痛,中焦不治亦腹痛,脾胃之气不足,则邪客之而泄痢,补中气则诸证自除矣。益气利阴气者,阳生阴长故也。"在此,缪希雍从药物气、味、性出发,将其功用与阴阳五行、气血津液、脏腑病理及临床应用相合,明理悟性,绝少浮泛空论。

缪氏不仅善于继承前人成就,且每每自出杼机。如疏"麦冬"曰:"麦门冬在天则禀春阳生生之气,在地则正感清和稼穑之甘。《本经》甘平,平者,冲和而淡也。《别录》微寒,著春德矣。入足阳明兼入手少阴、太阴,实阳明之正药。"清代医家王孟英曰:"缪氏《经疏》知麦冬为胃经正药,《寓意草》始言脾胃异治，叶氏大畅厥旨，谓胃为阳土，宜用甘凉，俾后人得所遵循，故洄溪、润安皆深折服也。"可见缪氏从药物学角度倡甘凉养胃之法，对后世是大有启发的。再如在疏"山楂"时云："观其能消食积，行瘀血，则其气非冷矣。"纠正了前人关于山楂"味酸气冷"的说法。

3. 主治参互，采撷诸家 临证善用药者，"须合众药之所长，而又善护其所短，乃能苏凋瘵而起沉疴"，缪氏对药物之主治参互，博采众长，参以心得，论述尤详。

例如缪氏在论述"石膏"之主治参互时曰："仲景白虎汤专解阳明邪热……若劳役人病此，元气先虚者，可加人参，名人参白虎汤；发斑阳毒盛者，白虎汤加竹叶、麦门冬、知母，以石膏为君，自一两至四两，麦门冬亦如之，知母自七钱至二两……甚则更加黄连、黄柏、黄芩名三黄石膏汤……"再观缪氏《先醒斋医学广笔记》时气伤寒一门，举案例共 14 则，其用方竟一半出入于白虎汤，可见缪氏善用石膏，其对石膏主治参互之论确是继承前人经验，结合自身体验而阐发的。

又如在"黄柏"主治参互一项中，缪氏引用了《外台秘要》《千金方》《肘后方》《经验方》《梅师方》《简要济众方》《十金博救方》《深师方》《衍义方》《妇人良方》《洁古家珍方》《许学士方》《三因方》《圣惠方》《普济方》《子母秘录》《张果医说方》《宣明论方》18 种方书，共 23 方。不难看出，主治参互实际是单味药物与方剂组成的有机联系，这不仅对保存前人珍贵的方剂学资料有积极意义，而且对药物的各种配伍及运用博收约取，参较异同，有助于启发临证思维。

4. 简误防失，利而罔害 缪希雍认为："夫药石禀天地偏至之气者也。虽醇和浓懿，号称上药，然所禀既偏，所至必独脱也。用违其性之宜，则偏重之害，势必所至……故作简误，以防其失。"可见，严格掌握药性及使用和配伍禁忌，具有十分重要的意义。缪氏在"简误"一项中较好地表述了这一内容。

例如"柴胡"一味，《神农本草经》云："久服轻身，明目益精。"缪氏则认为："柴胡性升而发散，病人虚而气升者忌之，呕吐及阴虚火炽炎上者，法所同忌。疟非少阳经者勿入。治疟必用柴胡，其说甚误。不可久服，亦无益精明目之理，尽信书则不如无书，此之谓也。"可见，缪氏虽云"据经以疏义"，但在具体问题上亦是择善而注，绝非盲从。

又如"黄芪"一味,缪氏"简误"曰:"黄芪功能实表,有表邪者勿用;能助气,气实者勿用;能内塞补不足,胸膈气闭闷,肠胃有积滞者勿用;能补阳,阳盛阴虚者忌之;上焦热盛,下焦虚寒者忌之;患者多怒,肝气不和者勿服;痘疮血分热盛者禁用。"这是从掌握药性的角度阐述药物的使用禁忌,但在具体运用时则须知其所偏,明其所长,以举一反三,随证变通,如是方能全面理解,不失缪氏本意。

三、结　语

综上所述,缪希雍以立足临床、禆切实用为著述宗旨,博览群书,参以心得,著《经疏》一书,在本草学的研究中取得了卓越的成就。"从讨论药理言,此实空前巨著。若与李氏《纲目》相较,彼以品种的齐备,部类的系属,采治的鉴定,功用的综述胜,此则以述功录验,明所以然,条分缕析,发其隐微胜。从历史条件而言,《经疏》出后,我国的本草学,可以说才发展到一个新的阶段。"确是公允中肯之论。

(《北京中医杂志》,1987 年第 2 期)

《神农本草经疏》学术成就述要

山东中医药大学　　董利利　宋咏梅

缪希雍所著《神农本草经疏》,又名《本草经疏》。全书三十卷,卷一、卷二为"续序例"上、下,论述药物的性味主治等内容,载有医论三十余篇,将药物与辨证结合论述,分列诸病应忌药七门(即阴阳表里虚实、五脏六腑虚实、六淫、杂证、妇人、小儿、外科)。卷三至卷二十九,依《证类本草》编次,将部分《证类本草》中药物分别用注疏的形式,加以发挥。各药主治多遵《神农本草经》《别录》,若两书不详,再参以诸家论治;每药之后又附有"主治参互"和"简误"

两项，来考证药效及处方、宜忌等。其末卷收载《证类本草》未载或未详之药。

一、临床辨治思想

1. 注重气机调节　缪氏认为十剂之后，可增入升降二剂，认为"升降者，治法之大机也"，"升降者，病机之要最也"。治疗时应分清病机，当升则升，宜降则降，假如宜降而反升，当升而反降，将使病情加重，甚至导致死亡。

将气分病分为气虚、气逆、气实三类，立治气三法，即补气、破气和降气调气，并列所主之药。如气虚者补之，用人参、黄芪之属。

2. 血证治疗特色　① 立治血三法：将血证分为血虚、血热、血瘀三类。指出：血虚者，宜补之，治疗宜用甘寒、甘平、酸寒、酸温之品来益营血；血热则宜清之、凉之，治疗时选酸寒、苦寒、咸寒、辛凉之品，以除实热；血瘀宜通之，药宜选辛温、辛热、辛平、辛寒、甘温之品以入血通行，佐咸寒以软坚。② 独创吐血三要法：缪氏根据其临床经验，反对时人专用寒凉之药或者专用人参来治吐血，独创"吐血三要法"，即"宜降气，不宜降火"；"宜行血，不宜止血"；"宜补肝，不宜伐肝"，对后世影响深远。

3. 发展了六经辨治思想　缪氏的六经辨治，既守仲景之法，又有变通、创新，用药强调因时因地制宜。如三阳证的治疗，除少阳之治，则一本仲景之法，用小柴胡汤加减。对太阳病的治疗，为了适应江南无刚劲之风而多湿热之患的特点，不用麻桂之剂，而以羌活汤（羌活、葛根、杏仁、前胡）加减。又把阳明证分经、腑两证，对正阳阳明的胃家实，从经证治之，则急解其表，方用大剂竹叶石膏汤主之；若表证已罢，邪结于里，则用调胃承气汤或小承气汤下之。

4. 提出"内虚暗风"说　缪氏在"论似中风与真中风治法迥别误则杀人"中，明确指出东南之地虽常有猝然僵仆等证的发生，但并非真中风，是真阴既亏，内热弥甚，煎熬津液，凝结为痰，壅塞气道，不得通利，热极生风所导致。此即内虚暗风，系阴阳两虚，而以阴虚者为多，与外来风邪不同。治疗时先清热、顺气、开痰以救其标；次当治本，阴虚则益血，阳虚则补气，气血两虚则气血兼补。他在前人中风有真假内外之论的基础上，提出了"内虚暗风"之说，脱出前人温散外风和温补培元的窠臼，后世有关中风理论也大多不出此论的范围。

二、本草学方面的成就

1. 系统论述药性理论,指导临床用药 ① 药性气味生成:缪氏认为物之生成,禀于天,资于地。"天布令,主发生,寒热温凉,四时之气行焉,阳也;地凝质,主成物,酸苦辛咸甘淡,五行之味滋焉,阴也。"对药物气味的来源、生成进行了论述。又指出:"物有味,必有气,有气斯有性,自然之道也。"说明药物气、味、性之间存在区别和联系。② 五脏苦欲补泻:缪氏提出"五脏苦欲补泻,乃用药之第一要义"。他先分列每脏的苦欲补泻,紧跟其后进行解释说明。通过论说,进一步阐明五脏的喜恶,以便于后学更好地把握和应用,于临床用药亦具有重要的指导意义。③ 药性差别:药有四气五味,因气味而成性,合气、味、性三者而论,"其为差别,本自多途"。其间厚薄多少,单用互兼,各不相同。如苦寒药,"黄芩则燥,天冬则润,芦荟能消,黄柏能补,黄连止泻,大黄下通,柴胡苦寒而升,龙胆苦寒而降"。缪氏对药性的论述,也补充了《神农本草经》的不足。

2. 创本草文献体例之新 缪希雍撰《神农本草经疏》,其创新之处在于专列疏、主治参互、简误三项栏目,且内容极其详细。特点如下。

(1)疏注药物,以畅《经》旨:本书对药物的疏解详尽而实用,每疏注一药,均先引录《神农本草经》等书对该药性味功效的论述,继之根据经文所载予以发挥解说。所疏注的药物,多为临床常用药,使本草药物的论述更切于实用。注疏时不拘一格,形式多样,意在"发明《经》旨,适当于用"。

疏注药物时,从药物的气、味、性出发,联系中医理论和经典著作,对《神农本草经》所述药物的功用,与阴阳五行、气血津液、藏象生理病理及临床运用有机结合。还注重汲取新知,如疏"五味子"时,除对《神农本草经》中的记载进行论述外,还收取了《药性论》《日华子诸家本草》中的记载,以此来启迪后学,并开拓药物在临床中的应用。

(2)主治参互,以尽其长:缪氏认为,临床治病,用药如用兵。病情的复杂决定了用药需要精当,这就要求医生对药物的选用要达到"参互旁通,彼此兼济,以尽其才"。为此列出药物主治交互参证,以分别药物的功用所在。

(3)立"简误",以防其失:对历代的一些不经之说,或临证用法宜忌,或临床运用可能产生歧义及注意之处，以"简误"予以论证。专设"简误"一项，是以往本草书很少列出的，这是缪氏的一个贡献。用药不仅要知其功效主治，还要对其弊端、忌用了然于心，只有这样才能恰如其分地用于临床。

本书共载有药物 1 400 余种，经诠释者 493 种，重点在于阐发药性理论，介绍用药经验，详明药理及病忌、药忌，亦辨析药物名实种类等，对于临床用药有其独到见解，故对后世影响较大。此外，本书征引文献十分广博，其中包括《千金方》《唐本草》《开宝本草》《本草衍义》，以及陈藏器《本草拾遗》等书，很好地保存了明以前的文献。

（《山东中医药大学学报》，2010 年第 34 卷第 3 期）

《先醒斋医学广笔记》临床用量策略及服药时机探讨

北京中医药大学　　宋　佳　张　林　赵思佳　杨　琳

《先醒斋医学广笔记》（以下简称《广笔记》）是明末著名医家缪希雍的代表著作，主要集录了缪希雍对内、妇、儿、外等各科常见病的治疗心得、经验用方及临床验案，还记叙了常用 400 余味中药的炮制方法、畏恶宜忌，以及丸、散、膏、丹的治法与煎服法等，反映了缪希雍精湛的医学造诣、独到的治疗经验，以及渊博的药学知识。本文将就其"随证施量"的用量策略及重视选择服药时机进行总结。

一、以"随证施量"为原则的用量策略

方药用量策略是医生对疾病的病因病机、发展预后作出精确判断之后所给出的用量对策，包括方药的剂量、煎药方法、服药间隔、服药疗程等多项内容，是方药剂量理论的重要组成部分。尽管与西药严格规范的用药剂量相

比，中医的方药剂量理论一直缺乏系统而完善的整理与总结，并显得随意性太强而规范性不足，经验性太强而理论性不足，给中医药的现代化与标准化带来很大的困难。但是翻阅古籍会发现，古代医家在丰富的临床实践中总结了很多灵活变通、行之有效的用药策略，系统总结这些渐被遗忘的用药方式，对构建中医方药剂量理论具有重要意义，其临床施量策略有如下几类。

1. 重剂起沉疴 这是一种针对病势较重、需要投以大剂量药物方能祛除邪气、阻断病程的用药方式，常用于感邪较重、以邪盛为主要病机的实证、热证。如缪希雍在《广笔记·三阳治法总要》中就在多处交代需投以大剂，如"阳明病发狂，弃衣而走，登高而歌，此阳明实也，以承气汤亟下之；如便不结者，大剂白虎汤灌之"，又如"太阳病……如病人自觉烦躁，喜就清凉，不喜就热，兼口渴，是即欲传入阳明也……羌活汤中加石膏、知母、麦冬，大剂与之，得汗即解"及"正阳明者，胃家实是也。其证不大便，自汗，潮热，口渴，咽干，鼻干，呕或干呕，目眴眴不得眠……甚则谵语，狂乱，循衣摸床，脉洪大而长。宜急解其表，用竹叶石膏汤大剂与之。不呕，无汗，与葛根汤，亦须大剂"。又有治疗妊娠伤寒阳明证，症见"头疼，壮热，渴甚，舌上黑苔有刺，投以大剂竹叶石膏汤，一日夜尽石膏十五两五钱(约合今 578 g)，病愈"。另有治疗小儿瘰疹，以石膏三两(约合今 111 g)、知母一两(约合今 37 g)、麦冬三两(约合今 111 g)，加黄芩、黄连、黄柏、西河柳、淡竹叶，浓煎饮之，烦躁遂定。以上诸案便是针对邪气亢盛、正邪交争较剧之证，当投以重剂，助正攻邪，力起沉疴，所谓"治外感如将，兵贵神速，机圆法活，去邪务尽，善后务细，盖早平一日，则人少受一日害"。因此，治疗务必要早，投量务必要足，以除后患。而对于一些正虚较甚兼有邪实之证，缪希雍也常投以大剂。如治疗疟疾，他医先投以清脾饮，20 余剂不效，后认为此虚甚，非参不可，投以大剂参、芪(剂量均至一两，合今 37 g)，一剂而瘳。又如治疗消渴证，投以麦冬五两(约合今 186 g)、天冬一两(约合今 37 g)，浓煎服用。此两案均是正气大虚的危重证候，不得不用重剂，补正以振生机。

2. 逐渐增量 逐渐增量是根据患者服药后的症状变化，采用增大药量的给药方式，这种用药方式往往用于症状无改善或改善不显者，为病重药轻，应加大药量以抗邪外出。如缪希雍治疗三日疟，以人参一两(37 g)、生姜皮五钱治疗不效，后将人参加至三两(111 g)，生姜皮加至一两五钱，二服即起。

又如治疗疟者寒少热多，汗少，头痛，不嗜饮食，疏以竹叶石膏汤，用石膏至一两五钱(56 g)，3 剂不应，患者昏迷沉困，不省人事，势甚危重，本欲加人参二钱，诊脉仍洪数如初，仍用前方而石膏加至二两(74 g)，何首乌五钱，且日进 2 剂，疟止病退。又如治疗伤寒伴洞泄无注，疏以竹叶石膏汤，虑其素有腹泻之病，石膏仅用一两(37 g)，病不减，他医疑其虚，当用附子、肉桂之属，缪希雍复诊其脉，仍洪大而数，仍用前方，将石膏加至二两(74 g)，不数剂霍然。

以上三案均为病证不减而增大方中主药用量，第一案是正虚邪盛，正不胜邪之证，将人参用量从一两增至三两，加大两倍，正气得药力相助，奋起抗邪，二服即起。第二案是投以汤液之后，患者服三剂不应且症状加重，竟致昏迷沉困，不省人事，本欲加人参以救逆，脉象提示邪盛为实，故加大石膏用量而病退。第三案为伤寒阳明证伴泄泻，因其素有泄泻，初用石膏量较为谨慎，后病不减，且脉象仍示邪气盛实，将石膏量增大一倍，病退。尤其是后两案，一则症状加重，一则凤疾在身，缪希雍在加大石膏用量前均有踌躇，但仍通过脉象抓住"阳明热邪炽盛"这一主要病机而果敢增大药量，终获良效。可见逐渐增量的前提是对病因病机的准确把握。

3. 逐渐减量 逐渐减量是根据患者服药后的症状变化，采用减小药量的给药方式，这种用药方式往往用于患者症状出现明显改善，逐渐减量以调理善后，这类医案在《广笔记》中虽然数量不多，但更能体现缪希雍用药施量之精准。如缪希雍治疗气上逆，每饭下一二口，辄嗳气数十口，再饭再嗳。缪希雍认为，当于药中加用人参二钱，患者不信，亦未服药。逾 6 个月，出现饮食不下、呕吐、冷气如团而出等症状，以人参六钱另佐他药治疗，3 剂之后上下洞然，即索粥，顿食三四碗而不上逆。服用五六剂之后，欲将方中人参减二钱，嗳逆复作，又恢复至六钱，服用 1 个月后，方将人参减二钱，服用半年后痊愈。

此案患者主要症状表现为嗳逆，嗳逆一病，多由饮食不当、情志不和、正气亏虚导致，辨证可虚可实可寒可热。此证初起时，缪希雍认为是中焦气虚不运，当加人参二钱，患者不信，服用他医顺气药，致病情迁延加重，竟发展至饮食不下、吐冷气等症，因此时中焦气虚较前更甚，缪希雍将人参加至六钱，服用 1 个月之后方将人参减二钱。这里由于患者出现饮食不下、呕吐等危重之症，必先用足量人参补益脾气，复其健运之职，俾胃能纳食，方有病愈之望。

而嗳止之后，当渐减人参，并佐以酸甘柔润、降气化痰之品，却病而安。

4. 试探性给药　试探性给药是医者先凭临床经验确定一个首服量，然后根据患者服药后的临床反应来决定是否续服或是否对续服药量进行调整，从而达到祛邪而不伤正之目的，常用于一些作用峻猛或毒副作用较大的方药，亦常用于一些虚实夹杂的病证。此法早在《伤寒论》中就有广泛应用，如大陷胸汤、抵当汤或抵当丸，方后注曰"如不下，更服"即是试探性给药。在《广笔记》中亦常见试探法，如"阳明谵语，发潮热，脉滑而数者，小承气汤主之。服药后腹中转气者，更与一服；若不转气者，勿更与之。若服药后，次日不大便，脉反微涩者，里虚也，为难治，勿复议下"。这条与《伤寒论》第214条相仿，是对于邪实兼有正虚迹象的病证，当用试探法给药，论中"谵语、发潮热"说明阳明里实症状明显，但是脉象"滑而疾"已露出里虚的征象，因此用药需慎重，"一试再试而不敢攻也"，通过观察药后有无腹中转气，再决定是否继续服用。又如"正阳明者，胃家实是也……若表证已罢，脉缓，小便利，是病解矣。若表证罢后，邪结于里，大便闭，小便短赤，宜用调胃承气汤或小承气汤下之。下后，按其腹中不作痛而和，病即已解；如作痛，是燥粪未尽也，再用前药下之，以腹中和，二便通利为度"。这里阳明表证解后，邪热互结于里，用承气汤下之后，根据腹中是否作痛来决定是否继续服用。另在《广笔记·中风》中，缪希雍记录了乙卯春正月，自己忽患口角歪斜、耳根肿痛、右颊水肿之症，认为是内热生风及痰，当投以清火养阴之剂，调治至五月，病始痊愈，于前方清火养阴剂中加人参二钱，服二剂，觉浮火上升，即去之。此案由痰热胶结、风痰相搏所致，而人参甘温，有助火生热之弊，因而在发病起初两个月内服用的方药中并无人参一药，全方以滋阴清火为法，病愈之后，拟加用人参以扶正，先从小量二钱开始，服药后觉火气上升，便即去之，也是试探性给药。

总之，试探性给药法需要密切关注患者服药后的反应，包括症状与舌脉的变化，来判断是否继续服用，这要求医者对疾病的发展有准确的把握，善于明察秋毫，并进行客观细致的分析，才能更有效地指导进一步用药。

5. 继守前方　继守前方，即是俗称的"守方"，常用于病程缠绵日久的病证，非短期内可收功，需轻剂缓图，药力累积，以达到祛邪愈病的目的。岳美中先生曾就"守方"云："就治病来说，对久虚积损之证，药投之数剂，即立冀有效，也往往是不合逻辑的……表面看来，似乎迟缓颟顸，驽骀十驾，有逊于骏足千里。实际，非有卓识定见和刚毅的精神，是不能长期守方的。"缪希雍在《广笔记》中也记载了多个守方的案例。如治疗产后气喘、自汗无间、夜不能寐，立法为养血补心，以炒酸枣仁一两为君，臣以生地、白芍、麦冬、五味子、当归、枸杞子、阿胶、龙眼肉等药，服至 32 剂，病证如故。患者家属疑虑是否继续守前方，缪希雍认为，阴血者难成而易亏，仍投前剂，服至 42 帖，患者忽得睡，汗渐收，睡愈熟，睡至四日夜，一醒霍然，颜色逾常，血足而色华。又如治疗形体卑弱，神气短少，右乳旁及肩背作痛异常，手不可近，扪之如火，日夜不眠，服用活血止痛药 20 余剂不效，缪希雍诊为阴虚火旺之证，当滋养阴血，扶持脾胃，俾阴血得生，虚火降下，则痛不求其止而止矣。但嘱其服用 10 剂方可见效，以阴无骤补之法。又如治疗阴虚内热，缪希雍云"法当用甘寒，不当用苦寒。然非百余剂不可，慎勿更方"，后百剂而安。

以上三案是缪希雍"守方"的代表，这三案均是阴血不足，按养血滋阴法治疗。缪希雍认为，"阴血者难成易亏也，不可责效旦夕"，"阴无骤补之法"。因此，治疗过程中不能急于求成，而要坚持服用十余剂甚至几十剂、百余剂才能见效。对于守方，由于服药多日而未见起色，患者甚至医者往往会心生疑虑。比如第一案中服至 32 剂时病证如故，很难不让人犹豫是否更方，因此"守方"需要医生有胆有识，胸有成竹，并在医患之间建立良好的信任关系，及时解除患者的疑虑，使患者具有很好的依从性，安心服药，才能却病就愈。

6. 中病即止 中病即止主要是针对一些作用峻烈之方而言，多为汗、吐、下等祛邪之剂，根据方药作用的预期结果，或得汗，或得吐，或得利下，即停止服药，以防剂伤正。如栀子豉汤"得吐者，止后服"；大陷胸汤"得快利，止后服"；大承气汤、小承气汤"若更衣者，勿服之"；牡蛎泽泻散"小便利，止后服"。因中病即止多针对实证而言，因此，虽然邪气亢盛，正气亦旺，经治疗邪气只要有退衰之势，正气就能乘胜追击，祛邪之残余于体外，而不能初战收功就继进攻剂，克伐正气，导致不良后果，如大青龙汤应"一服汗者，停后服"。若得汗后仍继续服药，则可能导致"汗多亡阳遂虚，恶风，烦躁，不得眠"。

在《广笔记·幼科·痧疹论并治法》中，缪希雍谈到"痧疹者，手太阴肺、足阳明胃二经之火热，发而为病者也。小儿居多，大人亦时有之。殆时气瘟疫之类也……治法当以清凉发散为主，要用辛寒、甘寒、苦寒以升发之……量证轻重，制剂大小，中病则已，毋太过焉"。小儿"五脏六腑，成而未全，全而未壮","脏腑柔弱,易虚易实,易寒易热",因此对小儿病的治疗慎勿妄攻误下,纵然有邪实之证,也应注意中病即止,不可多服药物。

另在《广笔记》中还有"以效为度"的用法,可与"中病即止"互为借鉴。如在"三阳治法总要"篇中谈到用小承气汤下之,当"以腹中和,二便通利为度",又如在"痢"篇中用莱菔汤送服大黄丸,以"行两三次,腹中爽快为度"。以效为度,是以某些症状的改善程度为服药限度,虽和"中病即止"有些微区别,但也是把握服药量的策略,其目的与"中病即止"一样,都是为了防止过药伤正。

二、重视"服药时机"的用药策略

我们研究发现,除了上述诸项以"随证施量"为核心的用量控制策略之外,缪希雍临床也非常注重服药时机,其在《广笔记·服药次序》中就谈道:"病在胸膈以上者,先食后服药。病在心腹以下者,先服药而后食。病在四肢血脉及下部者,宜空腹而在旦。在头目骨髓者,宜饱满而在夜。虽食前、食后,亦停少顷,然后服药,食不宜与药并行。"其实很早以前古代医家就提出药有食前、食后之分,所谓"凡人饮食入腹,皆受纳于胃中,胃气散精于脾,脾复传精于肺,肺主治节,然后分布于五脏六腑,是胃乃人身分金之炉也。未有药不入胃而能至于六经者也"。因此,服药时机是否恰当,关系到药物疗效的发挥。

1. 饥时服/空心服　饥时服是指有饥饿感时服药,多在饭前;空心服又指空腹服药,一般是晨起服用或者饭前服用。我们认为,在《广笔记》中二者意思相近,且饥时服与空心服常同时出现,如"饥时空腹"或"空心饥时"服,饥时服与空心服是缪希雍最常用的服药时间,可见于中风、疟证、妇人崩漏、小儿疳证、虚损证、泄泻、痢、脾胃、饮、吐血、脑漏以及肠痈便毒等病。饥饿时服药或空腹服药容易使药力得到充分发挥,《医心方》中就"服药节度"有言:"欲以药攻病,既宜及未食内虚,令毒势易行,若以食后服之,则药攻谷而力尽矣。"从缪希雍所治病证来看,这两种服药方法并不仅仅用于四肢表证以及邪气亢盛的疾病,还常用于一些虚损病证的治疗,如滋阴清火之剂也常饥时服药,概因饥时服或空心服可令药力充分发挥,驱逐邪气,以促病愈。

2. 临卧服　临卧服就是睡前服药,在《广笔记》中共出现 5 次,分别见于

"气虚痰多""疟""泄泻""虚弱"与"幼科"，常用于一些安神定志药或滋养阴液药的服用，如《广笔记》中天王补心丹临卧服，幼科治疗"胎惊"也是临卧服。此外我们发现，服药时机与剂型也有关，如临卧服的基本都是膏剂、丸剂，通过一夜的药力发挥，达到补正祛邪的目的。

3. 下午服 在《广笔记》中有两处下午服药的例子。一则是防疟方，以何首乌、苍术、半夏、橘红、人参、茯苓、藿香、豆蔻为丸如绿豆大小，下午及临卧白汤吞；另一则是治疗浊气混于上焦，胸中嘈杂烦闷、不可名状之证，以贝母、苦参、薄荷叶、沉香、人参为丸如弹子大，午食后、临卧时各噙化一丸。古代医家认为："午前阳之分，当发汗；午后阴之分，不当发汗。"一般来讲，走表透邪及益气升阳之品宜午前服用，而沉降下行之品宜午后服用。第一案因是防疟方，与治疟方的服药时间恰成相对，治疟方一般都是平旦服用，以求先于病时而服，而防疟方则在午后与临卧服。缪希雍认为，"疟者，暑气为病也"，故治疟多从暑治。因暑热之邪湿温交蒸，于午后最甚，故此时服药可有效预防暑邪侵伤。第二案中患者因误服前药而致胸中清浊相干，嘈杂烦闷，不能名状，以清肺下气之品噙化之，因该药有沉降之功，按法当于午后与临卧服用。

4. 露一宿 "露一宿，五更温服"是缪希雍治疗疟证最常见的服药时间。他经过长期的临床实践总结得出"疟之为病，暑邪所致"，因而常以白虎汤或竹叶石膏汤化裁清暑邪益津液，而"露一宿"的服用方法则是其总结失败的临床经验所得。缪希雍曾以白虎汤加人参治疗一痎疟证，连服二剂，不效，病势危重，因思《刺疟论》有云："凡疟先时一食顷乃可治，过时则失之也。"悟出此由服药不得法，于是将前药并煎，煎露一宿，鸡鸣温服之，病顿失。此后缪希雍治暑病，皆是隔夜先煎，露一宿，翌日四更或五更服用。正是基于"先时宜食顷乃可治"与"暑得露即解"的服药原则，我们可以看到《广笔记》中很多治中暑、久疟的方药后均注以"隔夜先煎，露一宿"的服法。

5. 不拘时服 不拘时服就是不拘于固定的服药时间，随时服药皆可，这种服药时间见于《广笔记》中治疗伤风后耳聋、疟、发热口渴、痢毒下利、胃脘痛、消渴症以及疗疽肿毒之病证。比较来看，上述诸病证或邪热充斥、津伤较重，如发热、口渴、消渴、痢下不止等，或症状表现剧烈，如胃脘疼痛、疽毒肿痛等，需要随时服药，频频入药，使药力接续不断，才能起到祛邪生津、消肿止痛的功效。如前述治疗消渴病,患者齿痛、小便如膏、口渴昼夜不止,予大剂麦冬、五味子、黄连、芦根、黄芪、生地、天冬等药,用缲丝汤十碗,煎两碗,不拘时服。对于此类邪气深重之证,就不能拘于固定的服药时间,务要汤液频进,方能荡邪复正。

三、小　结

古人有言:"药性刚烈,犹为御兵。兵之猛暴,岂容妄发。发用乖仪,损伤更众。"通过对缪希雍《广笔记》用量策略与服药时机的总结,可见其用药非常讲求施量准确、服药得法,其常能在患者服药后症状无改善,或改善不显,甚则加重的情形下,通过调整剂量以及服药方法,使药物充分发挥疗效。纵观《广笔记》一书,缪希雍用方常有桴鼓之效,与其讲求用量策略、重视服药时机是密不可分的。

(《中医杂志》,2015 年第 56 卷第 4 期)

临床证治探讨

后人对缪希雍的临床证治较多集中在对气血的诊治和脾胃分治等方面。

缪氏提出治气治血要诀，综合来看更多的是对治血三要诀的阐述。其一，"宜行血不宜止血。血不循经络者，气逆上壅也，行血则血循经络，不止自止。止之则血凝，血凝则发热、恶食，病日痼矣。"从条文来看，缪氏倡行血不宜止血论，意在因"血不循经络，行血则血循经络，不止自止"。其二，"宜补肝不宜伐肝。《经》曰，五脏者，藏精气而不泻者也；肝为将军之官，主藏血。吐血者，肝失其职也，养肝则肝气平而血有所归。伐之则肝虚不能藏血，血愈不止矣。"缪氏认为，吐血者，肝失藏血之职，只宜养肝不宜克伐，他从肝的生理功能及病理表现，指出了肝与吐血的关系，颇有临床价值。其三，"宜降气不宜降火。气有余便是火，气降则火降，火降则气不上升，血随气行，无溢出上窍之患矣。降火必用寒凉剂，反伤胃气，胃气伤则脾不能统血，血愈不能归经矣。"从条文来看，缪氏针对的是气与血的生理病理特点，目的在于使气降血静而不上溢。

缪希雍提出的"三要诀"，实际上包含着"六法"，即行瘀、止血、补肝、伐肝、降气、降火。临证之时，肯定一法而否定另一法，是不对的。吐血之证，有燃眉之急，也有滴沥久耗，其中寒热虚实，错综复杂，立法必须因证而异，若拘泥于一法，难免开口动手便错。

至于脾胃分治，缪氏重视后天水谷精气的作用，曾言："谷气者，譬如国家之饷道也，饷道一绝，则万众立散；胃气一败，则百药难施。"缪氏虽宗东垣而重视后天，但治病不胶着于升柴芪术；虽宗河间而重视滋阴，但又不专乎地黄。缪氏治病慎进苦寒败胃之品，以防"伤脾作泄"或"损伤津液"，在治各种虚弱病证时，更刻刻维护胃气。缪氏还指出：脾胃为后天之本，气血生化之源。脾虚有十二证，总在脾阳不振和脾阴不足之别。脾阳不振宜温养之，脾阴不足应清养之。特别是对于久病之体，脾阳虽伤，脾阴亦必不足，治之当时时顾护脾阴。

明代医家缪希雍诊疗特色探析

浙江中医学院　　郑小伟

缪希雍行医之余，勤于笔耕，积三十年心血，终撰成多本著作，《神农本草经疏》和《先醒斋医学广笔记》为其代表作，丰富了中医学宝库，故在当时就声誉卓著，与李时珍同列传于明史。缪氏学验俱丰，治病颇具特色，现将其治学思想探析如下。

一、变而通之疗伤寒

缪仲淳继承和发展了伤寒学说。曾有人问先生治伤寒有何秘法？先生云："熟读仲景书，即秘法也。"所谓熟读，不是死记条文，生搬硬套，而是师仲景之意，结合临床实际，"变而通之"。其在论伤寒时，缪氏首先写了"伤寒时地议"，认为从汉代至明代已"千年有余，风气饶矣，人物脆矣，况在荆扬交广梁益之地与北土全别，故其药则有时可改，非违仲景也。实师其意，变而通之，以从时也，如是则法不终穷矣"。缪公论治伤寒病，综合时代与地点之不同，颇"多独开门户"，化裁仲景成法。如对太阳之治，弃麻桂而主用羌活汤。这是因为江南之域，"从无刚劲之风，多有湿热之患"，而羌活正是祛风散寒除湿之要品，故为君药。同时，病值秋深冬月加紫苏、葱白。如患者自觉烦躁，喜就清凉，不喜就热，兼口渴，即欲传入阳明，羌活汤中宜加石膏、知母、麦冬，大剂与之，得汗即解。如缪氏治庄敛之一庄仆，因受寒发热，头痛如裂，两目俱痛，浑身骨肉疼痛，下元尤甚，状如刀割，不可堪忍，口渴甚，大便日解一次，胸膈饱胀，不得眠，已待毙矣。敛之以其证来告，为疏一方：羌活二钱半，干葛三钱，石膏一两半，麦门冬八钱，知母三钱半，大栝蒌半个连子打碎，枳壳一钱，竹叶一百片，河水煮服，四剂而平。对阳明经证，缪氏取白虎而加以化裁为竹叶石膏汤（竹叶、石膏、知母、麦冬），大剂与之；不呕无汗，与葛根汤，亦须大剂。《先醒斋医学广笔记》载病案一例说："章衡阳铨部患热病，病在阳明，头痛，壮热，渴甚且呕，鼻干燥，不得眠，诊其脉洪大而实。仲淳故问医师。医师曰：阳明证也。曰：然。问所投药？曰：葛根汤。仲淳曰：非也。曰：葛根汤非阳明经药乎？曰：阳明之药，表剂有二：一为葛根汤，一为白虎汤。不呕吐而解表，用葛根汤；今吐甚，是阳明之气逆升也，葛根升散，故用之不宜。白虎汤加麦门冬、竹叶，名竹叶石膏汤。"阳明衄血、下血，《伤寒论》有论无方，他增添新方以治之，药用荆芥、葛根、麦冬、牡丹皮、蒲黄、白茅根、侧柏、生地、黄芩、童便之类。阳明食谷欲呕，《伤寒论》曾载一吴茱萸汤，但此系治阳明虚寒者，不宜于阳明热盛之证，他补充了竹茹汤（竹茹、麦冬、枇杷叶、芦根）。缪氏善用石膏，并每伍麦冬、知母，这是他的用药特点之一。论治少阳，缪氏法仿仲景，但对少阳阳明病则看其二经邪气之轻重，潮热、便溏、胸满不去，与小柴胡汤，去人参加瓜蒌、黄连；小便利、大便虽硬，则用蜜导法通之；大下后大便不解，腹满痛则用承气下之。

三阴之证治分二端，一者病发于三阳，不及时解表，以致邪热传入于里，虽云阴分，病属于热，粪犹未结，宜清其热。渴者用白虎汤之类，渴或心下痞者以黄连、黄芩、芍药、枳壳、麦冬、瓜蒌辈以清之。二者元气素虚之人，或高寒之地，寒邪直中阴经，法宜温补以接其阳，附子、人参、干姜、官桂大剂与之，阳回寒退，即以平补之剂调之，勿过用桂附，以防其毒。太阴洞泄不已，元气将脱，《伤寒论》中之理中汤，治之不能，缪公创用东垣升阳法，与理中配之，在理中汤中佐以升提，加升、柴、葛根之品，在仲景治太阴病惟投温补的基础上，开创了温补升提并施的新局面。

缪氏认为"伤寒"是多种感染性疾病的统称，发于冬则正"伤寒"，发于春夏则为"温病""热病"，属于"非时不正伤寒之谓"。不论"伤寒""温病"，其"邪气之入，必从口鼻"，这是他的创见，对于明清时代瘟疫、温病学的发展，具有很大的影响，是对形成温病学派有影响的人物之一。

二、创三要诀治吐血

缪仲淳治疗吐血时，认为吐血病机主要为阴虚火旺，迫血妄行，肝气升发太过，肝不藏血，气逆火升，刑于肺金，伤于阳络。气逆血亦逆，火升血外溢。当然，由气火亢旺，肝不藏血引起其他出血如咯血、衄血亦可施用，因此提出论治吐血三要诀。

1. 宜行血不宜止血 缪氏曰："血不行经络者，气逆上壅也。"说明吐血是气逆上壅，血不循经络所致。降其逆气，散其壅滞，则血随气返，循于经络，自无溢出之患。假如见血止血,虽然暂时或可有效,然其弊有二。血止成瘀,非仅气逆上壅者不除,且瘀阻气滞,脉道不利,稍久必郁而发热。胃气逆则反复吐血,兼发热恶食之症。另因血止后,瘀血凝于脉道,气血失于流畅,影响新血的生成,使脏腑困顿,变证百出,此时治疗,就相对复杂。

2. 宜补肝不宜伐肝 缪氏云:"肝为将军之官,主藏血,吐血者肝失其职也,养肝则肝气平则血有所归。伐之则肝虚不能藏血,血愈不止矣。"这里提出了吐血的治本问题。吐血为阴虚火旺,肝失所养所致,补肝用生地、枸杞、石斛、牛膝、麦冬,制肝以芍药、甘草。"益水添精火自熄",故补肝可使肝阴得涵,肝气平,肝血藏,血有所藏,不再外溢。然补肝非多服不能得效,以阴无骤补之法。如其用破气泻火,克伐刚燥,则阴愈不藏,气愈不摄,肝脏愈虚,不能藏血,血更不能止也。

3. 宜降气不宜降火 缪氏云:"气有余即是火,气降则火降,火降则气不上升,血随气行,无溢出上窍之患也。降火必用寒凉之剂,反伤胃气,胃气伤则脾不能统血,血愈不能归经矣。"这里其实说明了一个用药问题。降气具体用药:重用白芍、炙甘草柔肝缓急制其刚燥,使肝气不致升发太过,亦使肝能藏血。用枇杷叶、麦冬、薄荷叶、橘红、贝母清润肺燥,使肺气肃降,并泻刑肺的肝之逆气,兼有制肝之功。韭菜、降香、苏子下气,气降则火亦降,气顺则血宁。青蒿、鳖甲、银柴胡、牡丹皮、地骨皮补阴清热,制其亢阳。酸枣仁(炒研)、白茯神养心安神,抑其躁动。山茱萸肉、枸杞子补肾益精以涵乙木,皆以治气之本。这样标本兼顾,气降血可渐平。不过治气之本,则须多服方有显效。如用寒凉之味,如黄连、栀子、黄柏、知母之类,则恐伤脾作泄,变证百出。如《先醒斋医学广笔记·吐血》治许韬美案:"太学许韬美形体卑弱,神气短少,且素耽酒色,时常齿衄。辛未春,偶患右乳旁及肩背作痛异常,手不可近,扪之如火,日夜不眠。医以内伤治之,服桃仁、红花、乳没、延胡、灵脂等药,廿余剂不效。邀余诊视,六脉虚数,肝肾为甚,予断为阴虚火旺之证,当滋养阴血,扶持脾胃,俾阴血渐生,虚火降下,则痛不求其止而止矣。如必以和伤治痛为急,则徒败胃气,克削真元,非所宜也。疏一方付之,用生地、甘草、桑枝、麦冬、苏子,嘱其服十剂方有效,以阴无骤补之法耳!服至八剂,复邀过看,诊其脉气渐和,精神渐旺,向未出房室,此则能步之中堂,但痛处未尽除,然而生机则跃跃矣。惜其欲速太过,惑于群小,弃置予方,复以前药杂进。一月后,胃气果败,作呕逆,阴血愈耗,发潮热;脾气伤尽，作腹胀。再半月而死矣。"此案是对缪氏治血法则的印证。

三、重视脾胃善甘润

肾水之升，心火之降，肝之升发，肺之肃降，皆以脾胃之升降来调节，乃因脾胃为气机升降之枢纽，有后天之本和气血生化之源之称。缪氏对脾胃重要性的认识非常透彻，认为"胃气者，即后天元气也。以谷气为本，是故《经》曰：脉有胃气曰生，无胃气曰死。又曰：安谷则昌，绝谷则亡。可见先天之气，纵犹未尽，而他脏亦不致速伤，独胃气偶有伤败，以至于绝，则速死矣。""谷气者，譬国家之饷道也。饷道一绝，则万众立散；胃气一败，则百药难施。"所论不难看出，缪氏治病对脾胃之重视。《先醒斋医学广笔记》有一记载，"如庚子秋，华氏妹归宁，忽痢，日夜几百行，身热，发呕，一呕数十声不绝。吴医争欲下之，且曰：补即死矣。时仲淳以先生母病留湖滨，怜其促治后事甚亟，曰：既已知危，何不以药试之？服如金丸，因思饮。予固守仲淳前方，以人参五钱、炒黄连、白扁豆、升麻、滑石、炙甘草、橘红，再进如金丸。二剂势稍定，更数服愈。"即为明证。东垣《脾胃论》治脾，究属偏于升阳刚燥，缪氏虽崇其说，然又有所发展，慎用苦寒克伐之品，如黄连、栀子、黄柏、知母之类，以免伤脾作泄。而温燥劫津之品，如白术、陈皮虽曰健胃除湿，救标则可，多服反能泻脾，以其能损津液。故亦宜适可而止，而不能漫用。他指出，脾虚有十二证，总方有脾阳不振和脾阴不足之别。脾阳不振宜温养之，脾阴不足则清养之。对于久病之体，脾阳虽伤，脾阴亦不足，治之兼顾脾阴。但若惑于脾喜燥恶湿则每流于刚燥，故缪氏又告诫："徒知香燥、温补为治脾之法而不知甘寒滋润益阴。"有鉴于此，调理脾胃他常用人参、白扁豆、山药、莲肉、橘红、茯苓、炙甘草、大枣或酸枣仁、石斛、沙参、麦冬、白芍、砂仁、麦芽等。缪氏对于脾胃病的论治，擅长甘润清灵之法，实为后世所崇仰。

四、真假内外辨中风

缪仲淳认为"中风有真假内外之别，差之毫厘，谬以千里"，并指出其不同之处。真中为感受外来风邪，在西北高寒、风气刚猛之地，真气空虚之人，易为所中，且可分中脏、中腑、中经络。中脏之人多死，中腑之人多成废人，中经络之人，则可调理而瘳。真中治则为先解散风邪，次则补养气血，方用小续命汤，药用桂枝、麻黄、生熟附子、羌独活、防风、白芷、南星之属。类中则由"多热多痰，真阴既亏，内热弥甚，煎熬津液，凝结为痰，壅阻气道，不得通利，热极生风，以致猝然僵仆"，患病之人多在"无刚猛之风而多湿热之气"的长江以南，如江、浙、福建、四川、湖北、湖南等地，表现为或不省人事，或口眼歪斜，或语言謇涩，或半身不遂。发病的先期，多可表现为内热证候，如口干舌苦，大便闭结，小便短涩。"类中"的病机，刘河间认为是将息失宜，水不制火；朱丹溪认为是湿热相火，中痰中气。缪氏在吸收他们学说的基础上，认为内虚暗风，确系阴阳两虚，而阴虚者为多，与外来风邪迥别。法当清热（天冬、麦冬、甘菊、白芍、白茯苓、天花粉、童便）、顺气（紫苏子、枇杷叶、橘红、郁金）、开痰（贝母、白芥子、竹沥、荆沥、瓜蒌仁）治其标，治本则宜益阴（天冬、甘菊花、怀生地、当归身、白芍、枸杞子、麦冬、五味子、牛膝、人乳、白胶、黄柏、白蒺藜之属）和补阳（人参、黄芪、鹿茸、大枣）。缪氏认为"类中"若误用治"真中风"的药，则"轻变为重，重则必死"。缪氏曾治丁长孺一医案："乙卯春正月三日，予忽患口角歪斜，右目及右耳根俱痛，右颊浮肿。仲淳曰：此内热生风及痰也。治痰先清火，清火先养阴，最忌燥剂。真苏子三钱，广橘红三钱，瓜蒌根三钱，贝母四钱，天门冬三钱，麦门冬五钱，白芍药四钱，甘草十分，鲜沙参三钱，明天麻一钱，甘菊花三钱，连翘二钱，河水二钟半，煎一钟，加竹沥、童便各一杯。后加淮地黄、牛膝、黄柏，尔后随证加减，历时五月，病方痊愈。"

（《中国医药学报》，2001 年第 3 期）

缪希雍顺势治则初探

山东中医学院附院　　闫兆君　岳彩雷　朱　莉

缪希雍，字仲淳，明代杰出临床家。其《先醒斋医学广笔记》《本草经疏》

等著作中体现出的顺势治则，对当今临床具有一定指导价值。缪氏认为，疾病是机体正常升降功能衰弱，以致脏腑气机升降动态平衡被打破的结果。所以，他临证详审病机，视"以降治升，或以升疗降"为纠正病理升降趋势、重建气机协调平秘状态的必要环节，并且形成了以甘润滋降为主流的独特治病风格。但是缪氏并非持贵降贱升论者，他强调治病须顺应病变脏腑特性，注意激发利用其主动性，兼顾病理、生理，采取充养正气、流通道路、调整关系等措施，才能收到疗效。在正确认识王好古"五脏苦欲补泻药味"理论的基础上，缪氏将苦欲补泻与脏腑体用及升降特性相联系，揭示了顺应脏气喜欲的施治规律。他指出"五脏苦欲补泻乃用药第一要义"，脏腑都依其五行属性、内部结构、相对位置，而且有各自特殊的性能。"苦欲犹如好恶，违其性故苦，遂其性故欲"，更确切地说，"欲指本脏之神所好，苦指本脏之神所恶，苦欲因乎脏性，不属五行，未落阴阳"。从临床意义上讲，不惟补泻，施治用药均"系乎苦欲"，此即缪氏顺势治则的主要指导思想所在。兹从肝、脾、肺分而论之。

1. 从肝而论 缪氏认为，肝木属刚脏，为将军之官，不受制约，其性升发开展，喜条达恶抑郁，喜散恶敛，以血为体，以阳气为用，体阴而用阳，主疏泄司藏血，是动静、敛散、升降的综合统一体。肝木升发，申达适度则气血流通，五脏安和，一旦升发太过或不及则"诸病多自肝来"，或肝气不舒，或陷于地中，或郁而上窜，或化火伤阴。缪氏处理复杂多变的肝郁、肝火、肝风等虚实兼夹病证时，紧紧把握住肝升发申达，体用宜柔宜和的生理特性，注重肝木易升、易动，阴易亏阳易亢，气常有余体常不足的病理特点，组方用药力避刚烈克伐，疏肝理气先防耗伤肝血肝阴，不过用香燥破气，而是顺应肝性喜欲，立意轻灵甘缓。治疗升发过用的"善怒，肝气上逆，甚则呕血及飧泄"病证时，多从清降调和肝气入手，以甘寒、酸寒、咸寒佐用辛散为最佳组合，视补气升提、燥热闭气为禁忌，疏肝欲不令亢奋，柔润肝体使脏阳充而不刚，顺其所喜，畅达疏泄性用。常用药物：苏子、郁金、降香、甘草、芍药、麦冬、生地、橘皮、延胡索、香附、童便、青黛、当归等。治肝气升发不及，则从"厥阴肝木为人身生气之原"立论，认为厥阴真气虚衰，升发疏泄无力，三阴浊气势必直逼中上二焦，致使抑郁、太息、厥逆、烦躁诸证蜂起，治则应着眼顺应肝气喜欲，用药以吴茱萸为重，因"吴萸得东方震气"，辛苦大热而散，既能达木郁，又可直入厥阴，"招其重绝不升之阳以达上焦"，同时配伍人参"补真元以为之合"，确保"一阳不徒升，使无一毫偏亢之气，以全元和之阳"。法度井然，堪称治肝高手。

2. 从脾而论　脾为仓廪之官，司运动磨物，其性燥，喜温、升、通，恶湿、陷、寒，"宜健而不宜滞"。缪氏分析说："湿斯滞矣，违其性故苦而恶之。"外感、内伤致湿浊停滞，引起泄泻、胀满，应投以苦燥药物，顺脾脏性用所喜，恢复其健运职能，"阳升则清气上行，脾胃之气行阳道则饮食积聚自消，泄泻止"。如误用攻伐，则造成太阴洞泄下利，《伤寒论》法用理中、四逆等。单纯虚寒固属相宜，但若兼中气下陷就难以奏效，故缪氏创制升阳法与理中、四逆等配合应用，理中汤中加入升麻、柴胡、葛根之类，"佐以升提"，突破了仲景治太阴只温补不升阳的成规，使得伤寒方更切中具体病情。脾土性喜燥，而"过燥复欲缓之以甘"，甘先入脾，能益阴气，除大热，益气血，补肝肾，缓中。因此，缪氏临证喜用甘平遂脾欲，酸甘化脾阴、甘寒降虚火的组合，他根据脾土生理特点所拟定的名方保胎资生丸，甘而流通，升而不燥，补而不滞，轻清柔润，既舒展胃气，醒土化湿，又无伤阴劫津遗患。方中怀山药、莲肉、芡实、薏苡仁、扁豆悦脾滋阴；人参、白术、茯苓、甘草健脾益气；桔梗、麦芽升清助运；山楂、神曲、砂仁、白豆蔻、陈皮、藿香理气和脾；川黄连清脾和胃。全方"能补能运，臻于至和"。

3. 从肺而论　肺居位最高，为华盖之脏，性喜清肃收敛，恶烦热，苦气上逆，职司开合，主气，外通天气吐故纳新，内和脏腑治节升降，"气常则顺，气变则逆，逆则违其性"。外邪郁闭或嗜食酒酪均可蕴湿化痰，致肺失肃降。热邪犯肺，津液枯竭则无以通调水道；煎熬成痰则壅塞气道，致升降不利。肺恶烦热，"亦畏湿热，平则安利，发声清亮，一受火热则为贼邪所干而痰壅、咳逆、气喘、吐血、寒热声哑"。热除肺清痰散则津液流通，气得下降而诸证自止。缪氏主张，肺实者宜清润宣降，用药甘寒，苦寒佐以辛散，常选枇杷叶、苏子、桑白皮、麦冬、石膏、黄芩、瓜蒌、贝母等；肺虚有火，宜甘润滋降、咸寒养津，喜用沙参、麦冬、天冬、生地、梨、百合、童便、枇杷叶等清燥润养药物组方。

"吐血三要法"浅识

安徽中医学院附属医院　　钱天雷

明代医家缪希雍，字仲淳，著《先醒斋医学广笔记》。书中《吐血》篇所载"吐血三要法"，对吐血的论说独树一帜，为后世医家所推崇。现谈谈对这一治法的粗浅认识。

一、对"吐血三要法"的理解

《吐血》篇中的医案，有咳血、齿衄及吐血案。可见本篇的"吐血"，是泛指血从口出者。其"吐血三要法"是：

1. 宜行血，不宜止血　"血不行经络者，气逆上壅也，行血则血循经络，不止自止，止之则血凝，血凝则发热恶食，病日痼矣。"

缪氏以"气为血帅"立论，指出吐血是因血随"气逆上壅"而从口出。在治疗上所倡"行血"当是降气行血，使上溢之血下引归经，不求止而自止。"不宜止血"者，是指一见吐血不审病因，便急用寒凉泻火，或重用固涩等有意止血，常有血凝之弊。

2. 宜补肝，不宜伐肝　"《经》曰：五脏者，藏精气而不泻者也。肝为将军之官，主藏血。吐血者，肝失其职也。养肝则肝气平而血有所归，伐之则肝虚不能藏血，血愈不止矣。"

缪氏认为引起吐血的病变原因主要是"肝失其职"。肝体阴而用阳，如木得滋涵，肝气平而不上逆，则血有所归。因此补肝实为柔肝法，是阴虚内热吐血的治本大法。"不宜伐肝"者，但见肝之气火上逆，不辨虚实而滥用伐肝之剂，则犯"虚虚之戒"，愈致肝虚不能藏血。

3. 宜降气，不宜降火　"气有余即是火，气降即火降，火降则气不上升，血随气行，无溢出上窍之患矣。"

"气有余便是火"语出朱丹溪《格致余论》，意即阳气偏盛便能导致各种"火证"。这种上逆的气火，以气为本，火为标，在治疗上使其气降即能火降。缪氏在降气中首重平肝气，其次由肝之气火刑金、犯胃、侵心者，又当佐以柔肝、和胃、导心火下行。"不宜降火"者,是不当用苦寒泻火也,犯之则反伤胃气,胃气伤则不能统血,血愈不能归经。

由以上来看,缪氏所论之"吐血"是指阴虚内热、肝气亢盛之吐血,其"吐血三要法",主要是平肝降气以治标、柔肝育阴图治本,达到引血下行,从缪氏制定的治吐血方亦可证明此点。方中白芍、炙甘草制肝,枇杷叶、麦冬、薄荷叶、橘红、贝母清肺,薏苡仁、怀山药养脾,韭菜、番降香、真苏子下气,青蒿、鳖甲、银柴胡、牡丹皮、地骨皮补阴清热,酸枣仁(炒研)、白茯神养心,山茱萸、枸杞子补肾。缪氏之所以提出"吐血三要法",是为了纠正当时医者治吐血"一则专用寒凉""二则专用人参"的流弊。因此,无论对当时或后世,在临床上都有重要指导意义。

二、后世应用"吐血三要法"举例

清代叶天士《临证指南医案·吐血》邵新甫按语曰:"若嗔怒而动及肝阳,血随气逆者,用缪氏气为血帅法,如苏子、郁金、桑叶、丹皮、降香、川贝之类也;若郁勃日久而伤及肝阴,木火内燃阳络者,用柔肝育阴法,如阿胶、鸡子黄、生地、麦冬、白芍、甘草之类也。"清代何炫《何氏虚劳心传》谓:"况虚劳失血,的系阴虚,当从仲淳方论为主。"近代秦伯未《谦斋医学讲稿》谓:"我体会虽分三诀,只是一个平肝法,故这方法在肝病上用得比较多。"诸家对"吐血三要法"的认识和应用各有侧重,在临证时多遵循其法而化裁运用。如:

案1 《临证指南医案》:"某,努力咳血,胸背悉痛,当用仲淳法。苏子、降香汁、炒丹皮、苡仁、冬瓜子、炒桃仁、牛膝、川贝母。"

案2 《临证指南医案》:"李,暴怒,肝阳大升,胃络血涌甚多,已失气下行为顺之旨。仲淳吐血三要云:降气不必降火。目今不饥不纳,寒腻之药所致。炒苏子、降香汁、山栀、炒山楂、郁金、茯苓、川斛、丹参。"

案3 《吴鞠通医案》:"王,脉弦如刃,吐出血后,左胁胀痛,喉中如有物阻。治在肝络,使血不瘀,则吐血可止,止后当与补阴。新绛纱三钱、郁金二钱、降香末三钱、旋覆花(包)三钱、桃仁(炒)三钱、元胡索二钱、归横须二钱、丹皮三钱、苏子霜二钱,煮三杯分三次服。

又,如刃之脉,已见平减,但虚细如故耳。降香末三钱、丹皮(炒)五钱、细生地三钱、新绛纱三钱、归须二钱、焦白芍三钱、旋覆花（包）三钱、香附（制）一钱五分、广郁金二钱，煮三杯，分三次服。

又，肝为刚脏，劲气初平，未便腻补，取松灵之能入肝络者宜之。辽沙参三钱、麦冬（不去心）五钱、白蒺藜三钱、细生地三钱、丹皮（炒）五钱、广郁金二钱、焦白芍六钱、归身一钱五分、生甘草一钱、整石斛三钱、桑叶一钱五分，煮三杯，分三次服。

又，昨日仍瘀血吐出，今尚未可呆补。细生地三钱、沙参三钱、焦白芍三钱、羚羊角二钱、麦冬（不去心）五钱、沙蒺藜二钱、整石斛五钱、当归一钱五分、茶菊花二钱、炒丹皮五钱、桑叶一钱五分、生甘草一钱，煮三杯，分三次服。另外服新绛纱三钱。"

吴氏前二诊是遵"宜行血，不宜止血"，"宜降气，不宜降火"，后二诊是遵"宜补肝，不宜伐肝"。标本、缓急，层次分明，可见吴鞠通深得缪氏之法。

三、对"吐血三要法"的讨论

缪氏"吐血三要法"虽然被临床医师奉为指南，但不能统括吐血的一切治法。如前所述，它主要应用于阴虚内热和肝气亢盛一类的吐血。临证时应师其法而不拘其法，仍需根据辨证施治的原则。

1. 关于"宜行血，不宜止血" 这是吐血量不大时的治疗方法，若是急症大吐血，当急则治标，应以止血为要。《血证论·吐血篇》中提出吐血四法（止、消、宁、补），首倡止血为第一要法，并谓"存得一分血便得一分命"。因此，急症大吐血时益气、泻火、固涩等止血法，皆可随证施治，不必拘泥"不宜止血"之说。

值得一提的是祛瘀止血药，如三七、蒲黄、茜草、花蕊石、藕节等，既能止血，又无留瘀之弊，为血证方中常用之品。

2. 关于"宜补肝，不宜伐肝" 主要应用于肝脏阴血亏虚所致的吐血。例如肝硬化阴虚型兼有齿衄时常选用二至丸、六味地黄丸等柔肝方药有较好疗效。肝体阴而用阳，对于肝之气火亢盛者，伐肝又为必用之法。张景岳在《质疑录》中云："肝血虚，则肝火旺；肝火旺者，肝气逆也；肝气逆则气实，为有余。有余则泻，举世尽曰伐肝，故谓肝无补法。不知肝气有余不可补，补则气滞而不舒,非云血之不可补也。"因此补肝与伐肝,应视肝之虚实、盛衰,当补则补,当伐则伐。

3. 关于"宜降气,不宜降火" 吐血因肝、肺、胃之气逆所引起者,降气为必用之法。至于"不宜降火"者,不可一概而论,应根据吐血时的具体情况分别对待。其一,无火的脉证,当然不宜降火;其二,属阴虚火旺者应滋阴降火;其三,有实火的脉证,降火尤为急务。《血证论》针对因火盛所致的出血而指出:"惟有泻火一法,除暴安良,去其邪以存其正。"并极推崇大黄的泻火止血效能。

《景岳主书·吐血论治篇》对气逆致吐血者云:"气逆于脏,则血随气乱,而错经妄行,然必有气逆喘满,或胸胁痛胀,或尺寸弦强等证,此当以顺气为先。"对火盛致吐血者云:"火盛逼血妄行者,或上或下,必有火脉火证可据,乃可以清火为先,火清而血安矣。"因此降气与降火各有适应证,降气不能完全代替降火。

(《安徽中医学院学报》,1988 年第 7 卷第 4 期)

缪希雍治血三法初探

中国中医科学院西苑医院　　肖海燕　周庆兵

明代医家缪希雍在其《先醒斋医学广笔记》(以下简称《笔记》)中提出了著名的治血三法,即"宜行血,不宜止血""宜降气,不宜降火""宜补肝,不宜伐肝",笔者试结合自身的临床实践,浅谈对其治血三法的理解与体会。

一、活血不宜止血

此为治血第一大法,其原文本意为活血能使血液运行通畅,行于脉中,达到不止血而血自止的目的,即"行血则血循经络,不止自止",而之所以不能见血止血的原因就在于止血易导致留瘀，从而加重病情，即"血止则血凝，血凝则发热，恶食，病日痼矣"。对于长期反复出血，笔者认为瘀血是导致出血的首要原因。所谓"离经之血即是瘀血"，这些患者每一次出血都可能会导致瘀血滞留体内；再者临床上见血止血是很常见的治疗方法，而单纯止血法虽然见效快，却难免留瘀。以上两个方面是形成瘀血的主要原因，而病理产物一旦形成，其直接结果就是反复出血。如《血证论》云："吐衄便漏，其血无不离经。凡系离经之血，与荣周身之血，已暌绝而不合……然既是离经之血……亦是瘀血。""且经隧之中，既有瘀血踞住，则新血不能安行无恙，终必妄走而溢矣。"

笔者在临床上也观察到，经常出血的患者其瘀血的指征十分明确，或皮肤紫斑，或面色黧黑，或舌质紫暗瘀斑等。对于此类血证患者，活血是第一治法，往往能收到"行血则血循经络，不止自止"的效果。我们常选化瘀止血类药，如三七、血余炭、藕节、蒲黄等，既能止血，更能化瘀，达到化瘀以治本、止血而治标的目的。现代名医颜德馨认为血瘀内阻，血行不循常道，出血不时举发，而成血证之根；亦认为祛瘀能使血循经络，不止血而血自止。治疗上，颜德馨常用桃红四物汤加减治肌衄；生蒲黄、土大黄、白及等分研末治呕血、便血；即使其他原因引起的出血也常加入蒲黄、茜草等药活血以防留瘀。至于"不宜止血"，"不宜"不是禁止之意，而是针对单纯的止血之法而言，因为单纯止血有留瘀的弊端。

二、补肝不宜伐肝

肝主藏血，肝气偏盛或肝经火热邪气可迫血妄行，此时常需清肝降火，即伐肝之法。缪氏所倡补肝不宜伐肝为扶正治本之法，开创性地提出了补肝法治血证。《内经》曰："肝为将军之官，主藏血。"因而"吐血者，肝失其职也"。所以"养肝则肝气平而血有所归，伐之肝虚不能藏血，血愈不止矣"。此处"肝藏血"之"藏"字有约束、固摄之义。《妇科准绳》引薛立斋之言云："肝虚不能摄血也。"《杂病源流犀烛·肝病源流》亦认为肝"其职主藏血而摄血"。《傅青主女科》言："夫肝本藏血，肝怒则不藏，不藏则血难固。"唐容川在《血证论》中也提道："有怒气伤肝，肝火横决，血因不藏。"《丹溪心法·头眩》论及："吐衄、崩漏,肝家不能摄荣气。"可知在病理上肝的功能失常能够导致各种出血。另外,武之望在《济阴纲目》中指出:"大抵血生于脾土,故脾统血。"明确提出了脾统血的理论,而补脾统血或益气摄血法也成为治疗血证的重要法则,为大家所重视。笔者认为补肝法与补脾法同样重要,临床上对于诸多慢性血证患者,如长期补脾方法不效,从补肝论治,往往多能取得疗效。

至此,血证从扶正角度出发,则有补脾与补肝摄血两法。对于补肝一法,我们常选用《医学六要》补肝汤合六味地黄汤加减来治疗肝虚血证。补肝汤由四物汤加酸甘之酸枣仁、甘草、木瓜而成,功能补肝养阴、调血补血,加六味地黄汤是从"肝肾同源""补水生木"理论来治疗。"不宜伐肝"是相对而言,临床上大多慢性出血患者虚象十分明显,肝火者确实少见,伐肝之法当然不宜用之。

三、降气不宜降火

《内经》把血证的病机概括为气虚和血热两个方面,张仲景《金匮要略》用泻心汤、赤小豆当归散来治疗血热出血。此后,泻火法治疗血证为众多医家广泛运用。缪氏提出宜降气而不宜降火的论点,认为"气有余便是火,气降即火降",火降则"气不上升",达到"血随气行,无溢出上窍之虞"的目的。之所以不直接降火,是因为"降火必用寒凉之剂,反伤胃气,胃气伤则脾不能统血,血愈不能归经矣"。从中不难看出,降气也是降火,但为间接降火,直接降火有弊端。脾能统血,治疗血证用降火法会伤脾伤胃,容易造成脾不统血,加重出血。

诚然,《笔记》中的"不宜降火"论有值得商榷之处,但亦有积极的意义。具体联系到临床实践,笔者发现,降气法是治疗血证的重要之法,或可称之为"点睛"之法。临床慢性血液病患者,往往陷入正虚邪恋、病情缠绵、寒热不显的状态。这时用泻火之法显然是不适宜的,而降气法的应用就显得十分重要。由于"气为血之帅",气行则血行,降气的目的就在于恢复血液的正常运行。《内经》云:"升降息则气立孤危,出入废则神机化灭。"言气机的升降出入意义重大。对于出血患者(特别是上部出血者),降气一法可使血液下行,从而达到止血的效果。具体用方如《四圣心源》之仙露汤,方由杏仁、半夏、浙贝母、侧柏叶、麦冬、五味子、芍药、甘草等组成。该方能降肺胃之气，且能补肝调血。另外，笔者常加川牛膝，取其引血下行的作用，如尺脉浮者，常加生龙骨，收浮越之肾气，达止血效果。

四、病案举隅

李某，女，45 岁。初诊(2009 年 12 月 19 日)：患者有慢性特发性血小板减少性紫癜病史 10 余年，经多种方法(激素、免疫抑制剂及丙种球蛋白等)治疗不效。刻下症见：体质偏瘦，头面部出血明显，夜间牙龈渗血不止，四肢及胸腹部可见散在暗红色斑点；胃纳一般，手足心潮热，夜间明显，大小便调；舌偏红、苔薄白，脉细偏弱。考虑慢性特发性血小板减少性紫癜可因颅内出血致死，因而减轻头面部出血是目前治疗的重点。此患者病程长，多种西医方法无效，为难治性特发性血小板减少性紫癜。中医辨证属肝肾阴虚、血热上冲、脉络瘀阻，治以缪氏之三法，方选六味地黄汤加减。处方：生地 15 g，山茱萸 10 g，山药 15 g，茯苓 10 g，泽泻 8 g，牡丹皮 10 g，藕节 15 g，丹参 20 g，川牛膝 40 g。7 剂。

患者服用 3 剂后，头面部出血斑点消失，牙龈渗血停止，收到预期效果。

【按】本案用药以六味地黄汤补肝肾养阴，藕节、丹参活血化瘀，重用川牛膝引血下行，即为《笔记》三法的综合运用。

五、小　结

《笔记》言"宜行血，不宜止血；宜补肝，不宜伐肝；宜降气，不宜降火"，此论具有重要的理论指导意义。在理解运用上述三法时还要贯通起来，即上述三法是一个连贯的整体，在临床应用时常合而为一，即补肝、活血、降气三法同用，根据患者情况不同而有所侧重：补肝法主要从扶正角度，解决的是正气虚损的问题，而活血法是为了祛除病理产物。笔者观察到，慢性血证病程长，病机复杂，多正虚邪恋，正虚经常从补肝益肾论治，活血化瘀法是为祛邪之用，加入降气引血之品能增效。最后需注意，《笔记》所倡导的三法有其局限性，并不是针对所有的血证。历代医家提出了诸多治血论点，这是中医理论多重性的表现,各有其合理之处,我们所要做的一个重要工作就是在临床实践中摸索每个论点所对应的具体情况。而《笔记》中的治血三法亦有其运用范围,需临证者找准其运用指征。

（《上海中医药杂志》,2010 年第 44 卷第 6 期）

 # 缪仲淳治疗吐血三要法疑义析

宝应县中医院　　李则藩

缪氏三法:一曰宜行血,不宜止血;二曰宜补肝,不宜伐肝;三曰宜降气,不宜降火。此三法对后世影响较大。明清及近代医家对吐血一病的撰文或立说,常引用缪氏吐血三要法为论据。笔者在临床中分析了吐血病案多例,与缪氏吐血三要法的理论,持有不同观点。因此,临床中不可不加辨析而墨守其规。

盖吐血一症,病名较多,原因各异,仅从口中出血而言,医籍中就有咯血、唾血、咳血、呕血、吐血等。缪氏所谓吐血一症,多指咳血而言,如《先醒斋医学广笔记·吐血》中云:"湖广张仲虎客邸耽于青楼,且多拂意之事,至冬底,发大寒热……咳嗽有血,卧不贴席。"即是其例。

吐血的病因多端,证型有别,从临床所见,可分为内伤与外感两类,虚证与实证二型,究其治则,总不能离乎辨证大法,弃之则贻害无穷。今对缪氏吐血三要法,分别予以讨论。

一、辨证求因,审因论治

"宜行血,不宜止血"。此为缪氏吐血三要法中首先提出第一法也。缪氏的立论基础是:"血不循经络者,气逆上壅也。行血则血循经络,不止自止。止之则血凝,血凝则发热、恶食,病日痼矣。"笔者认为:行血之法乃是用于血瘀之证，亦即血瘀所致之出血，方能予以行血；如虽出血，而无瘀血证候者，则不应行其血，设行其血，血出必涌。考唐容川在《血证论·吐血》篇中曾提出："今医动言止血，先要化瘀，不知血初吐时，尚未停蓄，何处有瘀？若先逐瘀，必将经脉中已动之血，尽被消逐，则血愈枯，而病愈甚，安能免于虚损乎，惟第用止血，庶血复其道，不至奔脱耳。故以止血为第一法。"唐氏此说，是重视临床辨析，虽寥寥数语，而已将辨证寓于治则之中。文中且对"止血"的概念及其意义阐明清晰，唐氏说："所谓止血者，即谓此未曾溢出，仍可复还之血，止之使不溢出，即存得一分血，便保得一分命。"

笔者认为是以宜行血，抑或宜止血，需从脉证需求而定，绝不是不言其脉，亦不析其证，而断言其治则也。需分析其病程之新久，血出色泽之鲜黯，如出血初起，血之色泽多为鲜艳，则宜止血，而不宜行血，行之则血出愈涌。如出血时间长，而血呈紫黯色者，则宜行血为先。唐氏亦云："凡有所瘀，莫不壅塞气道，阻滞生机……不可不急去之也，且经隧之中，既有瘀血踞住，则新血不能安行无恙，终必妄走而吐溢矣，故以祛瘀为治血要法。"缪氏提出"宜行血，不宜止血"之说，较为片面，未能作脉证辨析，舍此，焉能言其"宜"与"不宜"也。

综上所述，出血者，必需止其血，不能任其外溢，止其血，则必须辨证求因，审因论治，所谓"治病必求其本"耳。

二、肝虚肝实，治当有别

"宜补肝，不宜伐肝"，缪氏引用经文云："肝为将军之官，主藏血。吐血者，肝失其职也，养肝则肝气平而血有所归，伐之则肝虚不能藏血，血愈不止矣。"笔者认为缪氏对经文理解未免断其章而取其意也。肝是为藏血之所，吐血者，是肝失其藏血之职。然需区别病理性质之虚实，分清其实火与虚火之不同，不究其虚实，必犯虚虚实实之戒，不可不慎察焉。如当情志骤变，每使肝经失于疏泄，而致肝之气血失调。肝之气血，如影随形，设因暴怒，则伤肝而肝气上逆，血随气涌，症见面赤如妆，五心烦热，口干口苦，甚则胸胁胀痛，舌红，脉弦数，此为肝之实火。欲止其血，必需伐肝。所谓伐肝即泻肝之意，肝火不平，血动难静。张景岳云："血有大热者，宜寒之泻之，以黄连、黄芩、黄柏、栀子、龙胆草、青黛等之属。亦有主张用当归芦荟丸以泻肝清热,肝火得泻,肝气则平,血宁乃止。"故伐肝是针对肝经实火所致之吐血而论,对此,不可作为禁例。所谓"不宜伐肝"者,只能对肝阴虚、虚热内炽、灼伤血络之出血而言。临证中见有吐血时间较长,其量或多或少,有时痰中带血,午后面颊红艳,骨蒸潮热、盗汗、口干咽燥,舌红苔少,或花剥或无苔,脉细而数,此当补肝为宜,伐之则肝愈虚,而热愈炽,血愈不止也。是以补肝,抑或伐肝,必须从实火、虚火而定,切不可拘执于一也。概以养肝而论,则贻害无穷。

三、气火同降,相得益彰

"宜降气,不宜降火",此乃缪氏根据丹溪之"气有余便是火"的病机,而认为"气降即火降,火降则气不上升,血随气行,无溢出上窍之患矣"。因此,他竭力主张用韭菜子、苏子、降香之属以降气行血,而将芩、连、栀、柏等苦寒之品,视为吐血病中之禁剂。笔者对此治则持有不同认识。盖"气有余便是火",是朱丹溪之立论,此后,有不少医家对此作全面分析,于后学启迪很大,今录其数节,以助我们了解"气"与"火"在生理学与病理学上各有其不同的概念。《质疑录》云:"顾人身之气,有正气,亦有邪气;人身之火,有少火,亦有壮火;少火生人之元气,此气为正气;壮火食人之元气,此气是邪气。邪气有余即为火,若正气有余,便是人生之元气,不可便指为火。"《吴医汇讲》云:"气有余便是火,此当专以病气立论;若元气,有不足而无有余者也。"又云:"气有余便是火,如喜太过则喜气有余而心火炽,怒太过则怒气有余而肝火炎;此又当以脏气之阴阳虚实而调剂之。"《医论三十篇》认为:"火有真火,有贼火;静而镇者为真火,动而散者为贼火。贼火不可不泻也……"

以上各家对丹溪之"气有余便是火"的立论作了探讨,他们都认为气有正气与邪气之分,火有少火、壮火之别(或称真火、贼火),但对气有余便是火之病理机制前人未十分阐明。因此,在治疗上"宜降气而不宜降火"的说法,似难以肯定。

对此笔者认为:"气有余"之"气",是指邪气而言。邪气分外感与内伤,外感者,风、寒、暑、湿、燥、火六淫之气也,前五气皆可入里化火。内伤者,是由情志过激而化火。《素问·阴阳应象大论》云:"人有五脏化五气,以生喜怒悲忧恐。"此五气可导致脏腑功能失调而化热化火，故而有"五气皆能化火"与"五志皆能化火"之说。从临证看，五气既已化火，多从降火治，而不以降气治。如风邪既已化火，多治火而不复祛风；寒邪化火，当清火而不能温寒；湿郁化火，宜泄火而不再燥湿。五志化火亦宜降火为先。《素问·至真要大论》说："诸逆冲上，皆属于火。"张洁古云"见血无寒"，李东垣云"诸见血皆责于热"，朱丹溪亦云"血无火不升"。盖火为热之极，其性炎上，一旦火热上炎，则肺失肃降之权，阳络乃损，而血溢于上。故欲止其血，必得降火，其血乃静，仲景泻心汤是开后世泻火止血之先河。张景岳云："凡治血症，顺知其要，而血动之由，惟火与气耳。"又云："血有大热者，宜寒之泻之，以黄连、黄芩、黄柏、栀子、龙胆草……之属。"唐容川对仲景泻心汤泻火止血，也竭力推崇。他说："知血生于火，火生于心，则知泻心即是泻火，泻火即是止血。"是以治火以止血，是治疗吐血之大法，亦即常法也。而缪氏认为："降火必用寒凉之剂，反伤胃气，胃气伤，则脾不能统血，血愈不能归经矣。今之疗吐血者，专用寒凉之味，如芩、连、栀子、四物汤、黄柏、知母之类，往往伤脾作泄，以致不救。"笔者对此尚有异议，设吐血属于实火而致者，非苦寒而不能直折其火，但应中病即止，免致胃阴耗损劫津，脾阳挫伤失运。《内经》早有"衰其大半而止"及"无使过之"之告诫，如惧寒凉而不用，焉能熄灭其炎炎之势？而缪氏主张用韭菜子、降香、苏子以下气，殊不知其性味多属辛温，对火热之邪所致之吐血者，岂能轻易妄投？《秦氏同门集》云："当吐血之起于猝而暴者，其势急，其本热，其阳盛。夫以本热阳盛之因，欲愈其病，宜治其源，故凉药为必用之剂……而投以温补，是如炎炉添炭，益使阳气蒸腾，血液澎湃。凉剂在于本热之吐血，不独无禁忌之可言，而且成为正当之治法也。"此说确有见地。

四、结　语

辨证论治是中医学治病的特点，在疾病过程中，虽同一症状，但由于人体内在因素不同，因而病理性质就有寒、热、虚、实之别，是以临证时必须根据病情变化而定，而不可拘执于一也。柯韵伯云："失血之症，关系最重，先辈立论甚详，治法甚备，如血脱益气，见之东垣矣；滋阴清火，见之丹溪矣；安神补血，见之陆迎矣；引火归原，见之吴球矣；攻补迭用，见之伯仁矣；逐瘀立新，见之宇泰矣;辛温从治,见之巢氏矣;先止后补,见之葛氏矣;胃药收功,见之石山矣;宜滋化源,见之立斋矣。无说不通,无治不善,乃创法者用之而痊,遵法者因循而败,岂古今人有不相及耶? 抑尔未知其要耳?"按柯氏之说,可见古代医家对治血之法甚多,后世效法者,确亦有不能应手,细析之,是乃未辨脉证,故而乃败。是以临证时,切要遵循"必伏其所主而先其所因"之古训,庶免治疗失误。

(《江苏中医杂志》,1986 年第 4 期)

缪仲淳治血三法评析

江苏省靖江县中医院　　陈济中　刘灿康

明代医家缪仲淳在《先醒斋医学广笔记》一书中,提出了治疗吐血三要法:宜行血不宜止血,宜补肝不宜伐肝,宜降气不宜降火。此三法多为临床医者治疗血证所遵循,奉为圭臬。然而,临证治血,有的用之辄验,有的用之罔效,其理何在? 我们认为关键是治血三法尚不能统括出血病的一切治疗方法。所以,有必要对治血三法作一个初步评析,权衡利弊,使之更好地运用于临床。

一、行血与止血

缪氏治吐血第一要法:"宜行血不宜止血。血不循经络者,气逆上壅也,行血则血循经络,不止自止。止之则血凝,血凝则发热、恶食,病日痼矣。"从条文来看,缪氏倡行血不宜止血论,意在因"血不循经络,行血则血循经络,不止自止"。此论对气血瘀滞、寒凝瘀血所致的出血证,甚为适应。且气血瘀滞,行血则气血调畅,血循常道,血自止矣。如临床有单用大黄治疗气血瘀滞型上消化道出血,行血化瘀,而血止。寒邪凝滞而留瘀,用温通行血,旺盛血行，而血亦止也。如临床常见的寒瘀凝滞型慢性上消化道出血症，常选用散寒行血之肉桂、附子、干姜、当归之类而收功。以上证候，如拘泥于止血，则"止之则血凝，血凝则发热、恶食，病日痼矣"。但是，血热妄行，迫血外溢之出血，临床又无瘀血之征，治当清热凉血，佐以止血，使血得凉则静而止。如胃热炽盛之吐血，常以清泄胃热，凉血止血而获效。此时若固执行血，势必酿成滔滔之势。若孟浪轻投辛温行血之品，可加重出血。像川芎、当归之类，此时应为禁忌。然而，宜行血不宜止血论，只能用于出血量少，或病情迁延难愈的疾患。若为急证，出血多，当以急则治其标，先以止血为要。《秦氏同门集》说："然而暴吐倾盆不止，正气大虚，势危将脱之际，苟如固执治病必求本以施救，当涩不涩，我知沧海亦竭矣。"故唐容川在《血证论·吐血篇》中提出治吐血四法，首倡止血为第一要法。他说："此时血之原委，不暇究治，惟以止血为第一要法。"唐氏认为"存得一分血便保得一分命"，他对某些医者一见出血即予活血化瘀而质疑："今医动言止血，先要化瘀，不知血初吐时，尚未停蓄，何处有瘀，若先逐瘀，必将经脉中已动之血尽被消逐，则血愈枯而病愈甚，安能免于虚损乎，惟第用止血，庶血复其道，不至奔脱尔，故以止血为第一要法。"实为良言告诫，故临证时务必审明证候，有是证用是法，方能切中病情。然而，在治疗吐血时，当行不行，当止不止，尊经太过，必犯实实虚虚之戒，以致误失良机，酿成重疾。

二、补肝与伐肝

缪氏治吐血第二要法："宜补肝不宜伐肝。《经》曰，五脏者，藏精气而不泻者也；肝为将军之官，主藏血。吐血者，肝失其职也，养肝则肝气平而血有所归。伐之则肝虚不能藏血，血愈不止矣。"缪氏认为，吐血者，肝失藏血之职，只宜养肝不宜克伐，他从肝的生理功能及病理表现，指出了肝与吐血的关系，颇有临床价值，如临床上常见的肝硬化患者，往往表现肝阴、肝血的不足，常出现牙龈出血、蜘蛛痣等，往往通过补肝阴、肝血而取效。此时用药，不宜刚而宜柔，不宜伐而宜和。否则，易致肝血、肝阴耗损，而产生变证。然而，肝为刚脏，体阴而用阳，主疏泄，喜条达，具有升发之性。故肝脏之病易动、易升、易亢，病理上常呈现一派肝气有余之象，或虚实夹杂之征。像临床常见的阴（血）虚火旺、阴虚阳亢而致迫血外溢，此时治血就须在养肝血、肝阴时，考虑使用降火、平肝法，这样取效更良。若肝气横逆，气机逆乱出现的吐血，就不单是"养肝则肝气平而血有所归"，就要以疏泄降逆肝气为主，补肝血次之。《景岳全书·吐血证治篇》云："血有因于气实者，宜行之降之。"《血证论》云："肝属木，木气冲和条达，不致遏郁，则血脉得畅。"所以唐容川在《血证论·呕血篇》中提出："逍遥散尤为治肝经之要药，加减得宜，皆能应手而取效也。"若怒动肝火而致吐血，应以清肝泻火之龙胆草、栀子、郁金、牡丹皮之类治之，使肝火清降而血静谧。然而，临证治血时，用疏肝降气、清肝泻火、平肝潜阳之法，不能一概责之为伐肝，得视症情属性主次之分，有的放矢，方能恰到好处。故张景岳在《质疑录》中云："肝血虚，则肝火旺，肝火旺者，肝气逆也；肝气逆则气实，为有余。有余则泻，举世尽曰伐肝，故谓肝无补法。不知肝气有余不可补，补则气滞而不舒，非云血之不可补也。"补肝，是补其阴血不足；伐肝，是泻其气火有余。若应补反泻，则克伐伤肝；当泻误补，则误补益疾。但是，在肝之气火有余时，用之泻其有余，使肝气条达，肝火清泄，肝之生理自能恢复藏血之职。即所谓祛邪以安正。不必虑其"伐之则肝虚不能藏血，血愈不止矣"。诚然，吐血者并非全是"肝失其职也"，还要注意心、脾二脏与血的关系。因心主血脉，脾统血。临证有用泻心火治吐血，使血静而宁；有用补气健脾治上消化道呕血，而病愈。如此，实是屡见不鲜，所以临证不得固执。

三、降气与降火

缪氏治吐血第三要法："宜降气不宜降火。气有余便是火，气降则火降，火降则气不上升，血随气行，无溢出上窍之患矣。降火必用寒凉剂，反伤胃气，胃气伤则脾不能统血，血愈不能归经矣。"从条文来看，缪氏根据气与血的生理病理特点，认为"血随气行，气有余便是火"，吐血多由气逆于上，挟血上升所致，故提出了"宜降气不宜降火，气降则火降，火降则气不上升"的观点，使气降血静而不上溢。从临床来看，可见肺、肝、胃之气上逆而致吐血。如胃溃疡而呕血者，《景岳全书》曰："至若怒则气逆，甚则呕血者，亦必出于胃脘，此气逆在肝，木邪乘胃而然也。"如咳血，《血证论》云："肺气咳逆犹易牵动心部之血，故痰咳者，往往带出血丝。"从上可知，气逆吐血，古今皆有，每予降气法，确收良效。由此说明，缪氏降气止血法是有其理论基础与临床依据的。然而，宜降气不宜降火论，亦有其片面的一面。缪氏认为："气有余便是火，气降则火降，火降则气不上升，血随气行，无溢出上窍之患矣。"此论把降气与降火混为一谈，吐血多因气、火逆乱所致。《景岳全书》云："凡治血证，须知其要，而血动之由，惟火惟气耳！"气、火迫血上逆之吐血，一是气逆所致，一是火盛所为。然而，气盛可以化火，故有"气有余便是火"之说。但气、火所致吐血各有其固有的病理特点和临床表现，故张景岳在对气与火所致吐血时，亦是分别证候而论治的。他在《景岳全书·吐血证治篇》中对气逆而吐血云："气逆于脏，则血随气乱，而错经妄行，然必有气逆喘满，或胸胁痛胀，或尺寸弦强等证，此当以顺气为先。"对火盛而致吐血云："火盛逼血妄行者，或上或下，必有火脉火证可据，乃可以清火为先。火清而血自安矣。"降气与降火有其本质的区别，降气不能代替降火，若火盛迫血上溢，如不折其火，只固执降气，不但无济于事，反而延误病情。唐容川对火盛出血的治疗，亦提出"治火即是治血"的观点。

综上所述，古代一些医家在气与火所致吐血的治疗问题上，亦是有分寸和区别的。今之医者在治疗气、火所致吐血时，其治法方药亦有选择。如肺胃气逆之咳吐血液，常选用旋覆花、代赭石、降香以降肺胃之气；心胃火盛上逆之吐血，常选用《金匮》泻心汤以泻心胃之火；肝火上炎之吐血，常选用龙胆草、栀子以清泄肝之火。降气与降火，古今有别，不得混淆，须当明鉴。缪氏紧接又提出："降火必用寒凉剂，反伤胃气，胃气伤则脾不能统血，血愈不能归经矣。"对于这一观点，我们认为，火盛迫血外溢，当用寒凉则用，因"血之为物，热则行，冷即凝，见黑即止，遇寒亦止"。所以当以寒凉之品祛其炽盛之火，使之血静而止，不必因噎废食，但须中病即止，不必虑其反伤胃气。如犀角地黄汤系寒凉之剂，而治血热之吐衄，每投奏效。《血证论》对火盛出血亦提出："惟有泻火一法，除暴安良，去其邪以存其正。"唐容川在血证论中"治肺火宜枯芩、知母、石膏、天麦冬，清肝火宜胆草、黄柏，清心火宜黄连、炒栀"，实是治疗火盛出血的经验之谈，所以成为中医治血高手。

缪仲淳治气经验简介

常熟市中医院　　黄永昌

缪仲淳,名希雍,江苏常熟人。《明史》载其:"精通医术,治病多奇中。"他一生好学上进,勤于著述,撰有《神农本草经疏》《本草单方》《先醒斋医学广笔记》等书,为中医药学的发展做出了重要贡献。热心为民治病,足迹遍及江、浙、皖等省,深受各地群众信赖。

缪氏不仅临床经验丰富,而且在学术上也有很深造诣。他特别重视气血的作用,其调治之法,可谓另辟蹊径,独有心得。以下就其治气经验作一简要介绍。

一、脏虚宜补,不漫投参芪

缪氏认为气在人体生命活动的过程中起着决定性的作用,内而消化循环,外而视听言行,都离不开气的作用。他在"泄泻"中说:"天地之间,动静云为者,无非气也。人身之内,转运升降者,亦气也。天地之气不和,则山川为之崩竭,人身之气不调,则肠胃失其转输。"寥寥数语,言简意赅。他又认为,正气不足,在外则易遭六淫之邪侵袭,在内则易致五脏气血功能活动失调,使人罹患中风、虚劳、泄泻、吐血、癫狂等病,因此治之之法,"有邪当以散邪","脏虚岂能不补"。他临证之时,善用清凉调补法,如他治无锡秦公安泄泻不食案即是明例。患者下利完谷不化,食后饱胀不适,面色黯白,前医曾投枳壳、青皮等破气药不效,仲淳用人参、白术、橘红、干姜、炙甘草、大枣、肉豆蔻五剂而愈。三年后患者又寒热不思饮食,一医因病者前用理中法取效,仍以参术治之,结果病反转剧。缪氏诊之,此是阴虚之证,不宜参术温补,应清养调治,药用麦冬、五味子、牛膝、枸杞子、白芍、茯苓、酸枣仁等,十余剂即告痊愈。

脾胃为后天之本,气血生化之源。故缪氏又很重视后天水谷精气的作用,说:"谷气者,譬如国家之饷道也。饷道一绝,则万众立散;胃气一败,则百药难施。"所以他治病慎进苦寒败胃之品,以防"伤脾作泄"或"损伤津液"。在治各种虚弱病证时，更刻刻维护胃气。缪氏还指出：脾虚有十二证，总的有脾阳不振和脾阴不足之别。脾阳不振宜温养之，脾阴不足应清养之。特别是对于久病之体，脾阳虽伤，脾阴亦必不足，治之当时时顾护脾阴。但当时不少医者受"脾喜燥恶湿"之拘，治脾每用刚燥之药，缪氏为了纠正这个偏向说："白术、陈皮虽云健胃除湿，救标则可，多服反能泻脾，以其燥能损津液故耳。""世人徒知香燥温补为治脾之法，而不知甘寒滋润益阴有益于脾也。"这些论述，在当时起了补偏救弊、开辟新径的作用，故有"叶桂多取其说"之论。

缪氏虽宗东垣而重视后天，但治病不胶着于升、柴、芪、术；虽宗河间而重视滋阴，但又不专乎地黄。他根据《内经》五脏苦欲补泻的理论，对补法另赋新义，如他以黄柏为君，佐以枸杞子、莲须、栀子、五味、天冬、麦冬等治赵景之太史阴虚火旺、遗精不寐一案即是明例。前医屡投补心肾及涩精药罔效，而他投数剂即愈。

缪氏虽然善于调补，但也不滥用参芪，如他治庄敛之次女产后发热一案，即可证明。前医投人参、当归等补益之剂病反剧，他却用甘寒养阴降气和胃之法即愈。又如他在治姚平子头痛身热案中能透过久病体弱。气息奄奄之表象，抓住舌上有厚苔，胸膈烦闷之实质，弃除人参之补，急投大黄、瓜蒌下之，二剂而愈。可见他不但娴于调补，亦且善于凉攻。邪实当以攻下，但攻邪不忘扶正，以免邪去正伤。特别是对于久病阳损及阴之证，更不可徒事攻消，孟浪急进，常须调补脾胃，缓缓图治，以收全功。

二、气乱宜调，重在降逆

人体是一个统一的整体，各脏腑之间相互制约，相互为用。如脾气之升，胃气之降；肾水之升，心火之降；肝之升发，肺之肃降。而脾胃居中，是气机升降运动的枢纽，也是"病之枢要"。脾营上升，转输心肺，才能通调百脉，充养全身，胃气得降，阴精归于肝肾，方可填补真元，所以脾胃升降自如，运化自可正常。若脾胃升降逆乱，就可引起一系列病证，故缪氏在理论上重视脏腑气机的升降功能，在治法上也很注意协调脏腑气机逆乱，认为"升降乃治法之大机"，其协调之法，虽有清、降、升、和、养、补、调的不同，但细观其大部分立论和医案，调气重在降逆。临床特别强调降法的运用和作用，说"虚则气升，故法宜降""逆则宜和,和则调也"。概言之,其降法有以下几方面:降气润肺,药如苏子、桑白皮、沙参、麦冬、瓜蒌、杏仁、枇杷叶等;降气清热,药用芦根、石膏、天冬、沉香、竹茹等;降气养肝,用郁金、降香、白芍、甘草、甘菊、麦芽等;降火滋水,用黄柏、生地、枸杞子、何首乌、山药、牛膝、龙齿、酸枣仁等。临证之时,尚需根据具体病情和脏腑的虚实,灵活应用,如肺实者宜清润宣降,肺虚者宜甘润滋降。对气火逆上而热妄行之证,实者宜清热苦降,虚者宜滋阴咸降。

缪氏还认为:"降即降气火,气降火自降,降则阳交于阴血火自潜。"故临床如见上实下虚之证,也可用这一治法。如他治臧仪部静涵气喘案就是一个良好范例。患者喘而自汗、昼夜失眠不食,诸医皆以外感治之,病加重。仲淳谓:此肾虚气不归元,虚火上浮,故喘汗交作;脾虚故不思饮食,治以麦冬、五味子、枸杞子滋阴敛肺;以苏子、橘红降气消痰;以芍药、酸枣仁、茯神补脾敛汗,数剂即告痊愈。

气有余便是火。因此,降气即可降火。火热灼炼津液便成痰,所以细究痰火成因乃为阴虚火亢所致,故他在论及痰饮病时说:"痰皆由阴虚火亢,上迫于肺,肺热煎熬津液而为痰,故痰贮在肺,而本在肾,治之宜降气清热,益阴滋水。"由是观之,可以体会到他临床经验的丰富与辨证用药的灵活性。

三、破气不宜久,养阴兼和血

破气法虽是临床重要的治法之一,但用之不当常可损伤阴气。因此,缪氏认为:"血分之病,不出三端。""治之之法,要在合宜。""破者损也。"破气药辛燥劫津,易于伤气,故只可在邪实气壅时用之,且宜暂不宜久,还需配合养阴和血之品,否则津伤血耗,徒劳无益。正如仲淳所说:"阴血者,难成易亏者也。"缪氏临床习用的破气药有:青皮、枳壳、沉香、乳香、没药、厚朴、木香、郁金、槟榔等,并认为"元气虚弱者,勿用槟榔、枳壳"。其常用的养阴和血药有:沙参、枸杞子、麦冬、生地、酸枣仁、当归、白芍、甘草等,认为"芍药、甘草是血虚之圣药也","酸枣仁补心益血之良药"。这些都为经验之谈,王肯堂实践后也深为信服。兹举治先安人腰痛案,就可窥其一斑。患者腰痛转侧艰苦,甚至不能张口受食,前医先投鹿角胶不效,继用燥湿祛痰法亦不应。仲淳视之,虽腰痛迁延日久,但非肾虚之证,"木郁不达"所致,遂用白芍、甘草、乳香、没药、白芷、香附、肉桂、橘红，一剂有效，再剂而愈。收效之后，随即停药，足见缪氏辨证精细，法中有巧。

治血三要法是缪氏的主要学术成就，多年来对此论述颇多，但其治气方法也灵活多样，巧中有度，足资后学取法，却未见专门报道。今不揣冒昧，将本人初读缪氏著作的一些肤浅体会，略述如上，敬希同道指正。

（《浙江中医学院学报》，1983 年第 1 期）

缪希雍降气思想简介

南京中医药大学　　　徐年年
南京中医药大学常熟附属医院　　　熊秀萍

缪希雍，字仲淳，号慕台，海虞（今江苏常熟）人，是明末著名的医药学家。其一生交游甚广，学验俱丰，临证每能独出心裁，且取效颇佳。后世传有《先醒斋医学广笔记》《神农本草经疏》《本草单方》等著作。缪希雍在继承张仲景、朱丹溪、李东垣等名家学术思想的基础上，在本草学、外感热病及内伤杂病的诊治等方面都提出了许多创见，对后世产生了深远影响。通过学习缪希雍的著作可以发现，其临证特别注重气机的升降，对病宜升者，则宗李东垣学说，使用人参、黄芪、升麻、柴胡等升阳益气；对病宜降者，则自出机杼，使用苏子、枇杷叶、麦冬等降气以降火，别具特色。缪氏著作中对于降气的思想虽然较明确，但颇为零散。本文将就缪希雍独特的降气思想做一简要总结。

一、气机升降论

气机升降之说，导源于《内经》，如《素问·六微旨大论》："气之升降，天地之更用也……升已而降，降者谓天；降已而升，升者谓地；天气下降，气流于地；地气上升，气腾于天。故高下相召，升降相因，而变作矣。"如此类似之论在《内经》中多有述及。此为气机升降论之源头，后世在此基础上补充发挥者颇多。缪希雍《先醒斋医学广笔记》曰："天地之间，动静云为者，无非气也。人身之内，转运升降者，亦气也。天地之气不和，则山川为之崩竭。人身之气不调，则肠胃失其转输。"《神农本草经疏·续序例上》中撰《论制方和剂治疗大法》，提出："升降者，病机之要最也。升为春气，为风化，为木象，故升有散之之意；降为秋气，为燥化，为金象，故降有敛之之意。"并著《十剂补遗》，认为十剂之外，"当增入升降二剂，升降者，治法之大机也。《经》曰：高者抑之，即降之义也。下者举之，即升之义也。是以病升者用降剂，病降者用升剂。火空则发，降气则火自下矣，火下是阳交于阴也，此法所宜降者也。劳伤则阳气下陷，入于阴分，东垣所谓阴实阳虚。"在《神农本草经疏·续序例下》所罗列的对于多种病证的治疗中，明言宜升忌降，或宜降忌升者，比比皆是。如宜升忌降者：虚寒滑泄不禁、肠鸣、肠风下血、脏毒、泻利等；宜降忌升者：癫痫、噎膈、肺实七证、反胃、肝实、善怒、痰等。由此可见，缪希雍在阐述人与自然的规律、疾病病机、治法及临证处方用药中，都极为重视气机的升降。

二、降气论

关于降气法的具体内涵及其所适用的病证，缪希雍的认识也颇为独特。缪希雍在继承朱丹溪"阳常有余，阴常不足""气有余便是火"学说的基础上，提出了"降气以降火"法。认为："人身之有阴阳也，水一而已，火则二焉。是秉受之始，阳常有余，阴常不足。天地且然，况于人呼！故自小至老，所生疾病，靡不由于真阴不足者，其恒也。若夫真阳不足之病，千百而一二矣。"又曰："苟不知摄养，纵恣情欲，亏损真阴，阳无所附，因而发越上升，此火空则发之义，是周身之气，并于阳也。并于阳则阳盛，故上焦热而咳嗽生痰，迫血上行而吐衄，为烦躁，为头痛，为不得眠，为胸前骨痛，为口干舌苦，此其候也……治之之要，当亟降气，当益阴精，气降则阴交于阴，是火下降也。精血生则肾阴复，是水上升也。此既济之象，为坎离交也。坎离交，即是小周天，至此阴阳二气复得其平矣，病何自而生哉？"此两段论述就清晰地阐明了缪希雍对于降气以降火法所适用疾病的病因病机。缪希雍认为疾病的产生，大多数是由于真阴不足，以至于阴不制阳，阳气上逆，气有余即是火，是以诸症蜂起。而治疗的要点，就在于降气和滋阴。缪氏滋阴之法，完全继承于朱丹溪之说；而降气以降火之法，则为缪氏独创。

三、降气药

缪希雍所常用的降气之药，颇为独特。《神农本草经疏》曰："降气者，即下气也。虚则气升，故法宜降。其药之轻者，如紫苏子、橘皮、麦门冬、枇杷叶、芦根汁、甘蔗。其重者，如番降香、郁金、槟榔之属。"这些都可以在缪希雍的医案中得到具体体现。《神农本草经疏》："苏，紫苏也……辛能行散，温能通气，故主下气，除寒中也。子尤良者，以其善降气也。"枇杷叶"气薄味厚，阳中之阴，降也。《经》曰：诸逆冲上，皆属于火……性凉，善下气，气下则火不上升，而胃自安，故卒哕止也。其治呕吐不止，妇人产后口干，男子消渴，肺热咳嗽，喘息气急，脚气上冲，皆取其下气之功"。橘皮"味薄气厚，降多升少，阳中之阴也""下气止呕咳"。麦冬"以其清和微寒而平缓，故能散热结而下逆气也"。郁金"辛能散，苦能泄，故善降逆气"，"能降气，气降即是火降，而其性又入血分，故能降下火气，则血不妄行"。如此种种，不一而足。

四、医案按语

缪氏《先醒斋医学广笔记》中记载了大量使用降气法治疗各种疾病的医案，其中使用频率最高的药物当属苏子、枇杷叶等。兹就几个精彩的病案作一简要分析。

案1 臧仪部静涵，患气喘，自汗，昼夜不眠食。诸医以外感治之，病甚。仲淳诊之曰：此肾虚气不归元，故火上浮，喘汗交作；脾虚故不思食。亟以麦门冬、五味子、枸杞子，滋阴敛肺；以苏子、橘红，降气消痰；以芍药、酸枣仁、茯苓，补脾敛汗，不数剂瘳。

【按】根据患者病证，缪希雍认为臧静涵的病根在于肾虚，具体来说，就是肾阴虚，以至于阳无所附，气不归元，有余之气上逆而为火，是以诸症兼作。治之之法，予苏子、麦冬等降气以降火，枸杞子、五味子等滋补肾阴，敛降虚火；兼以消痰、敛肺、补脾等而收效甚佳。

案2 梁溪一妇人，喉间如一物上下作梗，前后扳痛，服仲淳方二十剂，痊愈。番降香一钱、川通草五分，二味服三剂去之，苏子二钱、橘红二钱、枇杷叶三片、人参一钱、炙甘草七分、石菖蒲一钱、麦门冬三钱、甘菊花二钱、白芍药三钱、远志一钱、白豆蔻仁四分、木瓜二钱、石斛(酒蒸)二钱，加芦根汁一盏同煎，入姜汁二匙。

【按】缪希雍虽然并未具体分析患者的病因病机，然而以方测证，亦可窥其端倪。方中所用苏子、枇杷叶、橘红、番降香、麦冬、芦根汁，均为缪氏明言的降气以降火之品；而石斛、白芍、麦冬均为养阴之品。可见，患者所患之喉间梗痛，其病机仍在于阴虚不能制阳，气火上逆于喉间，因而作梗作痛，缪氏辨证精准，对证下药，因而收获全功。

其余如治贺函伯乃正小产后阴血暴崩所致诸症，高存之夫人所患之心口痛，梁溪一女子所患之头痛作呕等，均治以降气以降火之法而获痊愈。

五、缪希雍降气法对后世的影响

缪希雍许多独创的理论和方法对后世认识外感热病和内伤杂病等方面均产生了重要的影响，而其降气法对后世的影响则主要体现在对于吐血一症的治疗上。缪希雍提出了著名的治吐血三要法，其中之一即为：宜降气，不宜降火。他继承朱丹溪之说，认为"气有余即是火"，气降即火降，火降则气不上升，血随气行，无溢出上窍之患矣。缪氏所言之不宜降火，实则指不宜用寒凉之剂，因虑其反伤胃气，胃气伤则脾不统血，血愈不能归经矣。治之之法，"宜以白芍药、炙甘草制肝；枇杷叶、麦门冬、薄荷、橘红、贝母清肺；薏苡仁、怀山药养脾；韭菜、番降香、真苏子下气；青蒿、鳖甲、银柴胡、牡丹皮、地骨皮补阴清热；酸枣仁、白茯神养心；山茱萸、枸杞子、牛膝补肾"。可见，缪氏对于吐血基本病机的认识，仍在于阴虚真水不足，因而阳无所附，发越上升，有余之气，上逆化而为火，治之之法，当降气以降火为要，又佐以养阴清火之药。这一真知灼见得到了后世诸多医家的认同，如邵新甫在《临证指南医案》说："若嗔怒而动肝阳，血随气逆者，用缪氏气为血帅法，如苏子、郁金、桑叶、丹皮、降香、川贝之类也。"叶天士在其治疗吐血、咳血医案中多处提到"当用仲淳法"，"仲淳吐血三要云，降气不必降火"，其使用苏子、降香、郁金、枇杷叶等治疗血症的医案比比皆是。何炫在《何氏虚劳心法》中说："况虚劳失血，的系阴虚，当从仲淳方论为主。"可见其影响之深。

事实上，缪希雍降气法完全不仅仅适用于吐血一症，凡是由阴虚气火上逆所致之症，均可用之。"其为证也，为咳嗽，为多痰，为吐血，为鼻衄，为齿衄，为头痛，为齿痛，为眼痛，为眩晕，为眼花，为恶心，为呕吐，为口苦舌干，为不眠，为寒热，为骨蒸，是为上盛下虚之候。宜用苏子、枇杷叶、麦门冬、白芍药、五味子之属以降气，气降则火自降，而气自归元。"后世医家在治疗此等诸般气逆杂症时，有径取其法者，亦有变而通之者，影响颇深。

由此可见，升降之法，虽古已有之；升降之药，古今医家也多有用之。但能够如此特色鲜明、着重地论述降气之法，使用独特的降气之药，运用于多种杂病，取得显著疗效，且对后世产生深远影响者，非缪希雍莫属。其理论及实践意义，当与李东垣之升阳法并肩而行，值得我们进一步挖掘、研究。

论降气法及其应用

上海中医药大学　　　李孝刚

中医学中的升降理论，主要论述气的升降出入，一升一降，生生不息；而升降失常，则气机逆乱，导致病理变化。研究升降学说，探索降气之理，对指导临床辨证施治有重要意义。对于升降理论虽有不少专述，然而，对于降气之法和降气之剂的应用，其研究者甚少。今不揣鄙陋，探讨降气之法及其应用，以冀对临床诊治有所裨益或提供借鉴。

一、升降理论述要

升降是人体生理活动的基本功能，升降出入运动贯穿于人体生命的始终。早在《素问·六微旨大论》即有"升降出入，无器不有"，以及"升降息则气立孤危"之论，明代的哲学家方以智也认为"升降生息，无刻有停"，清代医家周学海在《读医随笔》中指出："升降出入者，天地之体用，万物之橐籥，百病之纲领，生死之枢机也。"无不强调升降出入的重要作用，说明升降出入是全身各组织器官生理功能的体现。同时，升降出入对临床辨证施治而言，又是百病之纲领。

升降主要体现气的上下出入，而气机升降出入运动又关系到人体气血、脏腑、津液、经络、四肢、九窍、百骸。因此，如若升降运动失常，则可影响到五脏六腑、气血水火的平衡与协调，从而导致人体各种功能的紊乱甚至产生病理变化。其中最常见的是脏腑失调，如出现肺失宣降、胃失和降、脾失健运、肝失疏泄、肾不纳气、水气凌心等证；而气血逆乱，则可导致气滞血瘀、痰湿蕴阻、癥瘕积聚，甚至可导致昏仆、厥逆、卒中等危急重症。总之，升降运动既体现生理功能的重要性，也体现了病理变化的复杂性。

所谓论升降，实际上是既谈升又谈降，两者不可偏颇，更不可偏废，彼此密切相关；升降出入，平衡协调，升中有降，降中有升。在临床治疗中应用升降法，是通过协调升降，相互为用，来达到气血平和、气机畅通的治疗目的。但是，对升降两者，又可独立形成升降两法，既可单独以升法而立，也可只用降法为治，两者都是临床重要的治疗方法。升法对气虚、气陷、气脱等证，确有立竿见影的效验；同样，降法对于上逆之证也是疗效卓著，如针对实火、虚火之上炎，都可用降气法，即"降气以降火"，使气降而火平，或以降肝气、降胆气、降肺气、降胃气、降大肠上逆之气、降气血之逆乱等，都是临床上不可或缺的治疗大法。只是由于历来医家专题论降者少，所以未能对降气法引起足够的重视，从而导致对降气法的研究显见不足。笔者通过中医文献及医家学术思想理论的研究，并结合对临床实际病证的观察，认为降气法的临床应用范围比较广泛，例如症见头痛、目赤、眩晕、鼻衄、齿痛、胸闷、胸痛、胁痛、腹胀、嗳气、呃逆、呕吐、黄疸、咳嗽、气喘等，都可通过或配合降气法来治疗，而降气之法确有其独到之效。因此，应该注重和加强对降气法理论的研究和应用之探索，以充分发挥降气法在临床治疗中的重要作用。通过这方面的深入研究，无疑对于拓展我们的辨证论治思路有很大的帮助。

二、缪氏降气独辟蹊径

明代著名医家缪仲淳,其在阐述和应用降气之法时颇有特色,其最具开创性的学术观点是在"十剂"(宣、通、补、泄、轻、重、滑、涩、燥、湿)理论的基础上增加了升剂和降剂。缪氏在《神农本草经疏·十剂补遗》中说:"今当增入升、降二剂。升降者,治法之大机也。《经》曰:高者抑之,即降之义也;下者举之,即升之义也。是以病升者当用降剂,病降者用升剂。火空则发,降气则火自下矣,火下是阳交于阴也,此法所宜降者也。劳伤则阳气下陷入阴分,东垣所谓阴实阳虚。阳虚则内外皆寒,间有表热类外感者,但不头痛口渴,及热有时而间为异耳,法当升阳益气,用参、芪、炙甘草益元气以除虚寒虚热,佐以升麻、柴胡引阳气上行,则表里之寒热自解,即甘温除火热之谓,此法所宜升者也。"由此可见,缪氏所增之"升剂",就是指李东垣的升阳益气之剂,而所谓的"降剂",却是缪氏上承《经》旨所作的独创。

对于临床诸多杂病见证,缪仲淳应用降气之法颇为灵活、娴熟,尤其是对于脏腑受损,升降功能失调而导致的气逆之证,强调用降气之法配合调理脏腑,兼以补益、清热、疏利等,使气机升降自如,脏腑平和,疾病乃瘳。

1. 上盛下虚,降气益阴 缪仲淳在"十剂补遗"中所说的"火空则发,降气则火自下矣,火下是阳交于阴也,此法所宜降者也",实际上阐述了"降剂"所治病证的病机,主要是指阴虚而火升,即"上盛下虚"。缪氏在进一步分析上盛下虚时指出:人身阴阳之精,互藏其宅,阴中有阳,阳中有阴,心属火而肾属水,心肾气液循环往复,为其常度;倘若劳力伤精,或不知摄养者恣情纵欲,亏耗其阴,则阳无所附而发越上升,这就是所谓"火空则发"之义。因下虚真阴亏损,则周身之气上并于阳,导致上焦热而咳嗽生痰,迫血上行,或虚火妄动,灼伤血络而吐血衄血,并可见烦躁,头痛、失眠,胸前骨痛,口干口苦。若阳更盛而阴更虚者,还可出现头晕目眩,耳鸣耳聋,五心烦热,潮热骨蒸,腰膝酸软,遗精梦滑,小溲短赤,或丹田不暖,饮食不化,甚至出现中风卒仆等候。在《神农本草经疏·论制方和剂治疗大法》中更详细列举上盛下虚的各种症候,"阴虚则水不足以制火,火空则发而炎上,其为证也为咳嗽,为多痰,为吐血,为鼻衄,为齿衄,为头痛,为齿痛,为眼花,为恶心,为呕吐,为口苦舌干，为不眠，为寒热，为骨蒸，是为上盛下虚之候"。其治疗之法，"当亟降气、当益阴精"。缪氏善用苏子、枇杷叶、麦冬以降气，用生地、枸杞子、山茱萸、白芍、天冬、五味子、牛膝、童便、黄柏等以益阴精。

缪氏特别注重用一味郁金，谓："此药能降气，气降即是火降，而其性又入血分，故能降下火气，则血不妄行。"并称郁金为"治吐血圣药"。

2. 肝气冲逆，降气治肝　肝气实而气逆冲上，则出现胸胁疼痛，善怒，善太息不休，甚则呕血及飧泄；肝血虚则惊惕头晕，耳鸣目花。缪氏则以苏子、降香、郁金、橘皮、麦冬以降气，而以当归、生地、白芍、甘草、续断、鹿角胶、通草等益血补肝。若肝火实热较甚，可加用龙胆草、黄芩、柴胡、黄连、青黛等清热之品。

3. 肺热气上，降气清肺　肺主气，肺气上逆多见喘咳之症，或有肺胀胸闷，若肺热火旺，可见头面赤热，咳吐脓痰黏痰，甚至可出现吐脓血、嗽痰血，或气促，或胸痛等症。降气之药多用苏子、枇杷叶、桑皮、麦冬等；清肺可用黄芩、天花粉、前胡、川贝母、知母、玄参、石膏、竹叶、青黛、芦根等。若肺家火旺动血，则可加用蒲黄、生地、白及、百合、白芍、五味子、童便等。

4. 胃虚气逆，降气养胃　脾升胃降，胃以降为和。缪氏所论的胃气上逆，多属"胃气虚"为主，症见反胃、噎膈、嗳气频频、脘腹胀闷。缪氏在养胃方中每加降气之品。降气常用苏子、橘红、枇杷叶、竹茹、麦冬，养胃之药多用白茯苓、白术、白豆蔻、人参、白芍、牛乳等。

三、降气之法临证举隅

自缪仲淳之外，历代临床医家大多重视升降法的应用，如王肯堂的《证治准绳》，顾靖远的《顾氏医镜》、叶天士的《临证指南医案》《未刻本叶氏医案》、黄元御的《四圣心源》、沈金鳌的《杂病源流犀烛》、周学海的《读医随笔》、唐宗海的《血证论》、张锡纯的《医学衷中参西录》，都颇注重降气法及临证应用，兹略举数例。

1. 咳喘上气，降气肃肺　《素问·藏气法时论》谓："肺病者，喘咳逆气。"《素问·调经论》则指出，"气有余则喘咳上气"，说明肺失肃降，肺气壅盛可出现咳喘之症。临床常以降气肃肺为治,多选用苏子降气汤(《太平惠民和剂局方》),或定喘汤(《摄生众妙方》)等。

2. 胃气上逆,胃降为顺　脾为阴土,宜升则健;胃为阳土,宜降为顺。胃气上逆则多见嗳气呃逆,胃脘胀闷,嗳气呕吐,治以降逆和胃,临床常选用橘皮竹茹汤(《金匮要略》),或旋覆代赭汤(《伤寒论》),其中代赭石一味颇有特色,张锡纯在《医学衷中参西录》中指出,代赭石"其重坠之力能引胃气下行","治胃气逆而不降之证"。肺主清肃之令,胃以通降为顺,一脏一腑,与气机升降密切相关。清代黄元御认为:"凡痞闷嗳喘,吐衄痰嗽之证,皆缘肺气不降,而肺气不降之原则出于胃,胃土逆升,浊气填塞,故肺无下降之路。"黄氏主张治疗肺胃不降之证可投下气汤(甘草、半夏、五味子、茯苓、杏仁、贝母、芍药、橘皮),临床多可借鉴。

3. 胆气上逆,降气利胆　肝胆之气失于疏泄,多可导致胆气上逆之证,临证可见寒热往来,寒轻热重,胸闷胁痛,口苦吐酸,甚则干呕呃逆、呕吐黄水。治以降气利胆法,方取蒿芩清胆汤(《重订通俗伤寒论》),多获良效。

4. 冲任气逆,平抑冲任　冲脉隶于阳明,妇人妊娠,常见胎气上逆之证,属于冲任之气挟胃气上逆,临床表现为胸腹胀满,呕吐频作,甚至出现呼吸喘促,烦躁不安。治拟平抑冲任以降气安胎,方选紫苏饮(《普济本事方》)合香砂六君子汤(《和剂局方》),多可见效。

5. 大肠气逆,疏利降逆　肺与大肠相表里,肺主气,气行郁滞,大肠气逆,多表现为腹满胀痛,大便秘结等症,或见嗳气呃逆,矢气则舒。治拟降气宽中,疏利通腑,临床常见肠梗阻、肠功能紊乱、便秘等病证。以疏利降气法治之,投厚朴三物汤(《金匮要略》),可获良效。

降气之法,临床应用范围颇广。或以升降相合,或升多降少,或降多升少,或独重降气,或降气行气,或降气活血,或降气平肝,或降气清热,或降气化浊,或降气化痰,或降气补阴,或降气温阳等,关键是采用降气之法而又灵活权变,则多能获桴鼓之效。

缪希雍升降论探析与体悟

上海中医药大学　　邢　斌

缪希雍,字仲淳,为明代著名医家。笔者近来读其医书,发现缪氏临证尤重升降。他在《神农本草经疏·续序例下》中罗列了各种证候的病机与用药忌宜,其言宜升、宜降,或忌升、忌降者,比比皆是。同时,他在《神农本草经疏·续序例上》中撰"论制方和剂治疗大法",提出:"升降者,病机之要最也。"并著《十剂补遗》,认为十剂之外,"当增入升降二剂,升降者,治法之大机也。"于此可见他对病机、处方的升降性质的重视。

一、缪氏升降论简析

缪氏认为,病候之病机及其治疗方药多有升降属性之别。对病之宜升者,仲淳多宗东垣之说。如饮食劳倦,阳气下陷,宜升阳益气;泻利不止,宜升阳益胃;郁火内伏,宜升阳散火;因湿洞泄,宜升阳除湿,此皆效法东垣之学。至如滞下不休,仲淳认为宜升阳解毒。《先醒斋医学广笔记》卷一治痢方药中广用升麻,治噤口痢则几乎必用之。为何仲淳喜用升麻? 从《神农本草经疏》升麻条"主治参互"中可知,仲淳推崇升麻为"治一切滞下要药"。《神农本草经》论升麻,突出其解毒之功,东垣论升麻则申明其升阳之用,仲淳兼采两说,发挥于痢疾之治疗中。仲淳又论"肝木郁于地中"之"少腹作胀作痛","宜升阳调气"。《先醒斋医学广笔记》卷二载包海亭夫人患腹痛连少腹上支心,两寸关俱伏,两尺实大,按之愈甚,其病起于暴怒。仲淳投川芎、柴胡、升麻,咽下后嗳气数十声,病立已。已而作喘,仲淳以为升之太骤,与四磨汤而平。由此可见,升阳调气法治疗少腹胀确有效验。妇人少腹胀痛而查无原因者,临床并不鲜见,仲淳之法值得试用。

对病之宜降者,仲淳自出机杼,尤其是在用药上有独特之处。他认为,"阴虚则水不足以制火,火空则发而炎上",症见咳嗽、多痰、吐血、鼻衄、齿衄、头痛、齿痛、眼痛、眩晕、眼花、恶心、呕吐、口苦、舌干、不眠、寒热、骨蒸,"是为上盛下虚之候","宜用苏子、枇杷叶、麦门冬、白芍药、五味子之属以降气,气降则火自降，而气自归元"。同时又益以添水添精之药以救本，则诸症自瘳。当然，病之宜降者，还远不止于此，亦不仅限于降火。在《神农本草经疏·续序例下》中记载了不少宜降气的证候。如痰之由于风寒者，宜降气、辛散，并不需降火；头痛夹痰者，宜豁痰降气、辛燥之品，也不需降火。这样看待病之宜降者方才全面。但仲淳在"论制方和剂治疗大法"一文中仅言及阴虚火炎、上盛下虚证候，且强调"气降则火自降"，概因此为其独特经验，故突出一点而不及其余。此外要说明的是，降气之品并不止于上述诸味，但苏子一药用之降气，仲淳几乎每方必用，本该着重论述，但《神农本草经疏》中着墨甚少，仅言"善降气"而已，令后学难明精义，实为憾事！

升降失常确为临床所常见，但临床医师对升降的重视程度，较仲淳却有不及之处。而仲淳亦不过举其大要，系统而深入的研究还有待今人开展，仲淳常用于降气之药物，更值得做文献和临床研究。例如，为何仲淳降气尤重苏子，这与苏子降气汤是否有关联？"降气"之说，汉唐医书罕有，至宋以后方逐渐普遍。苏子降气汤的方名首见于《太平惠民和剂局方》，但究其源头，实出《千金要方》卷七"风毒脚气门"，名紫苏子汤，并无"降气"之说。那么"降气"一说又是如何缘起与发展的呢？这些问题都有待研究。

二、实践体会

笔者临床对升降之法虽颇多应用，但多为前人常法。如对病之宜升者，用补中益气汤等方，屡用有效；对脾胃病之宜降者，多用旋覆代赭汤、枳实导滞丸、承气汤之属；病在肝肾者常用平肝息风、滋阴降火等法，至于肺病则多肃肺与宣肺同用。但对于仲淳习用的以苏子、枇杷叶、降香等组方的降气法，笔者少有应用经验，甚至对以降气而降火的方法曾一度抱怀疑态度。近因读仲淳书，在临床上尝试其法，却收取意外之效，现举验案两则以为证。

案 1 颜某，女，50 岁。初诊（2008 年 11 月 13 日）：患者中脘胀痛一年余，服用中西药物无效。刻下：形态肥胖；脘胀，饭后作胀更甚，痛则偶有；伴嗳气，无泛酸，时有灼热感，纳可；大便二三日一解，干结，平时需服肠清茶；现已绝经，烘热汗出，眠安；头项板滞，头晕；舌淡红、边有齿印，脉沉细。有颈椎病史。胃镜提示浅表性胃炎,CT提示胆囊炎、脂肪肝。考虑脾虚气滞,方予旋覆代赭汤加黑丑、槟榔、大腹皮等治之,嗳气症状有所减轻,但中脘胀满未缓解。后患者多次复诊,重用理气药,或用理气活血药,均无效;又试从脾虚入手,改用圣术煎,亦无效;用一贯煎、大柴胡汤,依然无效。最后,乃在之前大柴胡汤基础上略作调整,并入苏子50g、枇杷叶30g、降香3g、麦冬15g,试用仲淳法,以冀一效。2周后,患者复诊告知取效,后以上方为基础加减治疗,病情逐步好转。

这一案例提示,仲淳常用的降气之品调理气机的效果似优于旋覆花、代赭石、黑丑、槟榔、大腹皮、大黄、枳实等理气、通降之药。

案2 张某,女,59岁。初诊(2009年2月23日):患者面部皮肤发红三年。患者三年前绝经,绝经前后开始出现面部潮红,外院用消斑膏(含有激素)治疗后,面部皮肤变薄,潮红更甚,夏天尤重,且又烘热汗出;大便通畅,晨起口苦,平时口干;手足冷,自觉眼睁不开,口腔溃疡反复发作,但无腰酸、头晕、乏力等;舌紫,脉弦细。拟仲淳降气法合疏肝凉血法,处方:苏子30g、枇杷叶30g、麦冬15g、白芍15g、五味子9g、桑叶30g、牡丹皮9g、赤芍9g、柴胡9g、黄柏9g、砂仁3g、甘草6g。服药7剂,患者面部皮肤发红、口苦大减,口腔溃疡已愈。

此外,笔者还诊治过两例面部发红患者。其一为高血压病患者,以头痛为主诉,经用清肝降火化瘀法,诸症消失,唯面部发红不减,原方加苏子、枇杷叶、降香后,此症大减。另一位患者因盗汗、失眠求治,用当归六黄汤加味治疗后,诸症消失,仅留面部发红一症,加用苏子一味而愈。笔者以往治面红症,每先用降火法,但此两例均曾用降火药而无效,改用仲淳法,不降火而降气,面红却除。

总之,笔者感悟,读古人医籍,体会古人用心,并在临床上试用,治有效验,实乃快事。然而,读通古书并非易事,或言辞过简,或辞不达意,或故弄玄虚;若欲舍伪存真,循名责实,弄清本意,发明其真正的临床应用价值,还得很费一番读书、思考与临证的功夫。

略论缪希雍"补血须用酸枣仁"

辽宁中医学院　　谷建军

缪希雍对伤寒、脾胃、血证、中风诸证均颇有心得，给后世医家以很大启发。其对血证提出的"吐血三要法"，得到诸多名家的首肯与赞赏。如王肯堂、张璐、叶天士、唐宗海等诸大家论治血证时，纷纷引用其"吐血三要法"，而"补血须用酸枣仁"这一观点正说明了三要法的至要之处。

对吐血证，时医多以凉血止血之法为治。缪氏针对时弊，提出了"见血休治血"的"吐血三要法"：首先宜降气、不宜降火；其次宜行血、不宜止血；再次宜补肝、不宜伐肝。在缪氏《先醒斋医学广笔记》中对三要法只有提纲挈领的论述，而王肯堂在其著作《灵兰要览·呕血》一篇中对三要法进行了深入的探讨。

《灵兰要览·呕血》篇记载："岁巳卯秋，始晤缪仲淳于白下，相得甚欢，忽谓余曰：补血须用酸枣仁。余洒然有省。"缪氏于己卯（1580）秋，与王氏相会于白下（即南京），二人相谈医理，王氏对其医学造诣大为折服，缪氏并传其名方资生丸于王氏。对"补血须用酸枣仁"一言，王肯堂更别有心得。

王氏外兄虞检庵病呕血，虽用补法，亦终致不起，病中"未尝瞑目而卧也"。对呕血这一伴见症，王氏一直未明其因，"余一时思不及此，心常缺然"，直至与缪氏会后，闻其说"补血须用酸枣仁"，方大悟："肝为藏血之脏，故人卧则血归于肝。今肝脏虚极，不足以摄血，荣卫之气，亦不复行于表分，故不复瞑目而卧，则血无所归矣。血无所归，故积久而复吐出，自然之理也。"说明呕血者目不瞑是由于肝虚不能藏血。

不寐的病机各异，有太阴土虚，阴阳不归而不寐者；有阳明气逆，上而不下则不寐者；有阳明、厥阴开合不利而不寐者；有肝之阴血虚，致肝不藏魂而不寐者（《本草崇原集说·酸枣仁》）。王肯堂独将血证不寐之理归于肝虚不能藏血，笔者原亦不明其理，一般认为酸枣仁的作用是养心安神、大补心脾、除虚烦不眠，与肝虚有何关系？然而遍查本草资料才发现，酸枣仁的药性与一般认识竟大不相同。

从归经上看，有资料认为酸枣仁入肺经，如《神农本草经三家合注·酸枣仁》叶天士认为："枣仁气平，禀天秋敛之金气，入手太阴肺经。"有认为入心经，如《本草约言·酸枣仁》："酸枣仁，味酸，气平……入手少阴心、足少阳胆、足厥阴肝。"但大多数认为入肝胆经，如《本草图解·酸枣仁》："酸枣仁味酸性收，故其主治多在肝胆二经……世俗不知其用，误为心家之药，非其性矣。"《本草求真·酸枣仁》："本肝胆二经要药，因其气香味甘，故又能舒太阴之脾。"《本草纲目·酸枣》："其仁甘而润……皆足厥阴少阳药也。今人专以为心家药，殊昧此理。"《本草征要·酸枣仁》："味酸平无毒，入肝胆二经。"

从功用上看，除《神农本草经》等言其"主治心腹寒热、邪结气聚、四肢酸痛、湿痹"外，多数资料认为酸枣仁主治多寐、不寐及多汗等症。而对其主治不寐的机制亦多从补肝胆的角度出发。如《本草图解·酸枣仁》："酸枣仁味酸性收，故其主治多在肝胆二经，肝虚则阴伤而烦心不得卧。肝藏魂，卧则魂归于肝，肝不能藏魂，故目不瞑。酸枣仁味归肝，肝受养，故熟寐也。"《本草求原·酸枣仁》："酸枣仁，酸甘平而润，凡仁皆润，专补肝胆之血。"《本草从新·酸枣仁》："生用酸平，专补肝胆，今人专以为心家药，殊未明耳。"《医宗必读·酸枣仁》："胆怯者，心君易动，惊悸盗汗之所自来也；肝虚者，血不归经，则虚烦不眠之所自来也。枣仁能补肝益胆，则阴得其养而诸证皆安矣。"

从以上对酸枣仁性味归经及功用的论述中可知，"酸枣仁得木之气"，补肝胆是其本性，"兼土化"，补脾乃其兼性，"其主治多在肝胆二经"，有养肝阴、补肝气之效（《神农本草经疏·酸枣仁》）。故王肯堂从缪氏"补血须用酸枣仁"一言中便悟出"宜补肝不宜伐肝"之理。后世《本草述钩元·酸枣仁》亦云："补阴者，滋阴而俾之生也，生化之机合，缪氏故谓补血无如酸枣也……其为肝胆血分之要剂。"

吐血之症，往往症见肺卫，其本却在肝。"先医谓肝无补法"（《灵兰要览·呕血》），对呕血常用平肝、伐肝之品，"以至爪青囊缩而不起"。故王肯堂说："肝藏血，血阴物也，阴难成易亏。又肝为东方木，为发生之脏，宜滋养不宜克伐……失血之后肝脏空虚，汲汲焉实之不暇，而敢以纤毫平肝之药伐之哉！"深悟缪氏"宜补肝不宜伐肝"之旨，其中亦暗含缪氏之"阴无骤补之法，非多服药不效"的血证治疗原则。

在吐血三要法中，前二法乃治其标，后一法是治其本。对补血养肝之法，王肯堂说："若补血养肝，血有所归，如茯神、龙眼肉、酸枣仁等，随证择用。"

（《中医文献杂志》，2005 年第 2 期）

缪希雍《先醒斋医学广笔记》治疗痢疾七法

南京中医药大学　　丁　亮　肖　燕　李文林　陈涤平

　　痢疾是以大便次数增多，便下赤白脓血，腹痛，里急后重为主症的一类病证，《内经》称此病为"肠澼""赤沃"，指出其主要病因是感受外邪和饮食不节。痢疾属现代临床常见病、多发病。明代末年著名医家缪希雍代表著作之一《先醒斋医学广笔记》（以下简称《广笔记》）记载了缪氏治疗临床各科常见病心得体会及所用效方并附有相关医案。该书自问世以来，在医林产生很大影响，其中医案被多部医书所引用。首届国医大师周仲瑛教授亦对其推崇备至，认为其对当代中医内科疾病诊疗具有重要指导意义，临床中医师及医学生当认真研读之。《广笔记》中治疗痢疾诸方，皆由缪氏斟酌所定，随证加减变化，十分详尽，且所载诸方与以往方书有诸多不同，而投之辄效，百不爽一，所谓独开门户者也。笔者通过深入研究《广笔记》痢门，发现其治疗痢疾确有特色，并可总结为如下七大治法。

一、清热燥湿法

　　夏秋之际，暑湿秽浊易于滋生，饮食不节，起居失常，劳倦过度，外邪侵犯，湿热内蕴，壅滞气血，气血相搏，脂膜血络受损，化脓血下注，则成湿热痢。缪氏秉承朱丹溪之学，认为痢疾发病以"湿热为本"，常以清热燥湿法治之。

　　缪氏擅用单方（著有《本草单方》），治痢尤喜用滞下如金丸。滞下如金丸，是把姜汁浸过的黄连炒后研末，再用姜汁和水跌丸，如梧子大，每服四钱。黄连,味苦,寒,无毒,主肠澼,腹痛下痢,调胃厚肠,仲淳称黄连为"滞下之神草"。缪氏精研本草(著有《神农本草经疏》),且较之前人更为重视炮制(著有《炮炙大法》),用辛温之姜汁佐制黄连,防止黄连过于苦寒而败胃,有驱邪不伤正之意,而且现代药理研究表明,黄连对除宋内氏以外的痢疾杆菌均有较强的抗菌作用,而生姜对宋内氏痢疾杆菌却有较强的抗菌作用。药不专力不宏,虽黄连治痢乃古人成法,而缪氏信之重、任之专,手眼之高妙,实属超出尽常。例如,陈赤石督学,因校士过劳感暑,滞下纯血,缪氏方中即有用川黄连三钱以清热燥湿;黄聚川年兄太夫人患痢,所授方中用有黄连;缪氏家弟稚端,幼年痢甚,服药方中仍有用川黄连一钱。男女老幼患痢,缪氏用黄连以清热燥湿法治之者十之七八。

二、通因通用法

明代以前,某些医家已经认识到治疗痢疾宜用通利之法。宋代严用和《济生方·痢疾》曰:"余每遇此证,必先荡涤肠胃。"又云:"大凡痢疾,不先去其积,虽获暂安,后必为害。"宋代杨士瀛也指出:"痢出于积滞……不论色之赤白,脉之大小,皆通利之,以无积不成痢也。"

缪氏在继承前人的基础上,据通因通用之法,化裁古方枳实导滞丸和木香槟榔丸,创制大黄丸。此方取李东垣《内外伤辨惑论》枳实导滞丸和张子和《儒门事亲》木香槟榔丸通因通用、行气下积之意,而药味精简、疗效卓著,用于治疗临床表现为脘腹痞满胀痛、赤白痢疾、里急后重、舌苔黄腻、脉沉实有力之痢初起壮实者:"川大黄一斤,白芍药六两,炙甘草三两,槟榔四两,木香一两,枳壳四两。"方中仿枳实导滞丸,重用大黄一斤为君,攻积泻热,使积热从大便而下;次重用白芍为臣药,调和营血,柔肝缓急止痛;又仿木香槟榔丸之意,佐以辛温苦降之槟榔、木香、枳壳,行气导滞,消痞除胀;炙甘草有调和诸药之功,故为佐使之药。此方大黄用量独大,其性猛利,胃弱者禁施,且宜用丸剂,取"丸者,缓也"之意。

三、补虚化湿法

痢疾的治疗,自古有"忌补"之说,缪氏则以为不然,其治痢谨守病机,虚则补之，大胆突破，开创了用补法治疗痢疾的先河。用补虚益气、健脾化湿之品，治疗体虚湿蕴之痢疾的治法，即为补虚化湿法。此法用于素体亏虚，或年老体虚，或久痢致虚者症见下痢频频，腹痛隐隐，腹部胀满，乏力，纳呆，甚至呕恶不止，食入即吐，即为"噤口痢"。痢疾以"噤口痢"最为严重，因胃气一绝则不治矣。

例如："庚子秋，华氏妹归宁，忽痢，日夜几百行，身热，发呕，一呕数十声不绝。吴医争欲下之，且曰：补即死矣。"缪氏不以为然，认为患者素体亏虚，该补则补，力排众议，立法补虚化湿，疏方：人参、炒黄连、白扁豆、升麻、滑石、炙甘草、橘红。方中人参补虚损，益真元，坐镇中州，为督帅之师；白扁豆、炙甘草补虚养脾；升麻入脾胃经，善引脾胃清阳之气上升；黄连、滑石、白扁豆化湿；橘红健脾化湿。药证相应，患者"二剂势稍缓，更数服愈"。

四、凉血解毒法

若时行疫痢病重，疫毒弥漫，邪滞肠中，窜扰营血，灼伤血络，迫血妄行，血渗外溢，则可兼有发斑疹，又当治以凉血解毒之法。

例如缪氏治疫毒痢及发疹时疹毒下利方："鲜忍冬藤数两，地榆五钱，川黄连四钱，黄柏二钱，黄芩二钱，炒白芍三钱，炙甘草二钱，醋升麻六分。"以方测证，该方主治患者可表现为：起病急剧，痢下鲜紫脓血，赤多白少，皮肤可见有红色斑疹，肛门灼热，后重感甚，渴欲饮水，舌质红绛，舌苔黄燥，脉滑数。缪氏组方用药注重配伍，君臣主次分明，重用鲜忍冬藤，其性味甘寒，可清热解毒，凉血止痢；地榆味苦性寒入血分，长于泄热而凉血止血，而功能清热解毒；二药合用，共奏凉血解毒之功，共为君药；臣药为苦寒之黄芩、黄连、黄柏三药，清热解毒，清上中下三焦之湿热；升麻升清降浊而尤善清解阳明热毒，白芍酸寒，和阴血，泻肝火，共为佐药；炙甘草和中解毒，是属佐使之用。此方切中病要，纲举目张，故常能事半功倍。

五、化瘀止痢法

缪氏少年博览群书，壮年以后出游行医，为人豪爽，交友甚广，搜集民间单方验方，并通过自己验证，有效者笔之于书，所谓"缁流羽客，樵叟村竖，相与垂盼睐，披肝胆，以故搜罗秘方甚富"。其中缪氏运用化瘀止痢法治疗痢疾的秘方"治血痢痛甚汤液"，即"传自包瑞溪学宪"，并"试之神效"："乳香、没药各七分五厘，炒白芍五钱，甘草五分，醋升麻七分，枳壳五钱，川黄连五钱，滑石末三钱，山楂三钱。"

此方用于气血瘀阻之证，久病入络，湿热久滞，阻碍气血运行，瘀血阻于肠络，络伤血出，便血下行，血色紫黯，便溏日久，腹痛有定处，按之痛甚，泻而不爽，或可扪及腹块，舌黯紫斑，脉弦细或涩。方中乳香、没药二药，相须而用，功善行气活血，化瘀止痛；白芍与甘草相伍，即张仲景芍药甘草汤，酸甘化阴，调理肝脾，养血和营，柔筋止痛；升麻善引脾胃清阳之气上升，枳壳行气导滞以助活血而止痛，此二味同用，一升一降，调畅气机，使清阳得升而浊气得降；黄连善除脾胃大肠湿热，乃治痢之要药；滑石甘淡而寒，能利水湿而清瘀热；山楂入肝经，亦能行气化瘀止痛，兼能止泻止痢。

六、清热利尿法

久痢不愈，湿热伤阴，津液日耗，或素体阴虚，感邪而病痢，遂为阴虚痢。缪氏认为，"阴虚火多，故不受补，又不宜燥"，喜用滑石等药清热利尿。

例如一贵族少年"暑月出外，饮食失宜，兼以暑热，遂患滞下"，而旅途之中，缺医无药，在回家的路上，病情偶尔自行好转，但"归家腹痛不已，遍尝诸医之药"，诸医多用"苍术、黄连、厚朴、枳壳、陈皮"等燥湿药，患者"药入口痛愈甚，亦不思食"，其父遂请缪氏诊治。缪氏诊视后认为，该患者素体阴虚也，病痢既久，阴液更伤，虽病本湿热，但尤不宜用苍术、黄连等燥湿药，"更以滑石一两为细末，以牡丹皮汁煮之，别以白芍药(酒炒)五钱，炙甘草二钱，炒黑干姜五分，水煎，调滑石末服之"。此方即以甘淡而寒之滑石为主药，清热利尿以治痢，蕴含"利小便以实大便也"之妙。患者"须臾小便如注，痛立止"，效如桴鼓。

七、疏利肺气法

缪氏认为，治疗痢疾，与泄泻不同。治疗泄泻，可以偶尔有用罂粟壳、诃子以止泻。而痢疾本属湿热涩滞不行，药忌兜涩，法宜疏利。其根据《内经》脏腑生理功能关系（肺与大肠表里相关），首次提出治疗痢疾疏利肺气的方法。

《素问·经脉别论》云："脾气散精，上归于肺，通调水道，下输膀胱。"肺气喜通利而恶闭涩。又大肠者为肺之腑，若大肠有湿热留滞，则肺家亦必有热。"倘误用罂粟壳、诃黎勒，使湿热无所宣泄，肺气不得下行，非惟滞下增剧，湿热熏蒸，上干乎肺，则胀闷、气逆、不得眠、不思食诸证至矣。"大肠的传导功能，依赖于肺气的宣发肃降，欲调整大肠之传导功能，亦要调整肺脏之宣降功能。又脾为肺之母，母病日久必损子脏，此即母病及子，反之亦然。临床运用此法时，可选用桔梗、白芷、浙贝母、紫苏等药以配合他法使用，可以提高疗效。

综上，本文通过分析研究缪氏《广笔记》中有关治疗痢疾的方药、医案及相关论述等内容，总结出缪氏治疗痢疾七大治法。虽然其中清热燥湿、通因通用属治痢常法，凉血解毒、化瘀止痢，亦古已有之；但缪氏在继承前人的基础上，皆有所发挥且有助于临床疗效的提高。而补虚化湿、清热利尿、疏利肺气，则确属缪氏新知，更值得学习研究。缪氏治痢诸法，笔者于临床运用亦时时见有疗效显著者，现代临床医师治疗痢疾可以大胆借鉴而辨证运用。

（《中华中医药杂志》，2007年第32卷2期）

《先醒斋医学广笔记》内伤三证治疗特色浅探

北京中医药大学　　宋　佳　史　瑞

《先醒斋医学广笔记》（以下简称《广笔记》）是明末著名医家缪希雍的代表著作，该书集录了缪氏对内、外、妇、儿等各科常见病的治疗心得、经验用方及临床验案，还记叙了常用400余味中药的炮制方法，畏、恶、宜、忌，以及丸、散、膏、丹的制法与煎服法等，反映了其精湛的医学造诣、独到的治疗经验以及渊博的药学知识。缪氏临床好求实，颇重搜集单、验方及研究药物，《四库全书提要》将其与同时代的名医张景岳相比较，称："希雍与张介宾同时，介宾守法度，而希雍能变化；介宾尚温补，而希雍颇用寒凉，亦若易水、河间，各为门径，然实各有所得力。"笔者研读《广笔记》发现，缪希雍治疗内伤杂症颇有心法，下文就缪希雍治疗中风、脾胃以及消渴证的用药特色略作总结。

一、中　风

1. 真中、类中，当详辨别　缪希雍认为中风有真假内外之别，应因地、因时制宜。江南苏吴一带，因"其地绝无刚猛之风，而多湿热之气。质多柔脆，往往多热多痰。真阴既亏，内热弥甚，煎熬津液，凝结为痰，壅塞气道，不得通利，热极生风，亦致猝然僵仆类中风证"，"刘河间所谓此证全是将息失宜，水不制火。丹溪所谓湿热相火，中痰中气是也"。这里缪希雍认为中风一病，因地而异，西北一带，风气刚猛，多真中外来风邪之病候，治疗当以解散风邪为主，次则补养气血，如大小续命汤；而江南之地，则多因痰、因热而致类中风证，病机不同，治疗迥异。

2. 治标治本，各有侧重　治疗上，缪希雍指出类中风证："当清热顺气，开痰以救其标；次当治本，阴虚则益血，阳虚则补气，气血两虚则气血兼补，久而持之。设若误用治真中风药，如前种种风燥之剂，则轻变为重，重则必死。"明确指出类中风用药与真中风用药的不同。笔者将"中风"篇中的药物按功效简单分类如下，见表3。

表3 《先醒斋医学广笔记》治中风药物分类

功　效	常　用　药　物
清热类	天冬、麦冬、甘菊花、白芍、白茯苓、天花粉、童便、黄柏、玄参、石斛、桑叶、连翘、竹沥、梨汁、青蒿
化痰类	贝母、白芥子、竹沥、广橘红、瓜蒌仁、莱菔子、半夏曲
益阴养血类	天冬、麦冬、生地、当归、白芍、沙参、枸杞子、五味子、牛膝、酸枣仁、人乳、沙苑子、石斛、山茱萸、菟丝子、鳖甲、何首乌、柏子仁、胡麻仁

续　表

功　　效	常　用　药　物
行气类	苍术、紫苏子、枇杷叶、橘红、郁金、砂仁
补气补阳类	人参、黄芪、大枣、甘草、白术、鹿茸、巴戟天、鹿角胶、虎骨胶、霞天胶、杜仲、续断
其他	莲子、葛根、天麻、白扁豆

3. 重视清热养阴、行气化痰　通过表3可以看出，在治疗中风时，缪希雍用得最多的当属益阴养血类与清热类药物，其中不乏鲜品，另或佐以化痰，或佐以行气，或佐以息风，或佐以补气，组方灵活，不拘一格，标本兼治，治有次第，这与前述缪希雍认为江南一带多因痰因热而致类中风证是吻合的。这些药物大多甘润清灵，较少刚燥之品，与缪希雍一贯的临床风格相似。此外缪希雍注重药物炮制与剂型，如何首乌药后备注"九蒸九晒，人乳拌至一倍、两倍"，苍术药后备注"米泔浸，洗净，刮去皮，拌黑豆蒸，又拌蜜酒蒸，又拌人乳蒸，凡三次，蒸时须烘晒极干，气方透"，这些无不体现出缪希雍用药之精细讲究。另外，在中风病的用药剂型方面，缪希雍常汤、丸、膏并行，急性发作期常以汤剂荡涤邪气，之后以丸剂久服收功，或炼膏调服，处处体现了缪希雍用药之娴熟精练。

二、脾　胃

1. 强调脾胃分治　缪希雍治病十分重视脾胃，认为："胃气者，即后天元气也。以谷气为本，是故《经》曰：脉有胃气曰生，无胃气曰死。又曰：安谷则昌，绝谷则亡。可见先天之气，纵犹未尽，而他脏亦不至速伤，独胃气偶有伤败，以至于绝，则速死矣。"因为"谷气者，譬国家之饷道也，饷道一绝，则万众立散；胃气一败，则百药难施"。在脾胃病证治方面，缪希雍注重从脾胃各自不同的生理功能出发而强调脾胃分治，如其在《神农本草经疏·似中风问答》中谈道："脾为土脏，胃为之腑，乃后天元气之所自出。胃主纳，脾主消。脾阴亏则不能消，胃气弱则不能纳，饮食少则后天元气无自而生，精血坐是日益不足也。"指出脾胃虽互为表里，然一主受纳，一主运化，一则易气虚，一则易阴亏。这在当时能具有如此卓识实属不易。这一点后来被叶天士进一步发展为"太阴湿土得阳始运,阳明胃土得阴自安,脾喜刚燥,胃喜柔润",并在临床中形成了养胃阴的特色,并进一步充实了中医脾胃学说的内容。

2. 健脾气、益脾阴,用药有别　除了强调脾胃分治,在调理脾胃方面,缪希雍认为脾气虚与脾阴亏临床表现有别,治法各异。如其在《神农本草经疏·治法提纲》中谈道:"若因脾虚,渐成胀满,夜剧昼静,病属于阴,当补脾阴;夜静昼剧,病属于阳,当益脾气,是病从本生,本急于标也,当先治其本。"将脾虚分为脾气虚与脾阴虚两类,一者属阳,一者属阴。缪希雍在《神农本草经疏·五脏六腑虚实门》中特别指出一些药物具有"补脾阴""益脾阴"或"益脾阴兼补气"的作用,其在具体药物的论述中也常谈及"脾阴",如在"人参"条下备注"同大枣、白芍、龙眼肉、甘草、酸枣仁,补脾阴",在"术"条下备注:"世人但知术能健脾,此盖指脾为正邪所干,术能燥湿,湿去则脾健……宁知脾虚而无湿邪者用之,反致燥竭脾家津液,是损脾阴也。"将缪希雍常用健脾气与益脾阴的药物总结如下,见表4。

表4　缪希雍常用健脾气与益脾阴的药物

功　效	常　用　药　物
健脾气	人参、白术、黄芪、茯苓、炙甘草、山药、白扁豆、砂仁、白豆蔻、橘皮、莲子
益脾阴	酸枣仁、白芍、五味子、柏子仁、麦冬、天冬、生地、五味子、木瓜、枸杞子、胡麻仁、石斛

从表4可以看出,缪希雍调治脾胃用药配伍灵活,甘润清灵,的确有别于其他医家常用四君、六君、理中等偏于刚燥治脾之方。任应秋教授曾指出:"缪希雍这套用药路子,在学术发展史上,是打开了一个新局面,他对叶天士的影响很大,几乎全部为他所接受,并发挥了更大的效用。"

3. 健脾、除湿、制肝、养阴、温肾,多法兼施　另外缪希雍认为脾胃虚损之证常兼有湿热,或伴有肾气亏虚,或兼见肝热气逆,或兼有阴液亏虚,因此临床中或健脾益气除湿,或益火暖土,脾肾双补,或制肝清热,或养阴润燥。常用药物见表5。

表5　缪希雍调理脾胃常用治法及药物分类

功　效	常用药物配伍
健脾除湿	人参、白术、苍术、黄芪、茯苓、车前子、橘红、生姜皮、藿香、砂仁、薏苡仁、赤小豆、泽泻、猪苓、通草
益火暖土	生地、菟丝子、山茱萸、五味子、山药、肉豆蔻、巴戟天、补骨脂、仙茅、胡芦巴、鹿茸、紫河车、肉苁蓉、枸杞子
制肝清热	酸枣仁、白芍、五味子、石斛、木瓜、牛膝、乌梅、黄连、橘皮、栀子、紫苏子、香附
养阴润燥	人乳、牛乳、甘蔗浆、梨汁、芦根汁、知母、鳖甲、青蒿、天冬、麦冬、沙参、百合、蜂蜜

表5中常用药物及配伍原则在《先醒斋医学广笔记·脾胃》篇中亦有很好的体现，该篇缪希雍治疗食积、胃脘痛、痰饮咳嗽、咳吐不已、不能饮食等症，或健脾化湿，或行气消积，或理气清热，或温脾化痰，配伍灵活，组方严谨，用药甘润清灵，颇具独创性。

三、消　渴

"消渴"是中医病名，与西医学糖尿病表现相似，中医认为该病主要以阴虚燥热为基本病机，以多饮、多尿、多食、乏力、消瘦、尿有甜味为主要临床表现，病变脏腑主要涉及肺、脾、胃、肾，并确立了清热润燥、养阴生津的基本治法。

在《先醒斋医学广笔记》中记载了一例消渴证医案，虽仅有一案，却可反映缪希雍对消渴证的认识以及治疗思路。该案患者因焦劳过多，齿痛大发，他医以石膏、知母等药投之不效，用刀去齿间紫血，满口痛不可忍，齿俱动摇矣。后饮食益多，小便如注，状如膏，肌肉尽削，甚则身不能起。缪希雍诊为中、下二消证也。以麦冬五两（约合今185 g）、五味子三钱（约11 g）、黄连三钱（约11 g）、芦根五两（约185 g）、黄芪五钱（约18.5 g）、怀生地六钱（约22 g）、天冬一两（约37 g），用缫丝汤10碗，煎2碗，不拘时服。丸方于前药中加黄柏三两、牛膝五两、沙参六两、枸杞子四两、五味子六两，蜜丸，常服，遂不复发。该方用药简单，主要是益阴清热，但其中药物药量及煎煮法值得细细品味，汤剂中用量最多者为麦冬与芦根，竟达185 g之多，实属罕见。此二味药重用以滋阴清热润燥,配以天冬、生地滋养肾阴,臣以黄连清其胃热,五味子酸敛生津,佐以黄芪益气,以兼治阴虚所致的气不足。该方以缲丝汤作为溶媒煎煮,缲丝汤即古人抽取蚕丝时用于煮蚕茧的水,主治消渴与血淋等证,值得我辈学习。

丸方在汤剂基础上另配以黄柏清热坚阴,沙参滋阴清热,牛膝活血化瘀,枸杞子补肾益精,全方作用于脾、胃、肾等脏腑,切中缪希雍所言"中、下二消"之病机,且"丸者缓也",配合丸剂可使患者坚持长期服药,缓图其功,巩固疗效。通观整个医案,辨证、诊断、立法、用药、用量、剂型、煎煮,任一环节都值得我们借鉴与思考。

四、结　语

通过对《先醒斋医学广笔记》中缪希雍治疗中风、脾胃以及消渴证用药特色的总结,可见缪希雍治疗内伤杂症主以甘柔养阴为主,用药清灵柔润,这一用药风格体现在其治中风以益阴养血、清热息风为主,调治脾胃以脾胃分治、补养脾阴为重,治疗消渴以滋阴润燥、养阴生津为法。但其对内伤病的调治又处处顾及脾胃,总以脾胃为中心,既承金元刘、朱、张、李之学,又多自己发挥,可谓见多识广,又具巧思,组方用药颇具境界。以任应秋教授对缪希雍的一句评价总结:"缪希雍之学,从薛己以下至张景岳、赵献可等,大兴温补之风,而缪希雍能够独树一帜,开创新局面,提出新见解,获得新成就,活泼了学术气氛,这是很值得赞赏和学习的。"诚所言不虚也。

(《甘肃中医药大学学报》,2016 年第 33 卷第 3 期)

缪仲淳外科学术经验琐谈

嘉兴市中医医院　　陆文彬　江一平

缪仲淳内外兼精,学验俱丰,遗著有《神农本草经疏》《先醒斋医学广笔记》《本草单方》等，并曾参校陈文治所著之《疡科选粹》。本文拟对其外科学术经验作初步探讨，错漏之处尚祈补正。

一、辨治痈疽，内外相兼

痈疽，大症也。缪氏指出："凡未发疽，大热作渴，及愈后作渴，大小便秘，神昏作呕，不食不知痛，全犯者，不治；腰痛者，不治。"此言火（热）毒炽盛，无从泄越，必凌心、伐肾，内耗津血，阴竭而殆之恶候；倘"清便自调，神思清爽，能食知痛，不呕，夜能睡，微发热者"，乃属顺证，"易治"矣。

缪氏辨治痈疽主张内外相兼，其内服之方药，宗法洁古、东垣、丹溪诸前辈，并吸取民间单、验方，融会贯穿，师古不泥。其治疗痈疽大症所用之"托里败毒散"系从"托里清毒散"和"仙方活命饮"化裁而来，方中重用黄芪、甘草节，以补托解毒，合生何首乌、茜草、牛蒡子、白僵蚕、蝉蜕等俾气血兼顾，温凉相合。夫疡症托毒用黄芪，为补土派所推崇；生何首乌乃血中气药，具泻火败毒之能，疗血分风热，疡科誉为"疮帚"（唐《傅倍适用方》之"四圣散"即用此以治"热毒血疮"）；牛蒡子，东垣视作痈疽消肿之要药，用治马刀、附骨疽等症；茜草，活血化瘀；天虫、蝉蜕搜剔经隧风毒邪热等。再者《溃后服药方》系据东垣《脾胃论》"人参芍药汤"方去当归，加金银花、怀山药而成，为气血两调，邪正兼顾之剂。

缪氏外治痈疽用药选列有敷药、药饼灸、膏贴、神灯照法等。如"神灯照法"，其用药与操作程序悉与《疡科选粹》"治背疽照火法"同，此方法源自广陵李杜所传，尝谓："此方初用药燃熏照，以火引火，毒气外散；后用敷药，追脓止痛，毒从疮口出，一照即起红晕，状如蒸饼，则阴疮变为阳毒。"（清代徐灵胎认为此法宜用治阴症转阳，不可妄施于火毒阳证；《金鉴》指出可用于"痈疽轻症，初起在七日之时"）宋代治发背、痈疽倡用灸法，或直接灸，或隔蒜灸，而缪氏则介绍药饼灸法，具体用夜明砂、麝香、冰片、乳香、没药、明矾、雄黄、月经布灰（存性）和荞麦面，"做薄饼放疽头上，加大炷艾火灸之，先令病者吃些米饮及托里等汤药，每灸至百壮"，此亦内外兼顾之治。至于敷贴，除太乙膏方、治发背神方、治发背肿毒围药等方药记载外，并强调辨阴、阳以施治，对"外势平而不起，色黑暗，其痛沉着在肉里者"用"围阴症疮疡方"（药以红药子、白及、白蔹、乳香、没药、朱砂、雄黄、麝香、冰片、黑狗下颏、豌豆粉，以醋、蜜调敷）并可内服。笔者查《疡科选粹》载用黄狗下颏、蚕豆、白蔹，三药治发背神效，并称此方得自岭南李君之秘方，内服可治肚痈、腹痛及腿上附骨疽，《外科准绳》亦载录史鹤亭太史所见以此方治验，故推测缪氏此方恐系从《疡科选粹》衍化。常熟民间用黄鼠狼头骨（连皮肉）炙灰，酒吞，治附骨疽及流注酸痛，亦颇效验。症见"外势高肿散大，色红甚者，带紫但发亮鲜明，发热，大小便不利"者，则用"围阳症疮疡方"（药以大同碱、桑灰淋汁、朱砂、雄黄、乳香、没药、蟾酥、牛黄、明矾、五倍子、大黄、白及、白蔹、冰片），此方以碱性溶液为基础，配牛黄、大黄、蟾酥、五倍子之清热解毒、活血消肿，故宜于治阳毒实证之痈疽，而朱砂、雄黄、麝香等八味药则阴证、阳证悉皆采用之。另有"无敌大将军方"用治痈疽、对口、疔疮、发背、一切无名肿毒，亦以桑柴灰水、碱水等为基液，而加入轻粉、硇砂、火硝、麝香诸品，收化坚拔毒之功，较《外科正宗》之外敷铁桶膏力宏，而被视为外治隔皮取脓法的发展。

二、疔疮解毒，方药出新

缪氏认识到疔疮发展迅速，故宜急治，指出："治疔毒在急，急则毒气未走，若走黄，多不可治。"并认为疔毒可由不同途径传染，而医家应采取预防措施，尝谓："走黄后发狂，咬人便能发疔；汗下时其秽气触人，亦能发疔，宜谨避之。看疮疡疔毒，须饮酒，以麻油涂鼻。"缪氏在400多年前能认识疔毒可能"传染"，并指出不同途径，提出预防措施，诚属可贵。

《先醒斋医学广笔记》搜载治疗验方甚多，而其中"治疔丸"以蟾酥为主药，配以半枝莲、连翘、金银花等清热解毒汤剂追服，共奏败毒止痛之功。综观仲淳列治疔毒方、案，尤善用甘菊一味，其用法亦较活泼，若有鲜货则常用鲜草，连根叶捣汁和酒冲服，或用大剂入煎，能因时因地制宜。甘菊治疗曾载《丹溪心法》，然未发明其义，而缪氏《神农本草经疏》释谓："甘菊，苦可泄热，甘能益血解毒，平而兼辛，故又散结。为祛风火之要药，生捣最治疔疮。"《本草正义》误为"生捣"外敷治疗，而置异议，其实仲淳系以内服为主，如其治"顾博士伯钦内人耳疔"一案，因其时"方孕"，故以白药子、鸡子清调涂腹上护胎，再给甘菊、夏枯草、贝母、忍冬藤、地丁之属大剂饮之，"一服痛止、疔立拔、胎亦无恙"。

三、论治霉疮，别具新见

明代后期政治腐败，士大夫阶层生活糜烂，加之海口通商，致使疫病流行。"霉疮"（又称"杨梅疮"），在我国散布约在 13 世纪，至 1485—1521 年，则由华南传至华中。1525 年，薛己曾记述梅疮后期症治。1607 年，王肯堂亦有记载。1632 年，陈司成著性病专书——《霉疮秘录》，皆说明"霉疮"在明代传播已较广泛，而其时治疗大多采用汞类药物，若治不得法往往中毒。李时珍《本草纲目·水银粉》条下注曰："服之过剂，或不得法，则毒气被熏，窜人经络筋骨，莫之能出，痰涎既出，血液耗之，筋失所养，营卫不从，变为筋挛骨痛，发为痈肿、疳漏，或手足破裂，虫癣顽痹，经年累月，遂成废痼。"

缪氏对"霉疮"仔细观察，明确指出其具有遗传性，尝谓："凡父母正患霉疮时育儿，鲜有免者。其证浑身破烂，自顶至踵，两目外几无完肤，日夜号泣，或吐或泻，似疟似惊……"继而录载其师司马铭鞠所传治疗方药，如"结毒方""昇药五灵散""神效敷药方"等，谓"喜其不用水银"。缪氏自拟案方则尤以清热解毒为主，首选土茯苓。如"倪仲昭治案"即用土茯苓半斤，浓煎送牛黄二分而愈；所创"治霉疮方"则以土茯苓、金银花、猪胰脂、皂角刺、芭蕉根、雪里红、皂荚子、木瓜、天虫、白鲜皮、独核肥皂仁等组成。至于服汞类治误者，主张"以铅收之"，在治"李行甫案"中记述颇详。"误用水银、番硇等药搓五心，三日间舌烂、齿脱、喉溃、秽气满室，吐出腐肉如猪肝色，汤水不入，腹胀，二便不通……按其腹不痛，虽胀满未坚，犹未及心，知水银毒入腹未深，法宜急以铅收之，急用黑铅斤余，分作百余块，加大剂甘桔汤料金银花、粉草各用四两"，而得瘥。按铅之功有坠痰杀虫，消肿，解金石毒之能，《外科正宗》之"铅回散"（铅灰、硫黄）用治梅疮结毒、筋骨酸痛有效，缪氏配金银花、甘桔尤妙，充分发挥了铅在驱梅解毒、收敛护疮方面的功效。

四、辑录效方，以备抉择

缪氏收罗秘方甚多，凡经考验确有效应者，乃笔记而录之，"庶穷乡僻邑,舟次旅邸,偶乏明医,俾病者按方施治,以瘳疾苦。"所辑外科效方亦众。

治瘰疬宗法丹溪,而主用夏枯草,配贝母、皂角子、金银花等,旨在清热化痰,软坚散结。丹溪谓夏枯草"大能散结气而有补养血脉之功,退寒热,虚者尽可倚仗"。另有"瘰疬丸",则以斑蝥、肥皂荚、贝母等,追毒消核。斑蝥治瘰疬,在明代是较为普遍的,《外科准绳》之"灵鸡弹""三圣丸""遇仙无比丸""必效散"等,咸选用之。

还有"回燕膏",用芝麻油、胎发、山甲、白矾、黄蜡、飞丹、松香、轻粉、乳香、没药、燕窝泥、五灵脂、麝香、密陀僧,炼制而成外贴方,"仲淳试之有效"。此方《选粹》指明其出处,系宁波僧人得于乡大夫,而李天衢百计得之,缪氏得之后复经实验。

缪氏对喉风、喉痹之方药选录亦具特色。治乳蛾方药,或以芒硝、雄黄、胆矾、明矾吹之;或用土牛膝灌之;或先以针刺出黑血,复以蜒蚰、乌梅涂之……皆有效验。"喉痹"方,则有明矾、巴豆吹喉取涎以开关;或用雄黄、芒硝吹入以消肿;或取半枝莲捣汁内服而取效。内容丰富,效果确实。

"杖疮"是刑伤,查明代医著记载消斯症之方案颇多,如《外科心法》《外科正宗》《外科准绳》均有。缪氏亦录"杖伤丸",方由乳、没、儿茶、自然铜、番木鳖、人中白、血竭、土木鳖、地龙、无名异组成。"杖丹长肉方",猪油、白占、黄连,炼制备用。这些方剂的组合颇具特色,而今虽无"杖疮",但在劳动生产过程中,外伤是难免的,因此亦可从中参考运用之。

其他如缪氏用松香、轻粉、乳香、细茶打成膏,以治臁疮;雄黄、松香燃猪油,使滴油取以涂治坐板疮;天明精煎汤洗治痔疮;白芷、雄鼠粪,调酒饮之,以治乳癣……均属简便效方。由于仲淳对药物颇有研究,故其选药十分得体,充分发挥药品之能,而避其毒,如活血化瘀,少用当归而喜用茜草;破坚消结,不选角刺、甲片而推崇白及、白蔹、夏枯草;治痈疽,用龟板俾祛瘀而兼养阴;治发背选藤黄、五倍子,醋调外治……皆缪氏深谙药性之理欤。

读《先醒斋医学广笔记》析妇科出血证

山东中医药大学　　陈　铎

妇科常见的出血证有月经过多、崩漏、经间期出血等，从发病机制来讲，妇科出血证发病多属虚实夹杂，单纯的实证或者单纯的虚证较为少见。例如，月经过多从虚而论，多由冲任失调不固引起，冲任气虚，气虚日久，肾不藏而脾不统，脏腑受损，奇经不固，精血阴液滑脱而下遂成此证。而从实而论，血热妄行，热扰冲任，而致经行量多。瘀血内停，瘀阻冲任，血不归经，离经妄行。

缪氏在该书中没有对崩漏、月经量多等疾病一一介绍，而是仅仅提到崩中一证，卷二《崩中》曰："崩中，属气血两虚有热。治宜补气血，兼清热。"可见崩中的发病亦有虚实夹杂的表现，因此在治疗中要辨证施治。

一、从实而治

妇科出血证多有血热、血瘀的表现，本书卷三《论治血三法》："血热者宜清之，凉之。法宜酸寒，苦寒，咸寒，辛凉，以除实热。血瘀宜通之。瘀必发热发黄，作痛作肿，及作结块瘕积。法宜辛温，辛热，辛平，辛寒，甘温，以入血通行，佐以咸寒。"因此在治疗上，对于血热血瘀型的出血证，治以清热凉血止血，用药牡丹皮、赤芍、生地、黄芩、犀角、地榆、大蓟、小蓟、茜草、天冬、玄参、荆芥等。而对于血瘀型的出血证，治以通经逐瘀止血，药用当归、桃仁、姜黄、郁金、延胡索、牡蛎等。

上文缪氏对于出血证治疗的见解，联系到治疗妇科出血证来说，也是值得借鉴的。在缪氏看来，血热、血瘀的治疗，仅仅是清热凉血止血、通经逐瘀止血，对于出血证没有直接应用收涩止血药。在笔者看来，对于妇科的出血，如西医上的功能失调性子宫出血（中医"崩漏"范畴）不适宜过于或者直接应用收涩止血，因为收涩药可收一时之功，但是唯恐过涩留瘀，更使病情复杂。因此在对于血瘀型血证治疗时，缪氏建议使用的药物中没有炭类药物，牡蛎只是生用，取其收涩而无固着之弊。

与《先醒斋医学广笔记》出于同一时期的医书《扶寿精方》中有一经典方剂"二至丸"，原方组成是女贞子、墨旱莲，具有健腰膝、强阴不足、滋阴止血的功能。墨旱莲，甘酸寒，归肝肾经，有滋阴益肾、凉血止血之功效，本品能滋养肝肾之阴，多与女贞子同用，协同增强两者的补益功效。女贞子性质寒凉，既可滋阴，又能凉血，而有止血之功效。在《名中医论方药》中调查很多现代医家，很多善于应用此方治疗月经过多、崩漏等，也是对缪氏提出的"血热宜清之，凉之"理论的实践和肯定。

二、从虚而治

缪氏书中卷之二《虚弱·论阳常有余阴常不足》中指出："人身之有阴阳也，水一而已，火则二焉，是秉受之始，阳常有余，阴常不足，天地且然，况于人乎！故自少至老，所生疾病，靡不由真阴不足者，其恒也。若夫真阳不足之病，千百而一二矣。阴阳和平，气血均调，是为平人气象之常候。"

缪氏指的虚弱其实主要指阴虚。朱丹溪提出了滋阴降火疗法，对后世有深远影响，缪氏继承其学术观点，也认为"秉受之始，阳常有余，阴常不足"。但是他认为朱丹溪提出的滋阴降火偏于苦寒，易伤脾胃。他认为"益阴宜远苦寒"，"阴虚内热，当用甘寒，滋肾家之阴，是益水以制火也"，他提出的甘寒滋阴降火法是对滋阴降火疗法的一大改进，为后世医家提出了正确的理论指导。

联系到妇科出血证的治疗上，月经过多、崩漏等证日久均可出现虚证的表现。失血日久，耗伤阴血，出血日久不愈，必然会伤及阴血，阴血不足易导致虚火内生，火由肝阴耗伤及肾阴也，形成肝肾阴虚。肝阴虚常表现为目花、目干、易疲劳、肢麻、胁隐痛等症；肾阴虚则腰膝酸痛、遗精、耳鸣、不孕等症。

《中医药专家临证经验集成》中广州中医药博士生导师欧阳惠卿在《功能失调性子宫出血的治疗体验》中写道："妇女于 41 岁以后，因肾气渐衰而导致任脉亦虚，太冲脉衰少，天癸渐竭而步入更年期的生理阶段，月经本易失调，倘因房事不节，情志所伤等，重伤肾气、冲任，耗竭真阴而致功能失调性子宫出血。因此对于此类妇科出血证的治疗，更加合理地应用滋阴凉血的药物如麦冬、五味子、牡丹皮、生地、熟地、芍药等，更好地改善肝肾阴虚的症状，对于全面地治愈功能失调性子宫出血有很重要的作用。"

当然，妇科出血证的虚证不仅仅完全表现于肝肾阴虚或者真阴不足的症状，还有脾虚、阳虚等表现，应该结合不同年龄的生理特点及临床表现进行辨证论治。刘河间谓："妇人幼童，天癸未行之间，皆属少阴，天癸既行，皆属厥阴，天癸既绝，乃属太阴。"因此可以看出，妇女不同年龄时期有其不同的生理病理特点。故临证时，在辨证的基础上，再结合生理特点，组方选药可提高疗效。

三、结　语

缪氏的《先醒斋医学广笔记》并没有对于妇科出血证如崩漏、月经过多等提出单独的介绍，仅仅就崩中有所论述，但是结合其对于虚弱、崩中、调经、治血三法等方面的见解，其提出的"血热者，清之，凉之""阴虚真水不足之病，十人而九。阳虚真火不足之病，百不得一""阴血内热，当以甘寒"等观点，对于治疗妇科各类出血证提供了较为丰富的临床理论指导。

本书中学术经验丰富，不仅有缪氏首创的"胆囊触痛征"等当时领先世界的诊断方法，还有"外科疮疡皆由实邪所发"等临证经验，其提出的"治吐血三法""竹叶石膏汤"等，成为流传于后世的治法理论及经典治方。

缪希雍深厚的临证功底和广博的理论内涵，并非一日之功。作为传统医学的学习者，如能系统地继承先贤之遗著并具先贤之习古不泥古的学风，定无临证茫然，涉海问津之患，作为后辈如能潜心研读，仔细玩味，定能裨益临证。

（《河南中医》，2014 年第 34 卷第 1 期）

叶天士用仲淳法刍议

上海中医药大学　　简志谋

叶天士是清代医学大家，不仅其温热病证治为后世之圭臬，而且在内、妇、儿科方面也多有建树。叶天士之所以能获得如此巨大的成就，与他虚怀若谷、博采众长的治学精神是分不开的。

研读叶氏医案，可以发现，晚明医家缪仲淳的学术经验对他的影响非同一般。要之，如缪氏所倡论的"内虚暗风"、脾阴论治以及降气方法等，无不为叶氏所宗而灵活地运用于临床。

一、内虚暗风

缪仲淳的《神农本草经疏》载有"论似中风与真中内治法迥别误则杀人"一文，其所谓"似中风"，即类中风。缪氏认为，似中风即"内虚暗风"，多系阴阳两虚，而阴虚者居多。其治法，初当清热、顺气、开痰，以救其标，然后治本。治标之法，清热用天冬、麦冬、甘菊花、白芍、天花粉、童便等；顺气则苏子、枇杷叶、橘红、郁金等；开痰用贝母、白芥子、竹沥、荆沥、瓜蒌仁、霞天膏等。治本之法阴虚则益阴血，药用生地、当归身、白芍、枸杞子、麦冬、五味子、牛膝、白膏等；阳虚则补阳气，药用人参、黄芪、鹿茸、巴戟天、大枣等；若气血两虚，则兼补之。缪氏《先醒斋医学广笔记》"中风治法大略"，内容与之相同。书中并载缪氏验案：患者于春月忽患口角歪斜，右目及耳根俱痛，右颊水肿。缪氏指出"此内热生风及痰也"，以"治痰先清火，清火先养阴，最忌燥剂"为法，药用天冬、麦冬、白芍、沙参、甘草、苏子、橘红、天花粉、贝母、天麻、甘菊花、连翘、竹沥、童便、霞天膏。以后陆续加牛膝、黄柏、石斛、五味子、枣仁、干葛、桑叶、胡麻仁、玄参、莲肉等。至五月而愈，百日后制阴阳两补之丸善后。此案法度即是上述理论的印证。

叶天士论治中风、肝风，主于肝肾阳虚"内风暗袭"，无疑继承了缪氏的"内虚暗风"论。如《临证指南医案·中风》某案云："液燥下亏，阳夹内风上引，阴不上承，舌络强则言謇，气不注脉则肢痿，乏力步趋。凡此，皆肝肾脏阴本虚。"又钱案谓："凡肾液虚耗，肝风鸱张，身肢麻木，内风暗袭，多有痹中之累。"再观叶氏处方用药，某案膏方用天冬、麦冬、沙参、天麻、白蒺藜、竹沥、芦根汁、梨汁、柿霜等；丸方用天冬、枸杞子、何首乌、甘菊花、茺蔚子、稆豆衣、茯苓、石斛、虎骨胶等。钱案方用制何首乌、枸杞子、当归身、牛膝、天麻、甘菊花、石斛、小黑豆皮……凡此用药风格，在叶案中在在可见，无不与缪氏同轨共辙。

华岫云总结叶氏中风治法有云："若肢体拘挛，半身不遂，口眼㖞斜，舌强言謇，二便不爽，先本体先虚，凡阳夹痰水壅塞，以致营卫脉络失和，治法急则先用开关，继则益气养血，佐以消痰清火、宣通络隧之药，气充血盈，脉络通利，则病可痊愈。"其所论说，同样证明了叶氏治法与缪仲淳的治中风大法一脉相承。俞东扶《古今医案按》亦认为"今《临证指南》中风一门，大半宗此，又可补刘、李、朱、张所未备"，这也是颇有见地的。

二、脾阴论治

自古以来，医家无不重视脾胃之治。李东垣立补中益气法，使脾胃气虚的各种病证论治达到了一个新的阶段。此后，明代王纶在《明医杂著·枳术丸论》提出治脾胃须"分阴阳气血"，常用人参、白芍、甘草等味治疗脾阴虚证。他脾胃阴阳分治的真知卓识，对后世"脾阴""胃阴"学说的发展具有一定影响，如周慎斋主张用参苓白术散补益脾阴。

缪仲淳稍晚于周氏，他对脾阴不足的治疗大有发展，其《神农本草经疏·五脏六腑虚实门》将脾虚证明确区分为"脾气虚"和"脾阴虚"，前者宜补气健脾，后者则补益脾阴。其补脾阴方每以人参、白芍、甘草、酸枣仁、茯苓、石斛、山药、木瓜、白扁豆、莲肉、麦冬、当归等药。如治产后腿痛不能行走，饮食不进，困惫之极，断为"脾阴不足"，用石斛、木瓜、牛膝、白芍、酸枣仁、茯苓、甘草等药；其治产后脾阴虚腹胀，亦主张益脾阴、和肝，药用芍药、酸枣仁、人参、茯苓、石斛、山药、莲肉、芡实、木瓜、橘皮等。由此可见，缪氏对脾阴虚证治，较之以前诸家有了很大发展。

叶天士对缪氏补益脾阴法的继承应该说是毫无疑义的，但问题是在叶氏医案中并无直接反映。其原因何在？是否是叶氏扬弃或遗忘了此法？研阅叶氏医案，确实有"胃阴虚""胃阳虚"及"脾阳虚"三者，而唯独缺乏"脾阴"之治。然而以叶天士之聪明过人，不可能不懂得或遗忘了"脾阴"二字。所以，如果说是智者之失，这是绝对说不通的。唯一的解说应该是医案资料的阙佚不全。

然而，即使如此，通过对叶氏补养胃阴所用的方药分析，可以发现他对于缪氏的补脾阴法确实是有所撷取的。试观叶氏用药,多取麦冬、沙参、玉竹、白芍、甘草、茯苓、山药、扁豆、莲肉、木瓜等味,岂不与缪氏用药同一格局?《素问·太阴阳明论》云:"脾与胃以膜相连耳,而能为之行其津液。"故尔,补益脾阴与补养胃阴之用药相通,是完全可以理解的。两家之用药相似,但缪氏之治重点在于"脾主运化",叶氏之治重点在于"胃言通降",故在论述时各有所重,叶氏的学说无疑是继承了缪氏之学,并据其临床经验所获得到了新的发展。

三、降气方法

缪仲淳在《神农本草经疏》中论"治气三法药各不同",认为气分病治法不出"补气""降气调气"及"破气"三端,其论"降气"最具特色,如云"降气者,即下气也。虚则气升,故法宜降。其药之轻者如紫苏子、橘皮、麦冬、枇杷叶、芦根汁、甘蔗;其重者如番降香、郁金、槟榔之属",另包括沉香、乌药、韭菜等品。

缪氏以降气之剂施诸吐血、类中风、痰饮、喘、呕、噎及梅核气等多种病证,其著名的"吐血三要"之首条即是"宜降气,不宜降火"。他认为"气降则火降,火降则气不上升,血随气行",常用枇杷叶、麦冬、韭菜、降香、苏子、郁金等。《先醒斋医学广笔记》载缪氏吐血煎方,即由苏子、枇杷叶、生地、陈皮、白芍、白茅根、麦冬、桑白皮、降香、贝母、牛膝、鳖甲、天冬、甘草组成,在吐血方中降气药之作用显而可见。缪氏曾治一女子,头痛作呕,米饮不能下,投以麦冬、橘红、枇杷叶、苏子、白芍、木瓜、茯苓、甘菊花、乌梅肉、竹沥、芦根汁而痊愈。朱国祯《涌幢小品》中记载,其病胸中痛甚不能支,上下如分两截,仲淳用苏子五钱即止。缪氏善用降气之药于此可见一斑。

缪氏在《神农本草经疏·十剂补遗》中,于徐子才(今一说为陈藏器)宣、通、补、泄、轻、重、滑、涩、燥、湿"十剂"之外,新增了升、降二剂,这是一个重要的补充,对后世医家也有重要影响。

叶天士继承了缪氏降气之法,并灵活、有效地用之于临床,包括奔驰努力、抑郁嗔怒、气火乘络所致的失血、胸脘疼痛、痰饮咳逆、呕逆瘀浊、噎膈、妇女倒经等病证,多用降气法而获效。如《临证指南医案·吐血》李氏之案之"情志久郁、气逆痰喘,入夏咳血",用降香末、枇杷叶、苏子、郁金、瓜蒌皮、黑山栀皮、茯苓、薏苡仁；蒋案之"宿伤，努劳动肝，血溢紫块，先以降气导血"，药用苏子、降香末、桃仁、黑栀子、金斛、制大黄。又"调经"张案谓"十七岁，天癸不至，咳嗽失血，及倒经重症，先以顺气导血"，用降香末、郁金、炒山楂、牡丹皮、黑栀子等。另在《叶氏医案存真》中也有不少运用缪氏降气法的验案，其中一案云"奔驰，气火乘络失血，用缪氏气降使血归经"；又一案云"努力络伤，身痛，痰嗽失血，最宜降气通瘀，最忌沉塞呆补"，明言其治法以仲淳为师。但必须重视的是叶氏在继承之时别有创意，观其不少医案，往往在用降气药时兼以丹参、楂肉、桃仁、当归须、泽兰、琥珀末，甚或益以生地、大黄，无疑其降气行血的组方，较之缪氏更趋于成熟完善。

如上所述，缪仲淳对清代医家的学术影响是十分重要和深远的，而叶天士也不愧为缪氏之"功臣"。叶氏对缪氏"内虚暗风"、补脾阴法及降气方法的师承运用，从又一方面显示了他在继承和创新方面所作的努力，唯其能够如此，故无"古方新病不相能"之诮。研究古代医家学术上的继承与发扬，必将对我们今天的医学发展大有裨益。

（《上海中医药大学学报》，2001 年第 2 期）

疾病诊治应用

缪希雍首创"脾阴学说"，提出"伤寒时地议"，首创"邪从口鼻而入"，强调"治热病重在护阴"，提出"治吐血三法（宜行血不宜止血，宜补肝不宜伐肝，宜降气不宜降火）"，首论中风"真假内外之别"，并倡"内虚暗风"之说等，缪氏的这些医学创新衍化在具体的疾病诊治中，自然别开生面，令人耳目一新。

分析缪希雍的医案，不难看出缪氏对于疾病的诊治具有以下几个特点：一是注重邪正，不偏攻补。缪氏临床治病，注重邪正虚实，或先祛其邪以治其标，使邪去则正安；或拯救正气以固其本，俾正胜则邪却。总之，当攻则攻，当补则补。二是处方遣药，匠心独运。缪氏处方遣药，师古而不泥古，常能独出心裁，恰到好处地使许多疾病峰回路转、化险为夷。如治黄桂峰妻正产后，头痛便秘，医用生料五积散不效，缪氏加归身一两，一服大便通，头痛立止。三是用药甘寒，颇具特色。东垣阐论脾胃，制方略嫌辛燥；丹溪疗阴虚火旺，遣药未免苦寒；景岳好谈肾命阴阳，主用甘温滋水。缪氏贯通李、朱之学，针对当时温补之风盛行，善投甘寒之品以治诸疾，别于众说。四是博采众方，不废外治。缪氏生平常喜"搜辑医方，精求药通，用存利济"，既精究内服方药，起人沉疴，又善用外治之法。如治妇人妊娠患伤寒阳明热证，用井底泥涂脐部以护胎；治中暑二便不通，用田螺打烂外敷少腹部。

脾阴学说是缪希雍独创。脾在五行属土，土性敦厚，具有生化万物的特性。同样脾为气血生化之源，而养于四旁，宜备中和之性，才能润泽于周身，即"脾欲缓"。缪氏滋补脾阴是以五脏苦欲补泻理论为指导原则，临床用药以石斛、木瓜、牛膝、白芍、茯苓、白扁豆、莲肉、麦冬、枸杞子、生地等甘类药物为主，甘味具有缓和、柔缓的功效，顺应脾性之缓。缪希雍深谙于此，立方用药善用甘味以遂脾欲，或甘淡濡润以滋化源，或酸甘化脾阴，或甘寒滋脾。

疾 病 诊 治

缪仲淳医疗经验偶拾

江苏省常熟市中医院　　江一平
上海市崇明县中心医院　　姜达歧　蔡丽乔

　　明代名医缪仲淳,讳希雍,又号慕台,在明代医学史上有较大的影响。其医疗学术经验,比较集中地体现于所著的《先醒斋医学广笔记》(以下简称《笔记》)一书中。现将我们学习本书后,对缪氏在医学上的某些经验,予以介绍。

一、注重邪正,不偏攻补

　　缪氏临床治病,注重邪正虚实,或先祛其邪以治其标,使邪去则正安;或拯救正气以固其本,俾正胜则邪却。总之,当攻则攻,当补则补。例如治高存之婿案:患者冲气上逆,每饭辄嗳,断为气不归元,中焦不运,令服人参三钱,病者不信,以快气药服愈甚。逾二三日,缪曰:须用参四钱矣。再不信,又逾月,饮食不下,每呕冷气如团而出,上下气不属,自分必死。后存之迫令服仲淳药,乃用参六钱,首剂不动,再服不甚呕,服三服后,忽心口下如爆一声,上则嗳气,下则小溲无数,上下洞然,即索粥,顿食三四碗,不上逆也。后反复用参调治而愈。又如姚平子患伤寒头痛发热,舌上胎,胸膈饱闷,三四日热不解,奄奄气似不属。一医以其体素弱,竟欲授参少许。仲淳曰:参一片入口死矣! 亟以大黄一两、栝蒌(连子)二枚、黄连、枳实下之。主人惊疑,不得已减大黄之半,二剂便通,热立解遂愈。以上两例验案,说明缪氏审病辨证确切,用药当机立断。

二、处方遣药，匠心独运

缪氏处方遣药，师古而不泥古，常能独出心裁，恰到好处地使许多疾病峰回路转、化险为夷。如治黄桂峰妻正产后，头痛便秘，医用生料五积散不效，仲淳加归身一两，一服大便通，头痛立止。又治王官寿患遗精，闻妇女声即滑泄，瘠至欲死，医告技穷。门人以远志为君，莲须、石莲子、沙苑、茯神、龙齿、牡蛎辈为丸，终不断。仲淳仅以前方加鱼鳔胶一味，不终剂即愈。盖前者取归身温润以解阳明之燥滞，寓扶正于祛邪；后者借有情补精之品，以堵精关之不固。用药虽一味之差，而疗效大相径庭。又治朱国帧之膈病，上下分为两截，中痛甚不能支，缪氏仅用苏子五钱即治愈。笔者设想可能缪氏当时亦是将苏子一味，加入原服方药中取效。凡此种种，可见缪氏处方用药，确是匠心独运。

三、博采众方，不废外治

缪氏生平常喜"搜辑医方，精求药通，用存利济"。《笔记》载有人患蛊胀久治不愈，技穷，后知西山有一老妪亦患此，用单方治愈。缪氏乃往访晤，遵其法，用陈葫芦去顶，入酒煮沸，去子饮，一吐腹即大宽，后调治而愈。缪氏对同辈道中的有效经验，均虚心探求，付诸实践。如一病者胸中辣嘈，迷闷不可名状，冤苦难受，三年不愈，有人用嚼化丸治之而效。此后仲淳在治于中父肺热有火，目珠痛如欲堕，胸胁痛疼及背，昼夜咳嗽，饮食俱废之证，自定久嗽嚼化丸，即仿此法而来。

缪氏既精究内服方药，起人沉疴，又善用外治之法。如治妇人妊娠患伤寒阳明热证，用井底泥涂脐部以护胎；治中暑二便不通，用田螺打烂外敷少腹部；治胃火牙痛，用马兰叶、青苔捣烂绵裹塞耳；以及用艾灸防治脐风、脘痛、瘰疬、痈疽等很多疾病，《笔记》中收载甚多，均堪师法。

四、煎服汤药，法中有法

中医的临床疗效，不仅与辨证精确、用药独到、药量合理直接有关，而且同煎煮服饮是否得法，亦有重要关系。《笔记》载藏玉涵于暑病大热倦顿、目瞀、唇茧舌干，缪氏投白虎汤二剂不效，后悟或由服药不得其时，乃将药并剂，煎露一宿，鸡鸣温服，病顿失。这就说明处方虽妙，如煎服不得其法，亦往往功败于垂成。观缪氏对汤药的服用颇为讲究，有缓服、急服、冷服、温服、顿服、食前后服、夹米饮同服等；更有乳儿患病，令乳母与儿同服；危重疫病，一日可连服数剂；呕吐药不能受者，常于药汁内兑入姜汁，或加芦根汁同服。有些病证，用药物另煎汤代水煎药；有些丸剂，用不同的药物煎汤送下；有些药物不宜入煎者，或磨汁兑入，或嚼粉吞服，或溶化调入等。此外，缪氏对药物的炮炙加工以及煎药先后、服药次序、服药禁忌等亦莫不精究。所有这些，可谓法中有法，诚善于用药者也！

五、创治血法，述作崇实

缪氏"吐血三要法"，早为前辈重视，叶天士、王孟英咸宗此来治理各种血证，这是仲淳在医学上突出成就之一。特别"宜行血不宜止血"之诀，可谓善求《经》旨。盖血循经络，不止自止；一味止血，瘀阻脉道，反会愈塞愈流。昧者以寒则血凝，每用苦寒，胃伤脾气受损，血不归经，在妇科崩漏门更是如此。故又有"宜降气不宜降火，宜补肝不宜伐肝"之说，此诀实从临床体悟所得，为滥用苦寒止涩者戒。此外，《笔记》还有一个非常可贵之处，就是仲淳在编著时，对自己所治不效、反剧、误治病例，也一一如实记载。如妇人门载太学朱方仲内人案，系痰热化风，而致目窜肢搐，人事不省，因其禀赋极弱，素有胆虚气怯，历用甘寒药不效，后从友人劝，试投参附汤竟不治而死，案中检讨当时不应存漫试侥幸心理，以致药证不符而误人性命。又如泄泻门治庄敛之案，亦深悔开始时查问病情不细，早用升提。这种对自己述作的实事求是，不文过饰非的崇实精神，反映出缪氏一生的高尚医风，值得我们学习。

《四川中医》，1984年第1期

缪希雍论中风

南京中医药大学附属常熟医院　　朱介宾　顾鸣佳
南京中医药大学　　杨　进

缪希雍是明末医药学家，其熟读医经，精通医理，遣方用药不拘一格，是江苏常熟虞山医派的代表人物之一。缪氏所著《先醒斋医学广笔记》，创造性地提出"邪气之入必从口鼻"和"吐血三要法"等论断和治法，补充了明代以前医家认识的不足。笔者通过研读文献，发现缪希雍对中风的认识颇具特色，既继承前贤，又有所发展，其提出的"内虚暗风"观点，对后世医家有所启示，现介绍如下。

一、明代以前对于中风的认识

1. 金元以前对于中风的认识　　"中风"一词首见于《内经》，是伤于外来风邪的意思，与后世所称的以卒然昏仆、喎僻不遂为特征的"中风"是完全不同的概念。张仲景首次在《金匮要略》中提出"中风"的病名，其临床表现为半身不遂、喎僻、肌肤不仁、不识人、舌即难言、口吐涎等，同时提出其病机为"内虚邪中"，认为体内营血亏虚是中风发病的根本，外来风邪侵入是诱发因素。之后巢元方和孙思邈都继承了这一观点。所以，从张仲景开始至金元以前，医家对于中风的认识和治疗大都基于"内虚邪中"这一病机。

2. 金元时期到明代对于中风的认识　　刘河间在《素问玄机原病式》中创造性地提出"火热"为中风之本，否认了前贤的"外风说"，并认为中风的病因是内伤五志化火，病机是"心火暴甚，肾水虚衰，不能制之，则阴虚阳实，而热气怫郁，心神昏冒，筋骨不用，而卒倒无所知也"。随后张子和肯定了刘氏的观点，认为中风"阳实"病机除了刘氏所论之"心火"外，还应注重"肝火"，一定程度上补充了刘氏的不足。李东垣认为中风之因在气虚，创立清阳汤以补气舒筋通络。朱丹溪在刘氏中风理论基础上提出中风病因为"痰""热"，治疗当以清火化痰为法。综上所述，金元四大家都否认了汉唐以来的"内虚邪中论"，皆以"内伤非风"立论，进一步丰富了中风的病因病机理论。

二、缪希雍辨治中风特色

1. 创立"内虚暗风"说 缪希雍认为江南之地多湿热之气，无西北刚猛之风，因此江南地区中风病因以真阴亏损为本，痰和热为标。其云："往往多热多痰，真阴既亏，内热弥甚，煎熬津液，凝结为痰，壅塞气道，不得通利，热极生风，亦致猝然僵仆类中风证。或不省人事，或言语謇涩，或口眼歪斜，或半身不遂。"提出本病病机是"内虚暗风，确系阴阳两虚，而阴虚为多"。"内虚"为阴阳两虚，以阴虚为主；"暗风"是痰热胶结，热极化风，导致痰热上冲而发中风。"内虚暗风"说较刘河间的阴虚阳实论更进一步，缪氏不仅继承了刘氏中风阴虚为本的理论，而且进一步提出除了阴虚之外，阳虚也可能引起中风，同时否认了刘氏的阳实心火论，提出了痰热化风论。

2. 治中风分"真假内外" 缪氏对于中风的认识没有像金元四大家一样完全否认"内虚邪中"论，而是分"真假内外"为治，其云："凡言中风，有真假内外之别。差之毫厘，谬以千里。"对于外来真中者，缪氏遵从"内虚邪中"论，并提出："西北土地高寒，风气刚猛，真气空虚之人，猝为所中。中脏者死，中腑者成废人，中经络者可调理而瘳。"可见缪氏在治疗外风真中方面，完全继承了金元以前医家的理论，提出应先散风邪，再补养气血，主张以小续命汤为主方治疗，并指出西北高寒地多发此病，且多预后不良。在假中风也就是内中风的治疗方面，缪氏提出当分两步。第一步急则治其标，中风发作多见痰壅气道等热象，故应以清热、顺气、开痰为法，清热降气化痰，并提出了具体药物，"初清热则天门冬、麦门冬、甘菊花、白芍药、白茯苓、栝蒌根、童便；顺气则紫苏子、枇杷叶、橘红、郁金；开痰则贝母、白芥子、竹沥、荆沥、栝蒌仁"。第二步是补阴益阳，治其内虚，中风发作之本为人体的阴阳亏虚，痰热控制后当以补阴阳为原则，并列举了常用药物，"益阴则天门冬、甘菊花、怀生地、当归身、白芍药、枸杞子、麦门冬、五味子、牛膝、人乳、白胶、黄柏、白蒺藜之属；补阳则人参、黄芪、鹿茸、大枣"。另外，缪氏强调中风以痰和热为标，阴伤为本，治疗时禁止使用风燥之剂，燥则伤阴，散复伤气，轻者加重，重者死亡。

3. 首先提出内中风发病前的表现 对于内中风发病症状，自金元以来历代医家总结颇多，但是均未明确内中风发病前的表现。缪氏在总结其长期临床经验的基础上，首先指出内中风"其将发也，外必先显内热之候，或口干舌苦，或大便闭塞，小便短赤"，非常切合临床实际，有助于内中风的防治。

4. 治疗中风的给药特点 ① 缪氏在中风治疗的各个阶段用药剂量不同，初起病情紧急每日 2 剂，病缓后每日 1 剂。② 中风病程长，治疗以汤药和丸药结合，初期以汤剂为主，以求迅速稳定病情，后期症状平稳后以丸药缓补。缪氏特意指出后期补阴益阳非一日之功，丸药要"久以持之"才能彻底治愈。③ 在服药时间方面缪氏推荐空腹服药，以增加药物的吸收量，达到最佳效果。

5. 验案举隅 《先醒斋医学广笔记》中记录了缪希雍诊治一例中风患者的过程。患者于"乙卯春正月三日"，"忽患口角歪斜，右目及右耳根俱痛，右颊浮肿"，缪氏认为患者为阴虚痰热上攻，流窜经络为病，按照其治疗中风的二步法予以治疗。首剂以天冬、麦冬、鲜沙参、菊花、连翘、天花粉、白芍清火养阴，为君；紫苏子、橘红顺气，贝母、竹沥开痰，俱为臣；天麻平肝息风，为佐；甘草调和诸药，为使。40 日后，痰火渐熄，转方以益阴治本为主，顺气化痰为辅。以天冬、麦冬、鲜沙参、玄参、生地、黄柏、五味子、酸枣仁、白芍、牛膝、莲子肉益阴，为君；紫苏子、橘红顺气，茯苓、贝母、天花粉开痰，俱为臣；菊花清热，为佐；甘草调和诸药，为使。百日后，痰火已熄，当补肾阴以治本，改汤剂为丸药。以山茱萸、沙苑子、枸杞子、生地、川牛膝、莲肉、莲须、天冬、黄柏、五味子益阴滋肝肾，为君；巴戟天、菟丝子、鹿角霜、鹿茸温阳，为臣；菊花清热，为佐；砂仁顺气，为使。全方阴中求阳，阳得阴助而阳生阴长，阴阳平衡则疾病痊愈。纵观医案，缪氏始终以"内虚暗风"为着眼点，认为患者病机以阴虚阳伤为本，内热生痰化风为标，初诊急则治标，中期益阴滋肝肾，后期调补阴阳治本。

三、"内虚暗风"说对后世医家的影响

缪氏在前贤对中风认识的基础上提出"内虚暗风"说，也为该理论的进一步发展奠定了基础。清初顾松园在其所著的《医镜》中认为中风的病机是"以虚为本，而肾中火衰者少，肾中之水虚者多"，明确指出内虚是肾阴虚和肾阳虚，且以肾阴虚为多见，治疗以"补肾壮水、清心平肝，使肝木有所制，肝血有

所养。然必佐以降火消痰之品，大忌辛热"为大法。顾氏提出心、肝、肾三脏在中风发病中的重要作用，继承了缪氏养阴清热、降气开痰、禁风燥之剂等诸多观点，把缪氏的二步法合为一法，进一步丰富了中风临床诊治内容。

清代叶天士是对中风病因病机阐发和治法方药运用的集大成者，在缪氏"内虚暗风"说的基础上，叶氏的主要贡献有：① 明确中风的病因病机。叶氏认为精血亏虚导致肾水不能涵养肝木，肝阳上亢化风是中风的病机，并把缪氏的"内虚"和"暗风"进一步明确为精血亏虚和肝阳上亢，使中风理论得以完善。② 阐述中风的治疗原则。中风本在肝肾，肾恶燥，肝为刚脏，非柔润之剂不能调和。叶氏主张治疗内风应使用甘寒、咸寒等凉润的药物，不可应用辛温发散类药物。对于缪氏提出初期以清热降气化痰为主的治疗方法，叶氏提出了非痰火为急，不可降气泄痰，因为大多数降气清热化痰药为苦寒药，恐进一步损伤真阴，应以养阴、息风、潜阳为大法，所谓"缓肝之急以息风，滋肾之液以驱热"，"介以潜之，酸以收之，厚味以填之"，此为正治。③ 在缪氏提出阳虚中风的基础上，叶氏提出了"阳明络虚"是阳虚中风的病机，以益气温阳为治疗原则。用药方面，叶氏提出"人参为首药，而附子、黄芪、炙甘草之类佐之"。又提出阳虚甚者可出现阳脱之候，如"有身体缓纵不收，耳聋目瞀，口干眼合，撒手遗尿，失音鼾睡"，此为纯阳虚证，治疗应先急用大剂参附以回阳。

四、结 语

中风是临床常见病，历代医家一直关注、争论其病因病机和理法方药。金元以前，张仲景以外风立论，认为"内虚邪中"是基本病机。其后刘河间否定外风论，认为"阴虚阳实"为中风基本病机。缪氏在此基础上提出中风当分内外而治：外来真中者，遵从张仲景法以小续命汤类治疗；内中者，提出"内虚暗风"说，病机上以阴阳两虚为本，痰热上壅为标，治疗上以初期养阴清热、顺气开痰，后期调补阴阳为大法。此后，清代顾松园又提出肾虚为本、心肝火旺且夹杂痰热为中风的基本病机，将缪氏的二步治疗法合为一法。叶天士在缪氏"内虚暗风"说基础上进一步明确"内虚"是肝肾精血亏虚，"暗风"是肝阳上亢所致之内风，治疗上提出养阴、息风、潜阳为法。由此可以看出缪氏的"内虚暗风"说对于中风病机的认识起到了承上启下的作用,对后世中风理论的完备做出了重大贡献。

（《江苏中医药》,2022 年第 54 卷第 5 期）

缪希雍吐血证治特点探讨

江西中医学院　　符　坤　胡素敏

缪希雍深入研究吐血的病因病机,总结治疗方药,于《先醒斋医学广笔记》中提出治疗吐血三要法:宜行血不宜止血,宜补肝不宜伐肝,宜降气而不宜降火。缪氏对吐血证治的分析独具特色,对后世医家治疗血证具有重要的指导意义。

一、吐血的证候特点

缪希雍虽未明确提出吐血的证型分类,但从其论述吐血的病机特点及病案中可以总结其思路。他将血证分为血瘀、血虚、血热三类。对于其治疗,亦立"治血三法",即"血瘀宜通之""血虚宜补之""血热宜清之凉之"。吐血一症为血证常见病证,亦是虚损主症之一,常见瘀、虚、热证候,但多见于阴虚内热之证。

1. 血瘀　缪氏认为:"血不行经络者,气逆上壅也……止之则血凝,血凝则发热,恶食,病日痼矣。"吐血即为血不循经络而致,多由吐后余血或治疗不当,强行止血而成瘀,此亦成为吐血的一大病因。《灵枢·百病始生》谓:"卒然多食饮则肠满,起居不节,用力过度,则络脉伤,阳络伤则血外溢,血外溢则衄血,阴络伤则血内溢,血内溢则后血。"络伤则血溢出脉外,而成瘀血,凝滞脉中阻塞经络,使血不得归经,而更溢于外。瘀血既是病理产物,又是致病因素。各种原因所致瘀血均能导致出血,而出血又是产生瘀血的重要原因,其互为因果。

2. 血虚 "肝为将军之官,主藏血。吐血者,肝失其职也。"缪氏此语揭示吐血证的另一大病因,即血虚。《经》曰:五脏者,藏精气而不泄也。血为肝所藏,血不循经络而吐出,即为肝失其职,精气不藏则为虚。肝为刚脏,体阴而用阳。吐血患者常出现胁肋隐痛、口干咽燥、心中烦热、头昏目眩、舌红少苔、脉象细弦而数等症,此即是肝阴肝血不足的表现。肝阴不足则肝阳易亢,阳亢则易迫血妄行,血随气逆而上,则发为吐血。

3. 血热 缪氏借用朱丹溪"气有余即是火"之论,认为热甚则血随气火上行,溢出上窍而发为吐血,故血热是吐血证的另一大病因。缪氏在多个病案中指出,血热致吐血有两种情况:一则为肺胃热盛,肺胃热盛则迫血妄行,血随肺胃之气上逆,而致吐血;一则为阴虚发热,阴虚则阳亢,阳升不制,妄动气血,故发为吐血。

二、吐血的治疗特色

1. 治疗方法

(1) 行血:缪氏认为治疗吐血"宜行血,不宜止血",因为"行血则血循经络,不止自止。止之则血凝,血凝则发热,恶食,病日痼矣"。意即为强行止血更易造成血瘀,而血瘀则易出现发热、食欲不振等病证,更加重病情。行血之法即为消瘀而设,吐血证多兼血瘀,唐容川论之最详:"血既止后,其经脉中已动之血,有不能复还故道者,上则着于背脊胸膈之间,下则着于胁肋少腹之际,着而不和,必见疼痛之证。或流注四肢,则为肿痛或滞于肌腠,则生寒热。凡有所瘀,莫不壅塞气道,阻滞生机,久则变为骨蒸、干血、痨瘵,不可不急去也。且经隧之中,既有瘀血踞住,则新血不能安行无恙,终必妄走而吐溢也,故以祛瘀为治血要法。"祛瘀必行血,二者所见略同。血瘀宜通,缪氏每用辛温、辛热、辛平、辛寒、甘温、咸寒的当归、红花、桃仁、苏木、桂枝、五灵脂、蒲黄、姜黄、郁金、三棱、延胡索、花蕊石、没药、自然铜、牡蛎、芒硝等药治之,祛瘀生血,活血止痛。

(2) 补肝:治吐血"宜补肝,不宜伐肝",缪氏认为"养肝则肝气平而血有所归,伐之则肝虚而不能藏血,血愈不止矣"。缪氏谓"补肝",其意在调整肝脾功能。肝藏血，脾统血，肝脾阴虚则阳亢，血随肝阳肝气上逆而发为吐血。补肝则阴盛阳潜，血溢自消。故缪氏专以白芍、炙甘草制肝，白芍味酸入肝，炙甘草味甘入脾，酸甘化阴则肝阳得制，另用薏苡仁、怀山药健脾养阴。肝血养，肝阳制，脾阴足，则肝木不能乘脾土，肝藏血、脾统血之功能正常，则吐血可止。

（3）降气：缪氏认为治吐血证的另一要法为"宜降气，不宜降火"，因为"气有余即是火，气降即火降，火降则气不上升，血随气行，无溢出上窍之患矣。降火必用寒凉之剂，反伤胃气，胃气伐则脾不能统血，血愈不能归经矣"。缪氏不但提出治吐血用降气要法，并指出当时医界治吐血证的两种流弊：一则专用寒凉之味，药如黄芩、黄连、栀子、黄柏、知母之类，往往伤脾作泄，以致不救；一则专用人参，肺热还伤肺，咳嗽愈甚。细观张仲景《金匮要略》吐血辨治法，亦揭示气逆是病机关键之一，如柏叶汤温下以摄气，泻心汤直降其气。正如唐容川所论："方名泻心，实则泻胃，胃气下泄，则心火有所消导，而胃中之热气，亦不上壅，斯气顺耳，血不逆矣。一则治气以降火，使气调火平，血得循经；再则免使脾胃损伤。"故缪氏每用韭菜、番降香、真苏子下气；青蒿、鳖甲、银柴胡、牡丹皮、地骨皮补阴清热。

2. 用药特色 "先立其法，后定其药"，缪氏提出行血、补肝、降气治吐血三要法，故用药选择即在其中。缪氏喜用童便行血，每于方药中加之或单用。汪昂《本草备要》注解童便说："童便，咸寒。能引肺火下行从膀胱出，乃其旧路，降火滋阴甚速。润肺散瘀，治肺痿失音，吐衄损伤，胞胎不下。凡产后血晕败血入肺，阴虚入嗽，火蒸如燎者，惟此可以治之。"如王逊之吐血案，缪氏仅用童便一味，嘱其多服，不两月而愈。补肝肾则喜用山茱萸肉、枸杞子，另用白芍、炙甘草养肝制肝，同时多用薏苡仁、山药养脾；降气则喜用苏子、降香、韭菜等药。另用枇杷叶、麦冬、薄荷、橘红、贝母清肺；青蒿、鳖甲、银柴胡、牡丹皮、地骨皮补阴清热等，融制肝、清肺、养脾、补肾、下气、补阴清热诸法，脏腑调和，出血得止。

三、小 结

缪氏治"吐血三要法"是在长期的临证实践中总结出来的宝贵经验，其基本精神是强调辨证论治。缪氏将行血、补肝、下气、补阴诸法合于一处，标本兼顾,不止血,不降火,不伐肝,说明其立法之精确,用药之巧妙。此三要法是缪氏宝贵的临床经验,虽为吐血而设,却于血证具有普遍临床意义,提醒后世医家在治疗血证时谨慎使用止涩、攻伐、寒凉之法。清代唐容川吸收其经验亦提出治吐血四法,但并非拘泥于此,仍应审证求因,辨证施法,合理用药,方可药到病除。

(《江西中医药》,2011 年第 11 期)

缪希雍治血三法在特发性血小板减少性紫癜治疗中的应用

内蒙古医科大学附属医院　　苏伊拉　高　大

特发性血小板减少性紫癜(ITP)是一组免疫介导的血小板过度破坏所致的出血性疾病,以广泛皮肤黏膜及内脏出血、血小板减少、骨髓巨核细胞发育成熟障碍、血小板生存时间缩短及血小板膜糖蛋白特异性自身抗体出现等为特征。临床一般以皮肤黏膜出血、牙龈出血、鼻出血、月经过多等症状为主要表现。临床治疗首选糖皮质激素,但长期应用糖皮质激素治疗会产生明显副作用而影响患者的生活质量。因此,寻求中医药综合治疗以防止出血是本病治疗的关键。从中医学理论而言,本病出血当属于"血证"范畴,或"紫斑",或"肌衄",或"鼻衄",或"齿衄",或"崩漏"等。

明代医家缪希雍在其《先醒斋医学广笔记》中提出了著名的治血三法,即"宜行血,不宜止血""宜降气,不宜降火""宜补肝,不宜伐肝"。笔者将此治血三法应用于特发性血小板减少性紫癜的治疗,获得较好效果。

一、宜行血不宜止血

"宜行血不宜止血"为治血第一大法,是指促使血液在脉中运行畅达,不致溢出脉外，则出血自止的治法，即"行血则血循经络，不止自止"。慢性反复发作性出血即为"离经之血即是瘀血"。ITP出血即成离经之血，滞留体内成为病理产物。再者，出血性疾病临床常用止血之法，则难免血止瘀留。一旦瘀血形成，则易导致反复出血。如《血证论》云："吐衄便漏，其血无不离经。凡系离经之血，与荣周身之血，已暌绝而不合，然既是离经之血，亦是瘀血。"慢性血小板减少性紫癜大多病情复杂，病程迁延难愈，久病入络。此外，瘀血阻于体内亦会影响血液的正常运行，气血化生受阻，久之便会产生血虚，即"瘀血不去，新血不生"，表现为血小板和血红蛋白的降低，导致出血。瘀血的临床表现，或面色黧黑，或皮肤紫斑、肌肤甲错，或舌质紫暗瘀斑等。

临床观察分析显示，瘀由火热伤络、络伤血瘀，或气虚血瘀、瘀伤血络，血瘀既是出血的原因，又是疾病病理过程的产物，贯穿于血小板减少性紫癜发生发展的整个过程，本病急性发作阶段或慢性期患者都会存在不同程度的瘀血表现。行血止血并不局限于单纯使用活血药物，而是泛指消除一切引起气血运行不畅的治疗方法。行血止血常用三七、血余炭、丹参、藕节、当归、鸡血藤、紫草、茜草、蒲黄、赤芍等，此类药物既能止血，更擅活血化瘀，达到化瘀以治本、止血而治标的目的。现代药理研究结果证实：活血化瘀药能促进骨髓巨核细胞增殖、分化、成熟，抑制体液免疫抗体形成，从而延长血小板存活期，同时扩张血管和改善微循环。其中丹参具有抗凝、抗血小板聚集、改善微循环、促进纤维蛋白溶解等作用；紫草可以降低组胺、缓激肽类等引起的毛细血管通透性增强及抗凝血；赤芍提取物可抗血小板聚集和血栓形成，有镇静和镇痛作用。

二、宜补肝不宜伐肝

ITP与免疫因素密切相关，主要是ITP患者异常的细胞免疫参与了破坏血小板的过程。机体的免疫系统要发挥免疫防御、免疫稳定和免疫监视的功能，以维持机体处于稳定的平衡状态。机体的免疫功能过强或过弱，都会发生一些与自身免疫相关的疾病，如自身免疫病和超敏反应等。机体免疫功能的强弱与正气盛衰有关，精能化气，而滋补肝肾可化生精气，达到增强正气、邪气不侵的目的。临床发现，许多ITP患者容易感冒，随即出现血小板计数的明显下降,提示正气不足以抗邪,则引发血小板减少性紫癜。

《先醒斋医学广笔记》开创性提出补肝法治血证。肝主疏泄,主藏血,具有调节血量的输布和固摄血液在脉中运行以防溢出脉外的作用。《杂病源流犀烛·肝病源流》也认为肝"职主藏血而摄血"。临床治疗血小板减少性紫癜时,在健脾益气固摄血液效果不理想时,当考虑补肝治疗。滋补肝肾中药的作用与调节免疫具有相似之处。肾为先天之本,肝肾同源,精血同源,共同为机体生长发育的基础。对于慢性ITP,病程日久,病情缠绵,通常以滋补肝肾为主,或在辨证论治基础上适当加入滋补肝肾的药物,往往能收到很好的治疗效果。补肝肾方药常选用《医学六要》补肝汤以补肝养阴、调血补血,常用药物有熟地、当归、山茱萸、白芍、酸枣仁、木瓜、地骨皮、知母、麦冬、天冬等。长期服用滋补肝肾药物治疗之后,精血旺盛,正气充足,患者的体质明显提高,外感次数减少,血小板数量逐步增加,最终达到治愈的目的。此外,西医所选用的治疗药物激素乃阳热之品,长期大量应用常出现肝肾阴虚、虚火旺盛之证。补肝肾药物的应用还有助于减少出血倾向、减少激素用量,或激素撤减后的反跳,提高患者生活质量,争取时间以缓慢恢复血小板,维持稳定的临床疗效。

三、宜降气不宜降火

治血之所以必须治气,是因为气与血,气占主导地位。气虚不能固摄血液而出血;气郁化火,可导致血热,血不循经而出血;气逆则血随气逆,溢经决络而出。降气法主要是"降其肺气,顺其胃气,纳其肾气",气下血下,气降则血能归经。火为阳邪,其性升发,易伤津动血。急性ITP或慢性ITP急性发作,多为火热之邪迫血妄行而出血,表现为上部位出血,如鼻出血、牙龈出血等。《先醒斋医学广笔记》认为"气有余便是火,气降即火降",火降则"气不上升",达到"血随气行,无溢出上窍之虞"的目的。根据气血相互为用的理论,治疗血证应当遵循"治血必先治气"的原则,但应以虚实不同分治。气为血之帅,血随气而运行。火热之邪不宜直接降火是因为"降火必用寒凉之剂,反伤胃气,胃气伤则脾不能统血,血愈不能归经矣"。由此可知,降气是间接降火,亦可避免寒凉药物直接降火导致的血液凝滞而产生瘀血。

慢性ITP患者，多为正虚邪恋，病情缠绵难愈。气为血之帅，气行则血行，降气的目的就在于恢复血液的正常运行。对于上部出血患者，降气法可使血液下行，从而达到止血的效果。对于气有余者，可分别采用行气、降气的治法。上部出血宜加引血下行药物，如牛膝；上消化道出血，宜加降胃气的药物，如旋覆花、代赭石、枳实、降香；呼吸道出血，宜加降肺气药物，如枇杷叶、苏子、杏仁、陈皮；肝火上逆迫血妄行，用白芍、牡丹皮、桑叶。降气药不宜久用，以免伤伐正气，宜用于血热妄行之初，不可用于血脱之后。

四、结　语

《先醒斋医学广笔记》所确定的"宜行血，不宜止血；宜补肝，不宜伐肝；宜降气，不宜降火"对于血证的临床治疗具有广泛的指导意义。上述行血、补肝、降气三法可联合应用，或根据病情有所侧重。行血法是为了祛除病理产物；补肝法主要从扶正角度解决患者正气虚损的问题；降气法是维持气血正常运行之法。慢性ITP病程绵长，病机复杂，气血同病，虚实夹杂。应当注意的是《先醒斋医学广笔记》的治血三法并不是治疗血证的全部方法，也不是针对所有的血证，临证当掌握其适应证而灵活辨证施用。

（《上海中医药杂志》，2016年第50卷第11期）

从"治血三法"浅谈肾性血尿的治疗

南京中医药大学常熟附属医院　　顾鸣佳　高磊平

缪希雍，明代著名医家，字仲淳，号慕台。缪希雍所在的明代，对于血证的认识尚不深刻，认为血证主要病机为火盛动血及气虚不摄，尤以前者为主。治疗或以苦寒之药直折止血，过用则使脾胃衰败、血脉凝滞，以致症情迁延甚或不治；或以大剂参、芪补气摄血，温补过度反生内火，火盛动血而加重病情。因此缪希雍在其所著的《先醒斋医学广笔记》中提出"治血三法"，以纠时医之偏。该法对后世影响深远，以此法为准绳诊治呕血、咯血及衄血的著作不胜枚举，但却鲜有关于肾性血尿的记载。

肾性血尿包括西医"隐匿性肾炎""慢性肾小球肾炎""紫癜性肾炎"等病，主要症状为镜下血尿，以尿中出现大量异常形态的红细胞为该病的主要特点。肾性血尿的发病机制为免疫损伤、缺血缺氧及凝血功能障碍等导致肾小球受损及基底膜断裂，使得红细胞从裂缝挤出而出现于尿液中。肾性血尿属中医"尿血"范畴，目前临床医家对其病因病机认识尚不统一，总体而言不外虚实两端。虚者以肝肾阴虚、气阴两虚及脾肾气虚为主；实者包括湿热下注、风热侵袭及瘀阻脉络。迄今为止，西药对于该病尚无特效药，中医辨证论治虽时有获效，但总体疗效不佳，因此肾性血尿一直是肾内科的治疗难点。笔者根据多年临床观察，发现灵活运用缪希雍所倡"治血三法"指导肾性血尿的诊治，常可获得良好效果，故对此三法作具体阐述。

一、宜行血不宜止血

《先醒斋医学广笔记·吐血》载："宜行血不宜止血。血不行经络者，气逆上壅也。行血则血循经络，不止自止。止之则血凝，血凝则发热，恶食，病日痼矣。"《素问·调经论》云："血气者，喜温而恶寒，寒则泣而不能流，温则消而去之。"由此可知，喜温恶寒为血的生理特性，若一味滥用寒凉之药止血，可导致脉道壅塞，迫使血离经于外且妨碍新血的生成，使出血迁延难愈。缪希雍所论吐血之证，其病机主要为肺胃有热，灼伤血络，迫血上行。对于急性吐血辨证属血热妄行之证，初时运用凉药止血本无可厚非，但缪希雍认为，久用苦寒之品常易凉遏血分，因此强调活血化瘀之法应该贯彻治疗之始终，以避免血脉壅滞，形成败血不去、新血难生的恶性循环。正如血证大家唐容川所云："凡有所瘀，莫不壅塞气道，阻滞生机，久则变为骨蒸、干血、痨瘵，不可不急去之也……一切不治之证，总由不善去瘀之故。凡治血者，必先以祛瘀为要。"

不同于急性吐血之证，肾性血尿多为慢性发病，以镜下血尿为主要特点。

该病病因病机虽然多样，如肝肾阴虚、膀胱湿热、脾肾两虚等，但久病入络、瘀血阻滞是各型肾性血尿的共同特点。人体气血周流全身，循环无端。若络损于上，则为吐血；若损于下，便为尿血、便血。病位虽有不同，但治疗方法却可相通，即在清利下焦、补益肝肾等治法的基础上加用活血化瘀之品，以疏通壅塞于肾络之瘀血，从而达到因势利导、行血而止血的目的。活血化瘀法临床用治血尿得到了不少医家的重视。国医大师张琪教授以"瘀热结于下焦"立论，取法《伤寒论》名方"桃核承气汤"，在常规凉血止血方中，加入桃仁、制大黄两味活血化瘀药以治肾性血尿，取得了良好的疗效；国医大师邹燕勤教授十分推崇前贤张子和"贵流不贵滞"的理论，在血尿辨治中非常重视活血化瘀药的使用，尤其善于运用其中代表药三七粉，效果显著。

二、宜补肝不宜伐肝

《先醒斋医学广笔记·吐血》云："宜补肝，不宜伐肝。《经》曰五脏者，藏精气而不泻者也，肝为将军之官，主藏血。吐血者，肝失其职也。养肝则肝气平而血有所归，伐之则肝虚不能藏血，血愈不止矣。"吐血辨证有气虚与血热之分，气虚者因脾虚失其统血之职，血溢于脉外而成；血热者由肝失调达，郁而化火，耗伤肝肾之阴，血随气火升腾而起。此处"宜补肝，不宜伐肝"明显是针对肝郁化火所致吐血而论。缪希雍以《素问·脏气法时论》中关于肝的生理病理描述为基础，认为肝为将军之官，性情刚烈而不受制于人，若任用苦寒之品一味攻伐，非但无功，反有耗伤脾土之虞。因而当以甘药缓之，酸药收之，辛药散之，以顺应其性。正如张锡纯《医学衷中参西录》所云："肝为将军之官，中寄相火……骤用药敛之、镇之、泻之，则内郁之热转夹肝中所寄之相火起反动之力也。"用药方面，缪希雍选用生地、枸杞子、山茱萸、芍药、甘草等药酸甘化阴，补阴以制阳。同时肝阴虚应补其母，故以一众补肾滋阴之品，滋水涵木，肝肾同补。

与肝病吐血类似，肾性血尿中亦有不少辨证属阴虚火旺、血热妄行者。缪希雍"宜补肝，不宜伐肝"之论，从立论依据到遣方用药，无疑更适合于指导此类患者的治疗。如果因血热妄行就以黄芩、黄连、栀子或龙胆之类苦寒清肝之品直折其火，虽短时或可见效，但肾炎病期漫长，稍久必伤正气，内热未除而败坏脾胃,脾气虚无以固摄,血尿反会加重。故宜仿缪希雍之法,以白芍、生地、枸杞子、山茱萸之属滋补肝肾,少佐牡丹皮、栀子、小蓟、泽泻等药泻热通淋。现代医家对于此法亦有深刻认识。如名老中医黄文政先生专门以滋补肝肾立论,自拟滋水清肝饮(生地、熟地、山茱萸、山药、枸杞子、女贞子、墨旱莲、白芍、郁金、牡丹皮、泽泻等)治疗辨证属阴虚血热之肾性血尿2例,均获显效;上海市名中医陈以平教授认为IgA肾病血尿以阴虚火旺证型最为多见,主张以知柏地黄丸合二至丸为主方滋阴泻火,少佐半枝莲、龙葵等药清热利湿以治其标。

三、宜降气不宜降火

《先醒斋医学广笔记·吐血》曰:"宜降气,不宜降火。气有余即是火,气降即火降,火降则气不上升,血随气行,无溢出上窍之患矣。降火必用寒凉之剂,反伤胃气,胃气伤则脾不能统血,血愈不能归经矣。"明确指出实证吐血当以降气为先,反对滥用苦寒之品。此论虽然争议颇多,但大部分医家均持与缪希雍相似的观点,即治血重在调气。如明代李梴《医学入门·吐血》载:"凡血越上窍,皆是阳盛阴虚,有升无降,俱宜补阴抑阳,气降则血自归经矣。"指出吐血之证的病机为阴虚火旺、气逆上冲,强调降气为治疗要务。又如清代温病大家叶天士,在其著作《临证指南医案》中,多次提及"仿缪仲淳法",但凡因暴怒、抑郁、饮食等引起的吐血、咯血之证,均使用降香、苏子、沉香等降气药以为君。缪希雍此论,强调的是气机在吐血发病过程中的重要地位,通过降气达到降火的目的,且无苦寒败胃之顾虑。因气的升降出入是人体一切生理活动的根本,正如《素问·六微旨大论》所云:"气之升降,天地之更用也……故高下相召,升降相因,而变作矣。"

肾性血尿患者中有相当一部分(如IgA肾病、紫癜性肾病等)的病机为风热久郁,络阻肾脉。该类患者在发病之初,曾感受外邪而未得根治,而见发热、咽痛等症。外邪久恋于卫表喉咽,将循经内传于肾而化热,影响肾主水液代谢之能而产生湿热瘀阻,导致镜下血尿经久不愈。如前所论,气机升降出入是人体之根本,调气是治疗一切疾病最基本也是最重要的环节,缪希雍所治为吐血之证,多急性起病,气冲上逆为其主要病机,故强调以降气为法。而此类肾性血尿病位在下，病程多迁延日久，因此治疗当升提发散。著名温病大家赵绍琴先生对此曾有精彩论述：湿热久郁于肾，当以风药升提发散，轻灵宣散之药透畅肺络，可令全身气机条达，不但湿热之邪难留，且可通络致津，缓解阴分之虚，实有"提壶揭盖""下病治上"之妙处。用药方面，赵绍琴以荆芥、防风、柴胡、苏叶、浮萍等辛味轻浮之品，少量轻投，所谓治上焦如羽也；同时予生地榆、炒槐花、赤芍、丹参、茜草、小蓟、白茅根、凤尾草、鬼箭羽及紫草等药凉血散瘀，釜底抽薪，以为根本。

综上，缪希雍创宜降气不宜降火一法，以纠临床苦寒类止血药用治吐血之偏。肾性血尿与吐血相比，虽有病位、病势之不同，但亦有运用"治血三法"的机会。肾性血尿多为久病或久病复感新邪，而久病常易入络，故活血化瘀的治疗原则应贯穿其治疗始终。行血之药大多辛燥，久用恐有伤阴动血之虞，尤其对于肝肾阴虚之体，行血之余更当柔肝养血，切不可因心肝火旺而妄投苦寒伐肝之品，以致土衰木败。降气之法似难与肾性血尿相联系，然降气之本质实为调畅一身之气机，又因肾病血尿病位在下，常兼夹有湿热、风热之邪壅滞肾络，此时可用少量升提发散之药以"提壶揭盖"，恢复全身之气机而祛邪外出。临床诊疗过程中，应视具体辨证情况而定，或单纯侧重一法，或多法协同配合，令邪去正复，则血尿自止。

四、验案举隅

朱某，女，38岁。

初诊（2017年9月20日）：主诉发现血尿、蛋白尿3年余，腰酸7日。

患者患慢性肾炎3年余，平常易外感，每次均出现咽痛，常服六神丸、牛黄解毒片。当日查尿常规示：隐血（＋＋＋），蛋白（＋），红细胞（RBC）217.8/μL。

刻诊：烦躁易怒，口苦，盗汗，腰酸，小便色深黄；舌红、苔薄黄，脉弦滑。

西医诊断：慢性肾炎；中医诊断：血尿；辨证：肝肾阴虚火旺，下焦瘀热阻滞；治法：滋补肝肾，活血化瘀，兼以升散。方予一贯煎加减。

处方：当归10 g，炒白芍15 g，麦冬12 g，生地10 g，枸杞子10 g，玄参15 g，生麦芽15 g，桃仁10 g，茜草10 g，地榆10 g，荆芥6 g，防风6 g，炒柴胡6 g，三七粉3 g（另冲）。

14 剂。每日 1 剂,水煎,早晚饭后分服。

二诊(2017 年 9 月 27 日):口苦除,小便颜色转清。复查尿常规:隐血(+),蛋白(−),RBC 42.6/μL。效不更方,原方加小蓟 10 g,继服。

三诊(2017 年 10 月 11 日):烦躁减轻,口苦不显。本次带下色、味均较前改善明显。复查尿常规:隐血(±),蛋白(−),RBC 32.3/μL。续服上方巩固治疗。

【按】本案为慢性肾小球肾炎,患者平素烦躁易怒、口苦、腰酸、盗汗、脉弦滑。盖因肝气不舒,郁而化火,耗伤肝肾之阴,灼伤肾络而成血尿。此时切不可因火热之象而妄投龙胆、栀子、黄芩等苦寒之品,而需以缪希雍"宜补肝不宜伐肝"为主旨,滋阴降火,以柔克刚,故以一贯煎为主方加减。方中当归、白芍补血养血,为柔肝要药,生地、麦冬、玄参、枸杞子滋水以涵木。因川楝子苦寒入肝经,故以生麦芽代之,以顺肝木升发之性。患者久病入络而见镜下血尿,若使用苦寒止血药物则易导致血脉瘀塞,故宗缪希雍"宜行血不宜止血"之训,选用桃仁、茜草、地榆、三七凉血活血,血行瘀去则尿血自止。患者平素易感风热之邪,小便色深黄,又常服牛黄解毒片等凉遏之剂,可知风热之邪已循肾经传至下焦。缪希雍有"宜降气不宜降火"之论,倡导治血宜调节人体之气机。本病风热之邪蓄积于下而见血尿,故可仿其法,以辛散升提的荆芥、防风、柴胡"提壶揭盖",使气机复常而令邪有出路。本案患者病机复杂,治疗之时以缪希雍"治血三法"为指导思想而获良效。

五、小 结

临床上对于急性大出血,无论苦寒清热止血,抑或温补固摄止血都是适宜且必要的,而对于肾性血尿等慢性迁延性出血,则缪希雍"治血三法"更为合拍。目前,肾性血尿的治疗困难重重,本文论述并未涵盖该病辨证论治的方方面面,而是以"治血三法"为纲目,结合笔者自身的临床治验进行论述,其中难免偏谬,望各位同道不吝斧正。

(《上海中医药杂志》,2020 年第 54 卷第 11 期)

《先醒斋广笔记》痢疾病案方药探析

天津中医药大学　　杜耀光　秦玉龙

缪希雍《先醒斋医学广笔记》收录其临床验案百余则，较全面地体现了其学术思想。缪希雍谓："滞下俗呼痢疾。"书中载滞下案八则，辨证精确，处方用药化裁得当。兹结合医案，分析其辨治痢疾的经验如下。

一、滞下纯血，调气行血

病案摘要　陈赤石督学，因过劳感暑，遂滞下纯血。缪希雍诊视，方用人参 15 g，升麻 2 g，炙甘草 4.5 g，乌梅 2 枚，红曲 4.5 g，黄连 9 g，白芍 6 g，莲子 40 粒，煎调滑石末 15 g。二剂痢止。督学又言心中摇摇，不能阅卷。缪希雍曰：此劳心太过，暑因客之故尔。加竹叶、葛根、酸枣仁，一剂遂平。

方药解析　患者过劳，复感暑邪，热毒乘血入于大肠，发为血痢。"中热伤暑，暑伤气"，故以人参补益中气；湿热困脾，气失升降，故以升麻引清阳之气上升；甘草"入脾益血"，"同黄连、芍药、升麻、滑石解热毒滞下"；红曲"治脾胃荣血之功，有同气相求之理，其消食健脾胃与神曲相同，而活血和伤唯红曲为能，故治血痢，尤为要药"；肠虚则热毒乘之，黄连"厚肠胃……涤除肠、胃、脾三家之湿热"；白芍下气止痛，补血收敛；莲子益血气，助止痢；滑石"甘以和胃气，寒以散积热"，功能祛暑利水通滞；乌梅止下痢，《太平圣惠方》以"乌梅同川黄连、莲肉、白扁豆、葛根、升麻、红曲……治滞下如神"。诸药共用，暑热之邪得以下出，脏腑气血得以平复。

患者药后痢止，但心中摇摇，不能阅卷。此为劳心太过，痢后脏腑未安，余热未尽，上扰心君所致。原方加竹叶、葛根，散足阳明经热邪；酸枣仁补益心脾、宁心安神。全方清利余热、调补脏腑，使邪去身安。

二、滞下腹痛，通窍逐邪

病案摘要　一少年暑月外出，饮食失宜，兼伤暑热，遂患滞下，路途无药，病偶自止,归家腹痛不已,诸医投以苍术、黄连、厚朴、枳壳、陈皮等,药入口,痛愈甚,亦不思食。缪希雍视之曰:此湿热尔! 更以滑石末30g,以牡丹皮汁煮,别以白芍15g,炙甘草6g,炒黑干姜1.5g,水煎,调滑石末服。须臾小便如注,痛立止。

方药解析 该患者饮食失宜,致脾胃不和,气机升降失调,复感暑热,遂湿热熏蒸,发为滞下。滞下偶自止,但湿热之邪留于肠胃,且伏于血分,正邪交争,气血不和,传导失常,故腹痛不已。他医虽以湿热治之,但投苍术等药,未起效,缪希雍谓:"误也! 术性温而燥,善闭气,故滞下家忌之。郎君阴虚人也,尤非所宜。"

药用滑石"滑以利诸窍,通壅滞,下垢腻;甘以和胃气;寒以散积热。甘寒滑利以合其用,是为祛暑散热、利水除湿、消积滞、利下窍之要药";牡丹皮"能除血分邪气……血中伏火非此不除",二药同煎,清利湿热,通行气血。别以芍药甘草汤水煎,《医方集解》云:"芍药甘草汤治腹中不和而痛……白芍酸收而苦泄,能行营气,炙草温散而甘缓,能和逆气。"缪希雍认为"白芍药、甘草治血虚之圣药";干姜"炒黑能引诸补血药入阴分,血得补则阴生而热退";另调滑石末同服。诸药共用,湿热得出,阴血得补,药到病除。

三、痢后成风,治以清平

病案摘要 秦公蕃病痢,医误投涩剂,一服痢止,湿热无自而出,遍攻肢体骨节间,以致项强,目赤,肩、臂、腕、膝、足、胫俱发肿痛,甚不能转侧。缪希雍疏方寄之,用白芍、石斛、牛膝、木瓜、黄柏、薏苡仁、炙甘草、车前子、茯苓。痛虽止,尚不能转侧,更用蒺藜(即沙苑子)、菊花、何首乌、胡麻(即黑芝麻)、黄柏、炙甘草,复逾年愈。

方药解析 患者初病之时,他医过早使用收涩药,痢虽止,但湿热之邪无路可出,遂弥漫脏腑、皮肉之间,变生他证。缪希雍指出:"此系木证,阴虚有火,又加湿热、暑湿交攻,故现此证,名痢风。阴虚火多,故不受补,又不宜燥,唯微寒清平之剂调之,久之自愈。"法当清热利湿、舒筋止痛。

方中白芍、炙甘草缓急止痛;石斛"强阴益精……除痹,逐肌肤邪热痱气,脚膝疼,冷痹弱者,兼能除脾胃二经之湿";牛膝补肝舒筋,活血止痛;木瓜"去湿和胃，滋脾益肺，利筋骨，调荣卫……温能通肌肉之滞，酸能敛濡满之湿"，通行收敛，并行不悖；黄柏清热燥湿，补肾水不足；薏苡仁治"筋急拘挛，不可屈伸，及风湿痹，除筋骨邪气不仁，利肠胃，消水肿"；车前子能"明目及疗赤痛"，与茯苓相须为用而利水，"小便利则湿去，湿去则痹除"。患者药后痛止，但仍不能转侧，更用沙苑子、菊花、黄柏益精明目，燥湿除热；何首乌补益精血；黑芝麻明目，"补五内，益气力，长肌肉，坚筋骨"。全方以微寒清平之剂代温补、温燥之品，久服使五脏安，邪气除，病自瘳。

缪希雍指出："滞下本属湿热涩滞不行，法宜疏利，药忌兜涩。大肠者，肺之腑也。大肠既有湿热留滞，则肺家亦必有热。肺乃华盖之脏。《经》曰：脾气散精，上归于肺，通调水道，下输膀胱。肺气喜通利，恶闭涩，故古人药性中每云通肺气，其意概可见已。倘误用罂粟壳、诃梨勒，使湿热无所宣泄，肺气不得下行，非唯滞下增剧，湿热熏蒸，上干乎肺，则胀闷、气逆、不得眠、不思食诸证至矣。又有久嗽不愈，缘于肺虚有火，法当清肺润肺，忌用涩燥闭气之药。设若误用粟壳、诃子，俾火壅于肺，不得下降，若兼参、术、半夏，即死不旋踵矣。"同时强调，临证当与大肠滑泄、自利不止相鉴别，详察病机，不致贻误病情。

四、孕期滞下，清热和中

病案摘要 友人虞元静房中人方孕五月，患滞下腹痛，日不下数次。缪希雍以黄连12g，白芍9g，黄芩9g，扁豆6g，莲子40粒，橘红4.5g，枳壳9g，红曲6g，葛根4.5g，升麻1.5g，炙甘草3g，乌梅1枚，甫服一盏，觉药行至腹，即解一次，痛亦随已，滞下痊愈。

方药解析 陈自明曰："妊娠之人，胞血既闭，脏气不理，脾胃易伤……脾胃停滞，不能克化，冷热相搏，致令心腹搅刺疼痛。"方用加味滞下丸加减，黄连厚肠胃，与黄芩相伍清热燥湿；白芍、炙甘草缓急止痛；扁豆、橘红、枳壳和中下气；莲子补中养神；红曲消食健脾，活血和伤；升麻提举阳气；葛根解足阳明经热邪；乌梅佐诸药止下痢。虽有湿热，却未用滑石，正如缪希雍所言："凡胎前滞下……未满七月，勿用滑石，证急者必须用之，不拘此例。"临证处方当以此为戒。

五、误下伤正，痘出则殇

病案摘要 姚公远幼子病痢，一医误下之，遂下纯血，气喘，身热，不思食。缪希雍亟以人参15 g，石莲子、白芍、升麻、橘红、草石蚕、扁豆、滑石末、炙甘草。投以一剂，喘平，血止；又数剂，痢止。缪希雍临别嘱咐公远：儿百日内不出痘则生，以下多元气未复故也。未几即痘，果殇。

方药解析 缪希雍云："凡治滞下，非元气壮实，多啖能食之人，慎勿轻用大黄、巴豆、牵牛、甘遂、大戟等下药。"幼儿脏腑形体之气尚未充实，攻下峻猛则戕伐元气，致脾胃虚弱，不思饮食；脾失统摄，遂下纯血；元气亏虚则见气喘、身热。缪希雍虽疏方调补脾胃、清利湿热，使诸证自解。但不无忧虑地指出：若百日内出痘则危。是因下利过多，元气未复，出痘者或死。此条可供临证借鉴。

六、小 结

综上所述，缪希雍辨治滞下经验丰富，尤对湿热滞下颇具心得。其不拘泥于前人方论，自拟诸方，因证化裁，靡不取效，尤其滞下如金丸、滞下丸加减法详备。其积累的丰富经验对后世医者颇具参考价值。

（《上海中医药杂志》，2013 年第 47 卷第 10 期）

缪希雍治疗泄泻经验

南京中医药大学　　陈 承
南京中医药大学常熟附属医院　　熊秀萍

缪希雍首创"脾阴学说"，提出"伤寒时地议"，首创"邪从口鼻而入"，强调

"治热病重在护阴"，提出"治吐血三法（宜行血不宜止血，宜补肝不宜伐肝，宜降气不宜降火）"，首论中风"真假内外之别"，并倡"内虚暗风"之说等。在治疗泄泻时，缪希雍也有其独到的经验。笔者通过阅读其著作中有关泄泻的内容，总结其治疗泄泻的临床经验及用药特色，列举如下，以飨同道。

一、泄泻的病因病机

泄泻以排便次数增多，粪便稀溏或完谷不化，甚至泻出如水样为主要临床表现。缪希雍认为泄泻的病因不外乎内外两方面：外则风寒暑湿之交侵，内则饮食劳倦之不节，即外感和内伤两个方面。外感寒湿暑热之邪，水湿困阻中焦，脾气功能受阻，清浊不分，则发为泄泻；或误食不洁之物，影响脾胃运化功能；或忧郁恼怒，精神紧张，肝木乘脾土，脾失健运；又或久病失治，素体脾胃虚弱，均可导致泄泻。而湿困脾土，肠道功能失司是泄泻发生的关键。缪希雍云："天地之间，动静云为者，无非气也。人身之内，转运升降者，亦气也。天地之气不和，则山川为之崩竭。人身之气不调，则肠胃失其转输。"其认为气机在疾病发生发展过程中有重要作用。人体是一个各脏腑组织相互协调、相互统一的整体，肺主宣肃、肝主疏泄、心主血脉、肾主温煦，以上脏腑功能的失常，均可影响脾胃气化升降功能的正常发挥，其中"肺主宣肃"和"肝主疏泄"尤为重要，与脾胃病的产生直接相关。脾胃居于中焦，为气机升降的枢纽，脾胃功能失调，运化失司，清气不升，浊气不降，"清气在下，则生飧泄"，故发为泄泻。缪希雍视气机之升降逆调为"病机之要最"。

二、临床经验

1. 善用风药，除风胜湿 "春伤于风，夏生飧泄。"其泄完谷不化，洞泄有声，谓之"洞风"，以发病急速，肠鸣有声，泻下完谷不化为主要症状的一种病证，缪希雍认为宜先以风药发散升举之。缪希雍还继承了李东垣"升发脾胃之清阳"的思想，《脾胃论》载："大底脾胃虚弱，阳气不能生长，是春夏之令不行，五脏之气不生……若用辛甘之药滋胃，当升当浮，使生长之气旺，言其汗者，非正发汗也，为助阳也。"风药芳香上行，能升举下陷之清阳，阳气得升，浊阴自降,故升发脾胃清阳,脾胃正气恢复则水谷精气得以运化。张从正提出"飧泄不止,日夜无度,完谷不化,发汗可也",阐释以风药解表治疗飧泄的方法。喻嘉言的逆流挽舟之法亦有相同的机制,借助风药辛散透达之力,领内陷之邪由里向外,由表而出。对于湿邪为胜的泄泻,缪希雍认为当"专以风药",如羌活、防风、升麻、柴胡、白芷之属,必二三剂,缘"除风能胜湿故"也。《脾胃论》云:"风能胜湿,犹湿衣悬透风处则易干",直观反映了"风能胜湿"的机制,从五行理论阐述,风五行属木,湿五行属土,木能克土,故风能胜湿。

在庄敛之泄泻一案中,庄敛之服用清热剂后,热退泄止,缪希雍用升麻升举之,谓"恐其元气下陷"。"风药"性味多辛温,其气轻、其味薄,具有升发清阳、芳香化浊、发越郁火、调达郁愁、扶正解表的作用。升麻、柴胡、葛根等药性升浮,能升提中阳,升清止泻。医案中庄敛之因中巴豆毒而发泄泻,缪希雍以黄连等解之,待热退泄泻止,即用升麻升提中气,因久泄脾气损伤,恐致清气下陷,再发泄泻,故加用升提的风药。治疗泄泻疾病,运用风药以解表止泻、升阳止泻、胜湿止泻,在临床上具有很好的疗效。

2. 制肝实脾,调和肝脾 《景岳全书·泄泻》云:"凡遇怒气便作泄泻者,必先以怒时夹食,致伤脾胃,故但有所犯,即随触而发,此肝脾二脏病也。盖以肝木克土,脾气受伤使然。使脾气本强,即有肝邪,未必能入,今即易伤,则脾气非强可知矣……"肝气郁滞,横逆犯脾,脾失健运,或脾虚日久致肝失疏泄,进而累及脾脏功能,导致肠道功能失司而发为本病。肝属木,脾属土,肝气升发太过,可导致肝木克脾土,故缪希雍多用白芍、甘草、木瓜、沙参、麦冬、石斛、酸枣仁等柔润之品以缓肝急,肝气平则克脾自少。周仲瑛运用泄木安土法治疗肝郁脾虚型慢性腹泻取得了很好的临床疗效。若脾气本强,则肝气不易克脾土,故补益脾气与平抑肝气应同时进行。缪希雍认为,应先以风药发之,次用人参、黄芪、白术、茯苓、大枣、甘草、肉桂等药,以制肝实脾。其中,人参、黄芪补益脾胃之气;白术健脾燥湿;茯苓淡渗利水而不伤正气;肉桂甘辛大热而温阳。诸药配伍,尚能安补脾胃,使脾气得以旺盛,以防肝木克伐脾土。缪希雍还认为"芍药、甘草乃始终必用之剂"。仲景之芍药甘草汤酸甘化阴,柔肝泻火,用以制肝实脾。缪希雍在运用白芍方面颇有心得,《先醒斋医学广笔记》中共载102方,用到白芍的方子多达43方,在其本草学著作《神农本草经疏》中论芍药:"专入脾经血分,能治肝家火邪,故其所主收而补,制肝补脾,陡健脾经。"酸主收敛,酸味入肝胆，而肝藏血，甘能补中益气，酸能生血，酸甘合用，不仅能够补肝脾阴，还可缓肝急，泻肝实，肝气平则克脾自少，使"肝无不平之气，肝和则不能贼脾土"。

"高存之长郎患有腹痛，按之则痛缓。仲淳以人参等药饮之，药入口则痛止。其痛每以卯时发，得药渐安。至午痛复发，又进再煎服而安。近晚再发，又进三剂而安，睡则不复痛矣。一年后渐愈。方药如下：人参三钱，白芍三钱，炙甘草一钱，橘红一钱五分。后加木瓜一钱，麦门冬三钱，当归二钱。"此医案体现了缪希雍的补脾阴思想，方中人参补益脾气，白芍、炙甘草、木瓜、麦冬柔肝缓急、滋养脾阴，全方平抑肝气、补益脾气，使得肝脾调和，则全身气机调和，脏腑功能正常发挥。

3. 暑湿泄泻，清暑益气　长夏湿热令行，又岁湿太过，是泄泻的高发季节。伤暑作泄，以泄下急迫、肛门口灼痛为特点，多伴口渴，小便赤或不利，身多发热。缪希雍认为治疗应以清热解暑为主，用十味香薷饮、清暑益气汤清热解暑、化湿和中。而内虚之人，中气不足者，用六和汤。六和汤治疗夏月伤暑吐泻，元气已伤，虚实夹杂，方中藿香、砂仁、杏仁、厚朴健脾行气，木瓜酸平肝舒筋，白扁豆、赤茯苓淡能渗湿清热，而白扁豆又能散暑和脾，半夏辛温，散逆而止呕。人参、白术甘温，补正以祛邪，甘草补中，调和诸药。全方共奏祛暑化湿、调和脾胃之功。杜怀棠教授在临床上用六和汤治疗泄泻取得了很好的疗效。郭进忠经过多年的临床观察发现，泄泻病较为复杂，往往虚实夹杂，寒热互见，用六和汤加减治疗能收奇效。而久泄不止者，用黄连理中汤或桂苓甘露饮加减清热解暑、温中化湿。

4. 久泄责肾，脾肾双补　肾为先天，脾为后天，脾肾相互滋生。该病初期，多为肝气郁结，失于疏泄。肝气横逆乘脾，继则脾失健运，湿从中生，脾虚日久而致脾阳不足，继则肾阳受累。故脾肾阳虚是本病迁延难愈的关键因素。肾泄者，其泄多于五更或天明，长年不愈，服脾胃药而不见好转。缪希雍认为肾泄的病因是纵欲过度，损伤肾气，加之饮食不节而致；或是醉饱行房，肾气虚乏，湿热乘之，下流客肾，久泄不止。"夫脾胃受纳水谷，必藉肾间真阳之气熏蒸鼓动，然后能腐熟而消化之。"故治宜益火之源，当以四神丸加人参、沉香，甚者加熟附子、茴香、川花椒；肾虚湿热者治宜升阳除湿，次用八味丸加山药、茯苓，地黄减半。"肾司二便，久泄不止，下多亡阴，当求责肾，破故子、肉豆蔻、茴香、五味子之属不可废也。白术、陈皮，虽云健胃除湿，救标则可，多服反能泻脾，以其燥能损津液故耳。"缪希雍认为久泄不止,当责之于肾,病久脾肾两虚,当用补骨脂、肉豆蔻、茴香、五味子等温肾助阳、涩肠止泻,而多用香燥之品健脾祛湿易损伤其津液。对于脾肾阳虚的肾泄,历来医家多用四神丸,盖因其主要病理系肾阳虚衰,命火不足,但脾虚亦是重要因素。虽然四神丸也兼顾脾胃,但是毕竟偏重于补肾,效者有之,不效者屡见。缪希雍有鉴于斯,创制脾肾双补丸以治肾泄。

"梁溪一女人,患内热,每食肠鸣,清晨大瘕泄。脾肾双补丸去肉豆蔻,以白芍药代之,外加白扁豆十二两,立愈。"脾肾双补丸由以下药味组成:人参、莲肉、菟丝子、五味子、山茱萸、怀山药、车前子、肉豆蔻、橘红、砂仁、巴戟天、补骨脂。方中人参、莲肉、山药健脾止泻,菟丝子、巴戟天、补骨脂温补肾阳,橘红、砂仁行气化湿,五味子、山茱萸补肾益精、收敛止泻,车前子渗湿止泻,使邪有出路。全方脾肾兼顾,补中有泻,敛散结合,润燥相济,达到脾肾双补,补而不滞,健脾祛湿而不伤津的效果。

5. 专用黄连,配伍人参　缪希雍认为"九制黄连,最能止泻",治疗泄泻,专用黄连。宋佳等对明代医家黄连用药规律的研究发现,黄连的平均用量最大者是缪希雍,达9.3g。黄连也是历代以来医家治疗痢疾、泄泻的首选药。临床中泄泻病机复杂,常不能以一法以概之,黄连清热燥湿、消痞止泻,主要用于治疗肠胃湿热或虚热之泄泻。缪希雍制一方专治"泄泻在阳明胃、太阴脾经者",药用白茯苓、白术、黄连、甘草、车前子、陈皮、升麻、葛根、生姜、砂仁等。

"庄敛之患泄泻,凡一应药粥蔬菜,入喉觉针刺,下咽即辣,因而满腹绞辣,随觉腹中有气攻窜,即欲如厕,弹响大泄,粪门恍如火灼,更番转厕,逾时方得,所泄俱清水,盈器白脂上浮,药粥及蔬菜俱不化而出,甚至梦中大遗,了不收摄。百药杂投,竟如沃石。约月余,大肉尽脱,束手待毙……用川黄连三钱,白芍药五钱,橘红二钱,车前子三钱,白扁豆三钱,白茯苓三钱,石斛三钱,炙甘草一钱。嘱其煎成将井水澄冷,加童便一杯始服。连服三剂,大便已实。"方中用大剂量苦寒之黄连,配伍白扁豆、茯苓、车前子健脾渗湿止泻,橘红理气化湿,石斛、白芍药养阴,寒热并用,消补兼施。缪希雍还认为黄连须与人参须等分使用,因为久泄不止,多缘气虚,纯用苦寒,则伤及胃气,导致胃气郁闭;又因下多亡阴,配伍人参,是"阳生阴长之意也"。

缪希雍治疗疟疾特色

北京中医药大学　　王利芬　许文忠

古籍所载的多种疟疾，除包括现代医学中的传染病疟疾外，实则涵盖多种以"寒战壮热、休作有时"为主要临床表现的病证。明代著名医学家缪希雍描述疟疾曰："其证大都多热多寒，或热多寒少，或寒多热少，或单热不寒，或单寒不热，或先寒后热，或先热后寒，或有汗、无汗，或汗少、汗多，或自汗、盗汗，或头疼骨痛，或大渴引饮，口苦舌干，或呕吐不思食，或烦躁不得眠，或大便燥结，或泻利，或连发，或间发，或三日发，或发于阳，或发于阴。"可见缪氏所说的疟疾是指以寒热交作、发作有时为主要症状的一类疾病，与西医学所说的由疟原虫引起的疟疾不是同一个概念，其范围更广。

一、病因病机

缪氏关于疟疾的认识与《内经》是一脉相承的。根据《内经》"夏伤于暑，秋必痎疟"的观点，缪氏认为疟疾"乃暑邪为病"，提出疟疾病因病机是"中气不足，脾胃虚弱，暑邪乘虚客之而作"。《内经》曰："邪之所凑，其气必虚。"疟疾是暑邪在人体正气不足，无力抵御外邪时，乘虚侵入人体，或即时发病，或潜伏于人体，待人体正气虚而不能胜之之时则发病。同时他还提到"山岚瘴气令人发疟"。缪氏主要生活在"荆、扬、梁三州之域"，即现在的长江以南地区，其地"多湿热之气"，易令人发疟。

关于疟疾的病因，其他医家有不同的认识，如李东垣认为疟疾的病因有暑、寒、食，而朱丹溪认为疟疾的病因有风、暑、食、痰。他们除了接受《内经》暑邪为疟疾的病因观点外，还指出食、痰等也可引起疟疾，认为疟疾的病因是既有外感也有内伤的实邪。而缪氏认为疟疾属本虚标实，中气亏虚、脾胃虚弱是其本，暑邪外侵是其标。

二、治　疗

1. 清暑益气，调理脾胃 《内经》曰："虚则补之，实则泻之。"根据疟疾"中气不足，脾胃虚弱，暑邪乘虚客之而作"的虚实夹杂的病机，缪氏认为治疗疟疾应补泻兼施，"必先清暑益气，调理脾胃为主"，主张先"用白虎汤二三剂，随证增损，解表以祛暑邪"，若有兼挟证者，应随证治之。"有食者兼消导夺食，有风兼散风，有老痰伏饮者兼豁痰逐饮，感瘴疠者兼消瘴疠，汗多者固表，无汗者解表，泄利者升发兼利小便，便燥者兼益阴润燥。"并认为疟疾"久而不解，必属于虚"，必须大补真气，大健脾胃才能治愈。

缪氏治疗疟疾用白虎汤和清暑益气汤解表以祛暑邪。"热多者用白虎汤加减"：硬石膏自一两至四两，知母自四钱至二两四钱，竹叶自一百片至四百片，麦门冬自八钱至三两二钱，粳米自一小撮至二大撮。患者素虚或作劳者，加人参自三钱至一两。其中石膏辛甘，大寒，"辛能解肌，甘能缓热，大寒而兼辛甘则能除大热"，故能解肌散暑邪。知母、竹叶、麦冬、粳米助石膏清热祛暑。"不渴者，用清暑益气汤。"

调理脾胃用橘红二钱五分，白豆蔻五分，白茯苓三钱，山楂三钱，麦芽（炒）三钱，藿香一钱，人参三钱，白术二钱，白芍二钱，白扁豆三钱。其中白芍"专入脾经血分"，"制肝补脾，陡健脾经"。合人参、白术、茯苓、白扁豆、白豆蔻健脾益气，藿香芳香入脾、理脾祛湿、炒麦芽、山楂消积导滞。脾气健运，则"正气存内，邪不可干"。

2. 继承《内经》，分经论治 《素问·刺疟》从六经的角度对疟疾进行了分类。疟疾"乃暑邪为病"，属于外感病之一，疟疾所在经络的不同反映了暑邪侵入机体的深浅。缪氏治疗疟疾继承《内经》用六经分类的思想，先清暑然后分经论治。这与很多医家如陈修园认为的疟疾以少阳一经为主的观点是不同的，陈氏治疗疟疾以小柴胡汤为通剂。而张子和治疗疟疾主张因人制宜：对于富贵之人，以大柴胡汤下之……田野贫寒之家，用野夫多效方、温脾散治之。治疗三阳经疟，缪氏认为："其证多热多渴，亦易得汗，药宜大剂急逐暑邪，毋得迟留，则病易愈。"疟在三阳经，说明机体正气较盛，邪气在机体的位置相对较浅，可以从汗而解，急发汗以祛暑邪，则病易解。对于三阴经疟，缪氏指出："类多阴虚水衰之人，乃为暑所深中。邪入阴分，故出并于阳而热甚，入并于阴而寒甚。"认为暑邪中人阴分者多为阴虚之人，治疗宜益阴清热，多用鳖甲、牛膝、何首乌等。例如治疗劳疟，缪氏认为是患者阴不足，病发于阴，用鳖甲、牛膝、何首乌为君，橘皮为佐治之。其中鳖甲能益阴除热而消散，为治疟之要药。何首乌、牛膝峻补肝肾，橘皮理气和胃散邪。

缪氏继承《内经》，从六经对疟疾进行分类治疗。足太阳经疟，"其证令人腰痛，头痛头重，寒从背起，先寒后热……热止汗出难已，或遍身骨痛，小便短赤"。缪氏主要用方为：羌活一钱至三四钱，陈皮（去白）二钱五分，黄芩二钱，前胡二钱，甘草（炙）五分，猪苓一钱，知母二钱五分。其中羌活味辛苦，性温，为太阳经主药；前胡味苦辛，微寒，辛能散。二药共散暑邪。陈皮理气燥湿健脾；知母、黄芩清热；"疟必由暑，暑必兼湿，淡以利窍，引暑湿之气从小便出，所以分消之也"，故用猪苓淡渗利湿。足阳明经疟，"其证发热头疼，鼻干，渴欲引饮，不得眠，甚则烦躁，畏火光、人声、木声"，缪氏用大剂竹叶石膏汤清热解肌祛暑。足少阳经疟，"其证往来寒热，口苦，耳聋，胸胁痛，或呕"，缪氏用小柴胡汤和解少阳。小柴胡汤是治疗邪犯少阳，症见"寒热往来，休作有时"的主方。足厥阴经疟，"其证先寒后热，色苍苍然，善太息，甚者状如欲死，或头疼而渴"，缪氏用三黄石膏汤加柴胡、鳖甲、橘皮，以祛暑邪。三黄石膏汤组成：白虎汤加竹叶、麦冬、黄连、黄芩。后用当归两许，橘皮三四钱，鳖甲四五钱，牛膝两许，柴胡一二钱。其中三黄石膏汤清热养阴祛暑，当归活血补血，"邪在厥阴，行血则厥阴之邪自解"。足太阴经疟，"其证先寒后热，或寒多。若脾疟必寒从中起，善呕，呕已乃衰，然后发热，热过汗出乃已，热甚者或渴，否则不渴喜火"。缪氏用桂枝汤、建中汤调脾胃、和营卫、温中健脾，使中气健，则邪气去。足少阴经疟，"其证寒热俱甚，腰痛脊强，口渴，寒从下起，小便短赤"，缪氏用人参白虎汤加桂枝祛暑邪，后用鳖甲四五钱，牛膝两许治之，"白虎甘寒除热，桂枝因其热而达之耳"。

3. 重视药物煎服方法　药物煎服方法是否正确直接影响到疗效。缪氏非常重视药物的煎服方法，在治疟疾药的煎服上也有独到的见解。其曰："药宜黄昏煎，以井水澄冷，须露一宿，五更进温服。"并解释："疟乃暑邪为病，暑得露则散也。"例如缪氏治疗臧玉涵子瘅疟案，先因煎服方法不当而不效，思及《刺疟论》有云，凡疟先时一食顷乃可治，过时则失之也。又云，无刺熇熇之热，无刺浑浑之脉，无刺漉漉之汗"，才知服药时间不当，遂将先前药"煎露一宿，鸡鸣温服之，病顿失"。

三、病案分析

《先醒斋医学广笔记》中记载有缪氏治疗疟疾的病案，是缪氏治疗疟疾思想的具体运用，现择其中一个病案进行分析。

缪氏治疗沈少卿中丞疟疾，渴而多汗，惫甚，缪氏"书三方作五剂，一日夜饮尽，次早疟疾止"。先二剂用大剂竹叶石膏汤加桂枝，次二剂用橘红、白豆蔻、白术、茯苓、谷芽、乌梅、白扁豆、山楂、麦芽。最后一剂，用人参、生姜皮各一两，水煎，露一宿，五更温服，尽剂而效。该患者惫甚属气虚，渴而汗多，病在阳明，为阳明经疟。缪氏治疗疟疾先用白虎汤（知母、石膏、甘草）加麦冬、竹叶，即竹叶石膏汤清热解暑，不用半夏。仲淳曰："半夏有三禁，渴家、汗家、血家是也。"因半夏辛苦温而燥，伤津液，患者渴而多汗故去之。汗多，"用桂枝调和荣卫，则暑邪从汗出而汗自止"。针对中气不足，暑邪乘虚而入的病因病机，用橘红、白豆蔻、白术、茯苓、白扁豆、乌梅健脾益气。乌梅味酸，能敛浮热而除热，热伤气，除热故能益气。谷芽、山楂、麦芽消积化滞。最后又用大剂人参益气扶正，生姜皮祛邪，则中气足、邪气去而病愈。

四、讨 论

缪氏根据《内经》"夏伤于暑，秋必痎疟"的观点，认为疟疾"乃暑邪为病"，提出疟疾的病因病机是"中气不足，脾胃虚弱，暑邪乘虚客之而作"，强调治疗疟疾"必先清暑益气，调理脾胃为主"，然后分经论治。疟疾专从暑治，是缪氏治疗疟疾的一大特点，其分经论治的思想与其他医家主张从少阳论治的观点不一样。在煎服法上具有独特的观点，认为"药宜黄昏煎，以井水澄冷，须露一宿，五更进温服"。这些都是我们在治疗以寒热交作、发作有时为主要症状的疾病时可以学习和借鉴的地方。

缪仲醇妇科经验述要

江苏省大丰市人民医院　　杨玉岫

明代著名医学家缪仲醇治疗妇科疾病擅长运用补肝养血、补脾益阴、和胃降气诸法，恒多独到之见。其学术思想和治疗经验，于《先醒斋医学广笔记》中可窥一斑。今就其论述，提要钩玄，俾为临证之助。

一、月经不调，重视治本以调经

缪氏认为经行先期每多血热，治当养阴清热以调经；经行后期每多血虚，治当养血补肝以调经。先期用四物汤加阿胶、鹿角胶滋阴养血；芍药、甘草以制肝；青蒿、鳖甲、银柴胡、黄柏补阴清热；麦冬、枇杷叶、五味子养阴降气；山茱萸、杜仲、续断补肝肾；香附、枳壳、艾叶降气消瘀。以药测证，当有量多、色红质稠、形体消瘦、头晕目眩、心烦咽干、潮热颧红、腰酸腹痛、舌红少苔、脉细弦数等或然证。缪氏从阴虚血热立论，治以养阴清热调经法，如是则水盛而火自平，阴生而阳自秘，热去而阴不伤，血安而经自调。后期用四物汤加鹿角胶、艾叶养血补肝，温经通脉；天冬、麦冬、青蒿补阴；杜仲补肝肾；香附、橘红、枳壳、枇杷叶调气。以药测证，当有量少、色淡质清、面色苍白或萎黄、头昏目眩、心悸少寐、少腹隐痛、舌淡红少苔、脉濡细等证。女子以血为主，"以肝为先天"，肝血亏虚，冲任失养，则血海不能按时满盈。缪氏从肝血亏虚，冲任失养立论，治以养血补肝调经法，如是则肝血得滋而冲任有养，肝气得调而疏泄正常，月经自能如期而至。若经行后期而伴偏头痛，缪氏认为此乃肝血不足，经行血注冲任，髓海失养所致。用四物汤补血养肝；天冬、麦冬养阴增液；芍药、甘草制肝；川芎、菊花、荆芥、藁本祛风止痛；童便滋阴补肝，凉血散瘀。全方重在养肝补血以治本，祛风止痛以治标，标本兼顾，则血生风自平，阴长阳自和，契合"治风先治血，血行风自灭"之意。缪氏治学严谨，医理精深，"据经以疏义，缘义以致用"，所拟方药注重临床，切合实用。

二、带下赤白，清补二法分途治

缪氏认为妇女赤白带下多由"忧思郁怒，损伤心脾，肝火时发，血不归经"所致。白带"多是脾虚""气虚"，由"肝气郁则脾受伤，脾伤则湿土之气下陷，是脾精不守，不能输为荣血，而下白滑之物矣，皆由风木郁于地中使然耳"；赤带则"多因心火肝火时炽不已，久而阴血渐虚，中气渐损"而然。白带以"补气健脾"为"治法之要领"；赤带则"治宜养心为主，兼以和肝缓中，凉血清气"，并遵循"标急而元气不甚急者，先救其标；标急而元气衰剧者，则当本而标之"之治则。白带所下为"白滑之物"，"法当开提肝气，补助脾元，宜以补中益气汤加酸枣仁、茯苓、山药、黄柏、苍术、麦冬之类"，再用六味地黄丸加牡蛎粉、海螵蛸、杜仲、牛膝，丸服以善后。若带下"如浓泔而臭秽特甚"，或伴"湿痰下坠"者，乃湿热下注，损伤冲任二脉之故，"宜苍术、白术、黄柏、黄芩、茯苓、车前子为主"，清热利湿，降浊化痰，并"佐以升提"。若带下"如鸡子清"，面色不华，足胫水肿，腰腿酸软者，乃"脾肾虚极"，带脉失约，任脉不固所致，"宜五味子、八味丸"，温肾培脾，固涩止带，"间用开脾养心之剂，如归脾汤之类；阴虚有火，宜六味丸中加五味子、菟丝子、车前子、黄柏"，滋阴降火。若带下清冷，滑脱无禁者，则应温补肾元，固涩止带。"赤带久不止则血虚，宜胶艾四物汤加煅牡蛎粉、酸枣仁、麦门冬"，养血滋阴，固涩止带。又有"崩中日久为白带，漏下多时肾水枯。盖言崩久血气虚脱，而白滑之物下不止耳。此症虽有血气寒热之分，要归总属于虚"。以缪氏之见，心脾气虚、肝郁、湿热下注，或肾气不足，下元亏损，乃带下病之主因。其病机主要责之于脾，"脾虚""气虚"，则水谷精微"不能输为荣血"，"湿土之气下陷"，流注下焦，伤及任脉，而为带下。故治以补气健脾、升提、除湿为主，结合临床辨证，辅以养心、疏肝、和肝、固肾、滋阴降火、清热解毒诸法。缪氏又有治白带经验方两则，具有实用价值。其一，蛇床子 30 g，枯白矾 1.5 g，山茱萸、五味子、车前子、香附各 9 g，研末丸服；善后用四物汤加山茱萸、五味子、砂仁、白芍、杜仲、黄柏、车前子、鹿角胶，制丸调理。其二，黄柏、砂仁、杜仲、续断、补骨脂、川芎、香附、艾叶、山茱萸、白茯苓、白芍、五味子、车前子、牡蛎研末，和鹿角胶制丸。治老年白带，有补脾祛湿、温养肝肾之效。

三、妊娠诸疾，培脾和胃安胎元

缪氏认为"脾胃无恙，则后天元气日长"。因此治疗妊娠病主张培脾和胃、养血安胎为先。盖胃为水谷之海，脾为气血生化之源，以后天补益先天，则脾健肾强，血充本固，其胎自安。其鉴于不善学者，"徒知香燥温补为治脾之法，而不知甘寒滋润益阴有益于脾"，而动辄得咎之弊，指出脾阴亏者宜以甘凉、甘平、酸甘之品以养脾，而使治脾之法臻于完善。如妊娠恶阻，呕吐不能食，由于孕后血聚养胎，冲脉之气上逆，胃失和降使然，拟培脾和胃、降逆止呕法，药用人参、麦冬补脾阴；橘红、木瓜、藿香、枇杷叶、竹茹制肝和胃，降气止呕。如胎动欲坠，缪氏责之于血海热炽，扰动胎元，药用生地 60 g 养肝清热，砂仁 30 g 调中降气、和胃安胎。若阳明脉衰，胎无所养，有欲坠之势，用保胎资生丸，方中参、术、苓、甘、陈、山药、扁豆、芡实、莲肉、苡仁养脾，山楂、麦芽消食，藿香、蔻仁、黄连、泽泻、桔梗燥湿运脾，由是则脾胃健而胎有所养，自免胎坠之虞。若妊娠 5～6 个月，腹胀满，肢体面目水肿，神疲乏力，证属"子肿"，与现代医学"妊娠水肿"相似，乃脾虚不能运湿所致，治以乌蠡鱼汤健脾渗湿，方中乌蠡鱼乃行水消肿而不损真元之妙品，辅以白术、茯苓、橘红健脾理气渗湿，苏叶、桑白皮宣肺行水。若胸闷腹胀，痞塞不舒，呼吸短气，坐卧不宁，如物悬坠之状，证属"子悬"，乃素体肝血不足，脾胃虚弱，孕后胎体渐长，气机壅遏，导致胎气上逆所致，治用降气和胃安胎，药用紫苏、橘红、枇杷叶、竹茹、麦冬之类，气机顺畅则胎气自然安和。

四、产后诸病，辨清虚实调气血

鉴于产后容易亡血伤津、瘀血内阻的特点，缪氏注重调理气血，运用泻实补虚两法，恒使补虚不滞邪，攻邪勿忘正，恰到好处。尤其擅长运用益阴之剂，以培脾、养肝、滋肾、清心、润肺，疗效显著。自拟产后调理方，颇有参考价值。方用地、芍、归、芎养血调肝，延胡索、蒲黄、五灵脂、桃仁、红花、泽兰、益母草、山楂、荆芥、牛膝、黑豆化瘀调营，干姜、肉桂温通血脉，杜仲、续断调补肝肾。临证加减化裁，可应无穷之变。如少腹软而无块，按之不痛，去蒲黄、肉桂、五灵脂、桃仁、红花,加麦冬、五味子养血和营,制肝敛阴;虚汗或惊悸,去荆芥、川芎,加酸枣仁养心;汗不止者,加人参、黄芪益气敛汗;虚甚气喘,去地黄、当归、桃仁、红花,倍人参、黄芪、麦冬补气养阴;脾胃虚弱,不食泄泻,加人参、肉豆蔻、砂仁、橘红补气扶脾,和中化湿;血虚腰痛无力,加鹿角胶养血填精;血晕及下血不止,发热口渴,用童便凉血滋阴散瘀。此外,缪氏还善于灵活变通,效验彰彰。如治一妇人产后气喘,予人参、苏木、麦冬益气养阴,和血散风,一剂而愈,但五日后忽自汗无间昼夜,闻响声及饮热茶汤即汗出遍体,投参、芪、归、地,二剂无效。缪氏遍检方书,至《证治要诀》治汗门内,有凡服固表药不效者,法当补心之说。思忖汗出系"产后阴血暴亡",因"心主血","汗为心之液",汗血同源,阴血亏虚,心无所养,故汗出不止。亟以炒酸枣仁为君,生地、白芍、麦冬、五味子、枸杞子、牛膝、杜仲、归身、阿胶、牡蛎、龙眼肉大剂宁心安神,养血滋阴。服32剂,不应。缪氏反思之后,谓"吾前所以投参、芪不应而遽止之者,以参、芪为气分药,剂且大,其不应者,必与证不合也。兹得其情,复何惑乎!盖阴血者,难成易亏者也,不可责效旦夕",遂令续服前方,至42剂,汗止寐宁。缪氏称"阴无骤补之法,非多服药不效",实为经验之谈。又如治王妇产后腿疼,不能行走站立,日久饮食不进,精神疲惫。缪氏视为产后阴血亏虚,脾阴不足,经脉失养所致,盖"脾主四肢,阴不足则病下体",实非"苦燥之剂"所宜,拟补脾益阴、养血活络法,药用石斛、白芍、木瓜、生地、牛膝、枸杞子、茯苓、酸枣仁、甘草大队甘寒滋润之品养脾阴,足补东垣之未备,而开叶天士养胃阴之先河。再如治一妇人,产后寒热咳嗽不已,素体本元虚弱,肾阴不足,精血亏虚,前医误以为阳虚阴寒,施以姜、桂辛热之剂,犹如抱薪救火,病势加剧。缪氏施以鳖甲、青蒿、当归、白芍、麦冬、五味子、竹叶、生地补阴敛肺,清热润燥;山楂、橘红、远志、酸枣仁、茯神化痰降气,清心安神;牛膝、益母草引血下行;杜仲补益肝肾。药证相符,数剂即安。又如治一妇人,小产后阴血暴崩,眩晕恶心,牙龈浮肿,喉咙作痛,胸中烦热,日久叫号不绝。缪氏认为此乃"上盛下虚之候",良由"失血过多,阴气暴亏,阳无所附"所致,药用苏子、枇杷叶、橘红、郁金降气;麦冬、五味子、枸杞子、青蒿、生地滋阴清热敛肺;白芍、酸枣仁调养肝脾;牛膝引血(火)下行;童便凉血散瘀;续断平补肝肾。如是则"气降则火自降矣,火降则气归元……阳交于阴而诸病自已尔"。由此可见,缪氏治疗产后诸病不囿于"产后宜温"世俗之见,擅长运用补脾益阴之法,经验独到,足为后世楷模。

五、妇人杂病，审证求因重辨证

妇人杂病病机复杂，大要在于辨证确切，方能有的放矢，取得良效。缪氏审证求因，胆大心细，剖析毫芒，制方遣药精当，匠心独运，因此每起大证。如一妇人舟中为火所惊，身热羸弱，几成瘵。群医误投参、芪，势危甚。缪氏视为暴受惊恐，心虚胆怯，火热伤阴，热扰心神，脾运失健而然。遂予清肌安神之剂而安。脾主肌肉，清肌者，清脾胃之热也。方用鳖甲、青蒿、银柴胡补阴清热；生地、麦冬、五味子滋阴清心安神；薏苡仁养脾；桑白皮、枇杷叶合五味子降气敛肺，寓有胃热"实则泻其子"之意。诸药共奏养阴清热、宁心安神之功。以药测证，其人恐有心悸、善惊恐惧、多梦少寐、咳而汗出、咽干、不欲食等症，故用药如此。又如缪氏夫人忽患心痛，痛连下腹，如物上下撞，痛不可忍，手重按之，则痛稍定。缪氏认为证属血虚，胃失荣养所致，以芍药、甘草酸甘化阴，缓急止痛，橘红、砂仁降气和胃，药到病除。缪氏云："白芍药、甘草治血虚之圣药也……予惧俗师概以痰火、食积疗心腹之痛。"特为指出。再如一妇人喉间如一物上下作梗，前后板痛，缪氏视为肝郁乘脾，脾阴亏虚，阴虚挟痰，痰气郁结所致，治以平肝养阴、降气化痰法，药用降香、苏子、橘红、枇杷叶、石菖蒲、远志、白豆蔻、通草、姜汁降气消痰；木瓜、菊花、白芍平肝制肝；人参、麦冬、石斛、炙甘草、芦根汁益气养阴，生津润燥。一女患慢性泄泻，日久不痊，缪氏诊为"肾泄兼脾泄"，证由脾肾两脏阳虚寒盛所致，治以温补脾肾、固涩止泻而收功。方用补骨脂、肉豆蔻、吴茱萸、五味子温补肾阳，收敛止泻；芍药、甘草柔肝养阴，缓急止痛；人参益气补脾；砂仁温中行气。并指出："肾司二便，久泄不止，下多亡阴，当求责肾。破故子（补骨脂）、肉豆蔻、茴香、五味子之属，不可废也。白术、陈皮，虽云健胃除湿，救标则可，多服反能泻脾，以其燥能损津液故耳。"独从护阴着眼，真能接丹溪之法，而为叶氏大开方便之门也。

综观缪氏妇科之治，在认识深度上入木三分，在辨证施治时独辟蹊径，其丰富之临床经验，迄今仍不失为临床之有益借鉴，故拈出大端，以作他山之石。

缪希雍性病治疗发微

山东中医学院　　阎昭君

明代杰出临床家缪仲淳,崇尚实践,精研医药,所撰《先醒斋医学广笔记》中,有关性病论治经验,虽属零金碎玉,但确有很多可法之处。

一、重视胎传遗患,提倡从早防治

梅毒是由苍白螺旋体通过不洁性交等方式传播的一种性病,发病率占经典性病的第二位。感染后由于病原体可以广泛侵袭各处,因此临床表现复杂多样。据《本草纲目》记载"杨梅疮,古方不载,亦无病者,近时起于岭表,传及四方",说明该病可能是在16世纪初,从欧洲蔓延至中国的,中医文献称此为"杨梅疮""广疮时疮""杨梅斑""棉花疮""疳疮""下疳""蛀疳""妒精疮""耻疮"等。1525年,薛己曾记述梅疮后期症治,1607年王肯堂亦有论述,1632年陈司成著性病专书《霉疮秘录》,可见梅毒在明代已构成严重的社会危害。缪氏行医于这个年代,接触了大量的"霉疮""结毒"患者,通过仔细观察,他发现梅毒不仅可以通过房事交接殃及他人,而且严重威胁儿童的身心健康。《先醒斋医学广笔记》性病治案中描述"凡父母正患霉疮时育儿,鲜有免者",可谓"胎传梅毒"概念的先声。妇女怀孕期间感染梅毒或已患有潜伏期梅毒而怀孕时,对胎儿的影响很大,因为孕妇体内的梅毒螺旋体能够通过脐带血进入胎盘而感染胎儿,导致流产、早产、死产,少数成活的孩子也极可能患先天性梅毒,成为不幸的"梅毒儿"。缪氏同时代的名医陈实功归纳说:"遗毒乃未生前在胞胎禀受,因父母杨梅疮后余毒未尽,精血孕成。故既生之后,热汤洗浴,烘熏衣物,外热触动,内毒必发于肌肤之表。"《幼幼集成》接受"胎传梅毒"学说,并加以进一步阐发,"盖小儿患此者,实由父母胎毒传染而致也。然非寻常胎毒之可比。盖青楼艳质,柳巷妖姬,每多患此。而少年意兴,误堕术中,由泄精之后,毒气由精道乘虚直透命门,以灌冲脉",毒邪随冲脉运行,外散皮毛,内附筋骨,冲脉所到的组织器官,都会受到梅毒螺旋体的侵袭。婴幼儿蒙受性病灾祸的罪魁是他们性行为不轨的父母。缪氏对霉疮的发病、染易、转归精心研究后，认为与其救治病成以后，不如自重自爱以防患未然。恰如世界卫生组织呼吁的那样，"仅依赖于特效药是不可能控制性病的"。因为梅毒、艾滋病并非性解放带来的最后灾难，随着这股祸水的泛滥，性病的种类会越来越多，更加危险的新型性病必定会在混乱的性行为中孳生蔓延。只有改变不健康的生活方式，才能防止性病的发生，杜绝其传播的根本途径是人人遵守合理的性道德，爱护自己和他人。至于其父母患霉疮期间所生育的后代，每每也是新的梅毒传染病源，应救其于萌芽，从浅从早即时调治。综合缪氏治案主要体现以下措施。

1. 早期诊断婴儿先天梅毒　凡是孕期患结毒的人所生子女，都应及时观察婴儿有无梅毒征象。《先醒斋医学广笔记》中记载的胎传梅毒的典型症状为"其证浑身破烂，自顶至踵，两目外几无完肤，日夜号泣，或吐或泻，似疟似惊，变态百出"。如"父母不知，见有他证，别作治疗，十无一生"；若失于诊治，则"胎中之毒，彻骨入髓"。引申至现实临床角度，进行必要的婚前和产前检查，如取母血及婴儿血或脐带血做梅毒血清反应。特别是患有梅毒者生育的子女，应定时复查儿童血清反应 3～4 年。

2. 母子双治　应对梅毒儿隔离治疗，防止患儿皮肤及黏膜上的梅毒螺旋体传染他人，同时需给予患儿母亲进一步治疗，以切断传染环节。

3. 峻药缓图，内外合攻　霉疮病重毒深，难以旦夕根除，必须逐渐祛除邪毒，消减病势，缓解症状，在延长患者存活时间基础上，辨证用药，寻求彻底治愈的途径。具体用药以牛黄为主，配合犀角、羚羊角、朱砂、冰片、麝香清热解毒、驱逐秽恶；和入治杨梅疮毒要药土茯苓粉，分解湿毒、健脾强胃、兼利关节；生蜜调服，"生则性凉，故能清热""甘而和平，故能解毒""缓可去急，故能止心腹肌肉疡疮之痛""和可致中，故能调和百药"。梅毒儿的母亲也需以前方加散毒剂，持续口服，长期防治，所谓"王道无速功，多服自有益"。缪氏制备的外用药是大粉草、金银花研细末，外敷洗净的霉疮溃烂面，半个月后改用神效敷药（夜合花、象皮、降香、乳香、没药、血竭、孩儿茶、花蕊石、五倍子、白占、珍珠、冰片），1 个月为 1 个疗程。发作减轻后，再经一年时间的善后调护，临床症状即可消失。

二、立足败毒托里,方药另具典章

纵观缪氏性病治验处方用药,可以发现其施治始终围绕败毒托里的主线,根据病情标本缓急祛邪扶正,各随所宜而制方。统计仲淳性病医案使用23方,共涉及药物达108味。用药规律从表6中可窥一斑。

表6 性病医案所用药物

药物应用频次/次	内服方剂(13首)	外用方剂(10首)
8	土茯苓	
5	牛黄、白僵蚕、甘草	
4	冰片、黄芪	
3	生地黄、薏苡仁、蝉蜕、雪里红、独核肥皂仁、皂刺、皂荚子	珍珠、冰片、铅粉
2	牛膝、金银花、连翘、白鲜皮、白芷、木瓜、五加皮、胡麻仁、苍术、桔梗、人参、珍珠	地骨皮、甘草、五倍子、水银、白占、小蓟、

其中解毒攻效药36味,占33%;消疮散肿药55味,占50%;除湿药34味,占31%;活血通络药20味,占18%;益气健脾药12味,占11%;补阴滋养肝肾药9味,占8%。而内服13方,5首为解毒除湿与扶正托里配伍;外用10方,9首为解毒收湿与去腐生肌同用。

缪氏主张霉疮多由营分恶毒与湿淫杂合,病理机制主要为气逆血结,其诊疗验案大多分期施治。结毒初发,辨证常属于实,"实为邪气胜,邪不速逐则为害滋蔓,故治实无迟法,亦有巧法",急宜解毒祛湿、凉血散结药物,"大剂连进,内外夹攻,务使消散",即使"势大毒深,一时不能散尽,亦必十消七八",降低病邪对患者生存的危害。否则,病重药轻或"失于救治,使热毒内攻",伏骨入髓,侵害人身的重要脏器,则难于挽救。仲淳先生强调,此类疾患"自里达表者吉,自表陷里者凶""药宜解散通利",令邪有出路。因而临证关键,一要败毒,截断邪气深传;二要扶持正气,确保药病相使,既可驱邪外出,同时又能安其未受邪之地。不惟疳疮后期或结毒肿块经年不愈者,缪氏力主"宜间服十全大补汤十数剂"，气虚脾弱加蜜炙黄芪，血虚加生地；"年久力衰者"，加薏苡仁、甘草、绵黄芪、怀生地、人参；病程迁延，顽固难愈的，加胡黄连、胡麻仁、全蝎。霉疮初期，邪势鸱张阶段，其处方中也不乏保津护胃药物，注重"虚为百病之本"。需要指出的是，仲淳匡复正气多从厥阴、阳明入手而兼及他经，原因在于下疳属肝经生病，"肌肉乃脾胃所生，收敛皆气血所主，二者相济以成"。尤其霉疮溃破，难以收口者，余毒未尽，胃气又不能行其药力，此时先与调和气血方药，俟气血来复，正能胜邪，然后投以解毒祛湿、通经活络药物，或许有望拔去病根。总之，缪氏调治性病立足解毒、祛湿、托里法则，依据证候虚实演变进程，或败毒为主，顾护扶正；或健脾滋阴治本，兼以祛邪败毒；或败毒、扶正并举。正如林珮琴先生所言"杨梅疮，由明正德间起于岭表"，"壮实者主解毒，虚弱者宜兼补，各随次第，如法调治"。

三、外治慎用铅、汞，推崇小蓟、地骨皮

缪氏认为，外用药具有解毒消肿、收湿化腐、止痛生肌功效，是扫除疳疮余毒，促进霉疮愈合的重要手段。《先醒斋医学广笔记》中5个完整的性病医案，4例为内外合治，1例竟属单纯外敷药取效。23首验方，10首为外用方药。《神农本草经疏》记述"水银味辛气寒而有毒，善能杀虫，其性下走无停歇"，外用可以攻毒去腐，与矾石、丹砂、芒硝、雄黄、黑铅一起升炼后，名红粉霜，能止痛生肌，再加少许冰片，"研匀擦广疮有效"；《神农本草经疏》"轻粉条"亦言轻粉为"升炼水银而成，其味本辛，气冷"，疗效与水银近似，"治痈疽恶疮杨梅诸疮，拔毒长肉，神验"。因而仲淳先贤膏方、敷剂中两处使用轻粉、水银入药，但是作为一代临床大师，其对"以毒攻毒"滥用轻粉、水银的医风，却另有见解。缪氏引寇宗奭"水银入药，虽各有法，极须审谨""惟宜外敷，不宜内服"的论点，提出"其性有毒，走而不守"，使用过量或方法失当，会产生以毒引毒等副作用。严重的甚至"窜入经络""深伏骨髓关窍"，造成耗血伤津，"营卫不从，筋脉失养"，筋挛、骨痛、顽痹等坏证丛生，经年累月可影响胎儿发育，导致患者残疾，以致夭亡。所以"杨梅结毒发于气虚久病"者，应禁用汞类制剂；霉疮初得，体格壮实患者，也切忌为追求速效而一味乱投铅、汞。缪氏继承前人经验，勇于探索外治新方，他最欣赏两

首外敷剂，一是师传升药五灵散（胆矾、辰砂、雄黄、明矾、磁石），"喜其不用水银，制而用之"，但"功效迟缓"；二是下疳极秘神方（鲜小蓟、鲜地骨皮），受《卫生宝鉴》"疗下疳先以浆水洗之，后搽地骨皮末生肌止痛"经验的启示，结合其应用小蓟的体会，"小蓟味甘温微寒无毒""主养精保血"，又"去宿血生新血"，为解毒消疮，凉血止血镇痛良药，配伍地骨皮"味甘淡性沉而大寒"，煎浓汁浸洗，"治一切极痛下疳，屡用甚效"。因而以上方治是否可用于其他性病，甚至包括艾滋病，也是很有前景的研讨课题。

（《四川中医》，1991 年第 9 期）

拯危定倾显功力
——缪希雍急症验案偶谈

无锡市中医医院　　壮　健
常熟市中医院　　　江一平

缪希雍治病机圆法活，为人疏方辄奇中，著《先醒斋医学广笔记》一书（以下简称《笔记》），其间皆先生生平心得经验，良方奇法。今就《笔记》验案，将缪氏治疗急症的经验作一简介。

一、审证识病，契中病机

论治急症，识证须准。缪氏临证，"察脉审证……甚细甚虚甚小心"。在四诊中，对望神、切脉尤多心得。《灵枢·平人绝谷》曰"神者，水谷之精气也"，乃脏腑气血外露之征象。缪氏宗"得神者昌，失神者亡"之《经》旨，诊治急症，重视望神，以辨虚实、测凶吉、决死生。如高某次郎伤暑之后复又痢作，服生脉散合益元散。其儿羸尪甚，诸医曰"数日后死矣"，举家惶急。仲淳不诊而谛视儿，据其"目光炯炯，且饮食味甘"，断为"精神已旺，胃气转矣"，大呼

疾病诊治应用

"病去"！不仅如此，缪氏对脉诊亦独见功夫。如顾某患病，延一医者诊治，云"病已不起，只在旦晚就木"。缪氏诊脉，"按其左手三部平和，右手尺寸无恙，独关部杳然不见"，更询得病前曾大怒，断为"肝气犯脾之证"，服茵陈利水平肝顺气药数剂而瘳"。又如张某发大寒热，咳嗽，卧不贴席，他医皆以外感治之，缪氏诊其脉，"虚数中时复一结"，此系"阴虚内伤之证也，阴精亏竭，故脉见虚数；内有瘀血，故结脉时见"，断为"不治之证"，果数日而殁。

论治急症，须明辨标本缓急，若舍本逐末，则祸必旋踵，故《素问·标本病传论》曰："知标本者，万举万当；不知标本，是谓妄行。"缪氏深明《经》旨，《笔记》验案即是明证。如治虞某患洞泄八载，忽患伤寒，头痛如裂，满面发赤，舌生黑苔，烦躁口渴，时发谵语，两眼不合者七日，洞泄如注较前益剧，脉洪大而数。缪氏为疏竹叶石膏汤方，然病不减，一友疑其虚，谓需附桂，家属犹豫不决。缪氏复切脉据证，云前用石膏一两尚轻，当增至二两，此邪热作祟，客病也；泄泻八年，非暴病也，治当急祛其邪，后再徐图其宿疾。急进一剂，夜卧遂安，即省人事，再剂而前恶证顿去，不数剂霍然。但泻未止，再以脾肾双补丸，更加黄连、干葛、升麻，不一月，泻止。由此可见，缪氏临证，探幽索隐，细绎病机，真是学验俱富，足堪后学师法。

二、邪在三阳，法宜速逐

外感热病以其发病急、来势猛、传变快而成为中医急症的主要内容。"温热治法，始自河间"，缪氏宗河间之说，以经络脏腑与病因相关之机，参临证心得之悟，阐热病证治之理，尝谓："手阳明经属大肠，与肺为表里，同开窍于鼻；足阳明经属胃，与脾为表里，同开窍于口。"故外邪从口鼻而入，在"三阳证中……兼阳明证者独多"，且阳明为三阴之屏障，疾病转机之关键，临证稍一犹豫，则"胃烂发斑或传入于里……令阴水枯竭，于法不治"，认识到了外感热病热象偏重、容易伤阴之特征。并强调"邪在三阳，法宜速逐"，突出了截断传变、防患未然乃治热病之首务，体现了上工救其萌芽的旨意。三阳证中，又独重阳明。在治法上主张辛寒透热以祛邪，养阴生津以扶正。临证以善用白虎汤而著名，对石膏一味，认为其"辛能解肌"，并以白虎汤为"阳明之表剂"。观《笔记》"时气伤寒"一门，举案例共十四则，其用方竟一半出入于白虎汤，且每加麦冬以护津，足见其寓意之深。如治史某患瘟疫，头痛身热，口渴吐白沫，昼夜不休。诊为热邪弥留肠胃间，以淡豆豉二合、麦冬两许、知母数钱、石膏两许，一剂大汗而解。于此可见缪氏善用白虎汤之一斑。

三、处方用药，力专效捷

缪氏学有渊源，尝谓："熟读仲景书，即秘法也。"加之其"精求药道"三十余年，造诣颇深，著《神农本草经疏》以传后世。缪氏在治疗急症时，有胆有识，处方用药，善攻善补，恪守古方而"颇能变化"。现择要论之。

1. 量重药精效捷 缪氏治急症，善用重剂救急，药专效宏，必足量而后已，若杯水车薪则无济于事。治于某夫人妊娠九月，患伤寒阳明证，头疼壮热，渴甚，舌上黑苔有刺，势甚危。仲淳投竹叶石膏汤，"一日夜尽石膏十五两五钱（465 g），病瘳。越六日产一女，母子并无恙。"此案一身而两命，识证既准，遂超寻常之量，大剂速投而获效。又如治姚某伤寒，头痛身热，舌上苔，胸膈饱闷，三四日热不解，奄奄气似不属，"亟以大黄一两、瓜蒌二枚（连子切片）、黄连、枳实下之。主人惊疑，不得已减大黄之半，二剂便通，热立解遂愈。"此案不为假象所惑，重用大黄，斩关夺隘，势如破竹而收功。再如治毒痢及发疹时疹毒下痢，重用忍冬藤数两煎浓汁，不拘时服。此热毒炽盛，故不仅用量独重，且连续服药，务使毒解而热清。他如治朱某患膈病，上下如分两截，中痛殊甚不能支，只用苏子五钱，痛即止，亦见其用药精专。

2. 人参拯危定倾 人参一味，功能大补元气而生津，为治疗急症之要药，为历代医家所共知，缪氏用之别见功力。

（1）人参救急，正胜邪却：缪氏治外感热病，每从禀赋形体、饮食起居、性情年龄诸方面详辨正气之强弱，强调素体虚弱之人，若"妄投汗下之药"，必"虚人元气，变证丛生"，故对正气虚馁之人，每加人参以扶正祛邪。如治一人伤寒发哕，两日夜不省人事，口渴，因其人多作劳，故于白虎汤中加人参三钱，二剂立起。

（2）人参救急，着眼脾胃：盖脾胃为后天之本，气血生化之源，而诸药入口，亦须脾胃运化方能奏效，故脾胃运化正常与否，实乃治疗急症之关键。经曰"有胃气则生，无胃气则死"，洵非虚语。尤其是吐痢急症，最伤脾胃。一则吐泻易耗气,若纯用苦寒,则"胃气愈闭",故需以人参补益脾胃,奠安中州,惟求"胃气渐复",化源不绝;二则吐泻多伤阴,而阴难骤生,若单纯滋阴,则缓不济急,故用人参以补气生津,阳生阴长,而不取甘寒生津之品,颇具深意。如治黄某母亲,年八十余,患噤口痢,胸膈胀,绝粒数日,用升麻、人参、黄连、莲肉,参至一两(30 g),诸子骇然,仲淳曰:"迟则不救!"一剂啜粥,再剂腹中响,而泄痢即止。又如葛某内人患饮证,每发呕吐不已,动以盆桶计,日夜不止,诸医以健脾利气、理郁清痰药投之愈剧,困顿待毙,仲淳于前方加人参三钱,一剂吐止,再剂霍然。

总之,缪氏治急症验案,屡见于《笔记》中,以上仅举其大要。他如缪氏治痢、治暑之善用黄连、石膏,治血证之降气止血经验,同道们皆已引述,兹不复述。

(《上海中医药杂志》,1987 年第 5 期)

论《缪仲淳医案》之可法处

浙江中医学院学报　　贺志炎　江一平　胡明灿

近读明代医家缪仲淳《先醒斋医学广笔记》一书(以下简称《笔记》),深觉编集者独能对用药不当与误治坏症如实介绍,启示后学,颇有可法之处。爰摘录一二,并略附管见,以供探讨。

一、揭己之短,扬人之长

缪氏治痢治泄,在《笔记》中介绍治验颇多,溯其大法,必详析病因,外因湿热者,以清理逐邪为主,常用黄连滞下如金丸或十味香薷饮加减;内因饮食劳倦者,则又以调理脾胃着手,用健脾资生丸、六和汤之类。盖前者重在苦泄湿热,后者主张调理脾胃。在总的方面,又认为皆缘于人身升降枢机失调,因而胃肠失其转输,故多反映为大便失调,其用药在清泄或温理之中,每加入升举之品,调整气机,俾得清升浊降,奏效更捷。故其处方,不论痢泄初中末三期,常加升麻一味,掺入其中。如服滞下如金丸时,说明胃弱者,当用莲子、人参、橘红、升麻煎汤送下。在护心夺命丹、加味滞下丸之组方内,都应用升麻这味药物,他如治噤口痢等方剂亦多配伍。在治疗泄泻,提出洞泄初期"宜先以风药发散升举之",次再用健脾之品;对长夏湿热行令,民病多泄者,也主张当"专以风药",如羌、防、升、柴、白芷之属,此又因风药且能胜湿的关系。

如案载:"黄聚川年兄太夫人,年八十余,偶患痢,胸膈满,绝粒数日,予以升麻、人参、黄连、莲肉方授之……一剂啜粥,再剂腹中响,一泄痢即止。"即是例证。

又记:"陈赤石督学因校务过劳感暑,遂滞下纯血,医皆难之……仲淳诊得其所由,遂用人参、升麻、炙甘草、乌梅、红曲、黄连、白芍、莲肉,煎调滑石末五钱,二剂而愈。"

但对施用不当病例,同样作出介绍,绝不掩盖,如泄泻门记治庄敛之病案就是。案曰:"余治敛之泻止后,恐其元气下陷,急宜升举,用升麻以提之,初不知其为中毒也(笔者注:庄病泄泻,系平素好色,进服巴豆剂春药造成,初未谈出,后缪氏从几次复诊中,由其家人吐露始知,其经过详见《笔记》庄案)。乃因用升麻太早,致浊气混于上焦,胸中时觉似辣非辣,似嘈非嘈,迷闷之状,不可名状。有时滴酒入腹,或啖一切果物稍辛温者,更冤苦不胜。庄一生知其故,曰:此病在上焦,汤液入口即下注,恐未易奏功,宜以噙化丸治之。用贝母、苦参、真龙脑、薄荷、沉香、人参为极细末,蜜丸如弹子大,午食后临卧时各噙化一丸。甫四丸,胸中恍如有物推下,三年所苦,一朝若失。"

读其记叙经过,笔者认为庄案泄泻后出现的这些症状,胸腹部嘈辣,不利饮食,系巴豆毒引起,未必因用升麻药物所得来,但缪氏对治疗不效病例,能仔细探求用药法则,归纳出此症用升举药是为不当,并虚心采取同道先进经验,以能者为师,俾后学借鉴。

故其后来在治于中父久病肺热肝火一症,经治不瘥时,亦取法采用噙化丸收功获愈。编著《笔记》时,都在书中记叙明白,既传授了辨证用药经验,又交代了求取学问的方法，这种勇于自责、善于思考、严于负责的医疗态度，是可敬的。他如记治肝郁土中一案，用升举药出现反应，立即改弦易辙而治愈。案曰："包海亭夫人患腹痛连少腹上支心，日夜靡间，百药不效，仲淳诊其脉，两寸关俱伏，独两尺实大，按之愈甚，询知其起自暴怒，风木郁于地中，投以芎劳、柴胡、升麻，下咽，嗳气数十声，痛立已，已而作喘。仲淳曰：是升之太骤也。以四磨汤与之，遂平。"

此案本属肝气横逆，乘脾侮金，故嗳已又喘，首投疏肝升举之品，以疏肝郁，而方中缺乏平肝镇肝之药，故其余气仍回侮肺金，致喘而气逆，此时不宜再用升举，当以降气调气为治。缪氏能对此症及时发现问题，用笔点明，示人以变化进退之机，确有防微杜渐之妙用。

二、不隐晦失误，俾后学警惕

《笔记》对因用药失当而误治死亡坏症，也记叙详明，毫不隐晦。如妇人门记有："太学朱方仲内人，禀赋极弱，兼之作劳善怒，内热怔忡，胆虚气怯，已三四年矣。壬申夏（笔者按：缪氏此时年龄在 30 岁左右，据缪氏生卒考系 1546？—1627），忽发厥冒，痰气上升，则两目上窜，手足发搐，不省人事，初时一日一发，三四日后，则连发不止，日夜几百次，牛黄、竹沥，遍尝不效。予计已穷，意欲用参附峻补，因其时常口渴，大便不通，不敢轻投。适一友至，极其赞决，谓非附不可，强用附子二钱，人参六钱，作一剂投下，午后进药，黄昏发大热，烦躁渴甚，不两日毙矣。此固非附子而然，第证候决不宜用，徼幸之愈，勿漫试也。"

本例根据证情，属痰热化风，病在心肝少阴、厥阴二经，故厥冒发搐，不省人事，时时发作，迭进清热化痰不效，必须找出病根，对症用药。在笔者看来，本证如属痰热蒙蔽者，宜用温胆合雪羹之属；肝阳亢盛上逆者，再加羚羊、钩藤、珠母、石决；痰火实邪作祟者，更宜加礞石滚痰丸进之，绝不能心慌手乱。而治者记叙在此计穷无策踌躇徘徊之际，以侥幸漫试取胜心理，误用温补，致使实火之症，更为火上加油，病成不救，深为遗憾，故虽在晚年编著《笔记》时，仍牢记此事，不愿放过年轻时这个误治差错事故，附录于册（原书注明本条后附），俾吸取教训，为后来者戒。

三、以脉证试方,不以方尝病

《笔记》丁元荐序,谓缪氏尝曰:"我以脉与证试方,不以方尝病也。"读其治案,确乎如此。如疟门记其治庄敛之妾病疟,寒少热甚,汗少头痛,不嗜食,脉洪数而实,用竹叶石膏汤去参加干葛、牛膝、茯苓、芍药、扁豆,三剂不应,寒热再来,昏迷沉困,不省人事,势甚危急。病家疑系虚弱,恐前方寒凉非宜,急告仲淳,缪应病家之意,改去石膏加人参二钱,后追悔不妥,即令追告改方勿服,声明必亲往诊视脉证后再决定。次早赶往诊视,切脉仍洪数如初,前方加重石膏至二两,增何首乌五钱,令其日进二剂,疟遂止。

本案原是论证瘅热热多时津未伤者,不必加参,宜重用石膏,并加大其服药量,而立收功效,但同时又说明了一个对患者负责与否的医疗服务态度问题,很为重要。也就是说,复诊改方,千万勿轻易处理,必亲临诊疗,始得告竣。本案的用药一增一减,出入悬殊,告诫为医者,可不慎哉?

(《浙江中医学院学报》,1985 年第 9 卷第 1 期)

缪希雍用石膏医案选议

柴中元

缪希雍治外感热病,独重阳明,擅用石膏,对后世影响较大。现选录他以石膏为主药的治案数则,略加析议,盖观其运用之妙。

一、热渴无汗用石膏解表案

史鹤亭太史,丁亥春患瘟疫,头痛身热,口渴吐白沫,昼夜不休。医师误谓太史初罢官归,妄投解郁行气药,不效;又投以四物汤,益甚。诸医谢去,谓公必死。遣使迎仲淳至，病二十余日矣，家人具以前方告。仲淳曰，误也，瘟疫者非时不正伤寒之谓，发于春故谓瘟疫，不解表，又不下，使热邪弥留肠胃间，幸元气未尽故不死。亟索淡豆豉约二合许，炒香，麦门冬两许。知母数钱，石膏两许，一剂，大汗而解。时大便尚未通，太史问故。仲淳曰：昨汗如雨，邪尽矣，第久病液未回，故大便不通，此胃肠燥非有邪也。令日食甘蔗二三株，兼多饮麦门冬汤，不三日，去燥粪六十余块而愈。

【按】石膏能"解肌发汗"，一般认为是阳明经药，但《神农本草经疏》说："此药能散阳明邪热，降手太阴之痰热，故悉主之。"《先醒斋医学广笔记》说："伤寒瘟疫，三阳证中，往往多带阳阴者，以手阳明经属大肠，与肺为表里，同开窍于鼻；足阳明经属胃，与脾为表里，同开窍于口，凡邪气之入，必从口鼻，故兼阳明证者独多。"此案邪从口鼻而入，其表未解，里热已炽，热久不退，津液受伤，不汗不便，邪无从出，虽云热邪弥留肠胃，而病实仍涉手太阴，治热病"解表用白虎汤、竹叶石膏汤"，为缪氏习用之法。此案用石膏解表，配豆豉发汗，并用麦冬资汗源，治解肌发汗、清热生津诸法于一方，而组方具有药简量重力宏之特点，因药证恰合，故投剂即得"解肌热散汗出，则诸证自退"之捷效。缪氏早于吴有性、张景岳提出"邪气入，必从口鼻"说，是一大创见。其用石膏配豆豉、竹叶、麦冬取汗之法，亦于后人启迪不小。如吴有性的"无汗，宜白虎汤，邪可从汗而解"说，叶天士的"温邪上受"说，吴鞠通用白虎汤治手太阴温病及创增水行舟法，柯琴的"阳明为成温之薮"说以及张锡纯制清解、寒解诸方等，实均是缪氏上述理法之发展。

二、气逆吐甚用石膏镇坠案

章衡阳铨部患热病，病在阳明，头痛壮热，渴甚且呕，鼻干燥，不得眠，诊其脉洪大而实。仲淳故问医师。医师曰：阳明证也。曰：然。问所投药，曰：葛根汤。仲淳曰：非也。曰：葛根汤非阳明经药乎？曰：阳明之药，表剂有二，一为葛根汤，一为白虎汤。不呕吐而解表，用葛根汤；今吐甚，是阳明之气逆升也，葛根升散，故用之不宜。白虎汤（硬石膏、知母、甘草）加麦门冬、竹叶，名竹叶石膏汤。石膏辛能解肌，镇坠能下胃逐痰热，肌解热散则不呕，而烦躁壮热皆解矣。遂用大剂竹叶石膏汤疏方与之，且戒其仲君曰：疬荆非六十万人不可，李信二十万则奔还矣。临别去，嘱曰：斯时投药，五鼓瘥，天明投药，朝食瘥，已而果然。或谓呕甚，不用半夏，何也？仲淳曰：半夏有三禁，渴家、汗家、血家是也。病人渴甚而呕，是阳明热邪炽盛，劫其津液，故渴，邪火上升，故呕，半夏辛苦温而燥有毒，定非所宜。又疑其用甘草，何也？曰：呕家忌甘，仲景法也。

【按】胃为阳土，性喜润降，若因热生火，津伤失润，火热之气逆升，亦可呕吐，此时用石膏镇坠，于呕吐有著效。日前稚儿因外感高热、呕吐，仅一日唇即干裂，形倦微咳，无汗，用石膏45 g(第二剂用60 g)，天花粉6 g，薄荷3 g，甘草3 g，一剂知，二剂已，亦不略用止咳之药而热退呕止，故缪氏之论，深得余心之同然。吴鞠通从竹叶石膏汤减去知母一味，名减味竹叶石膏汤，收入《温病条·中焦篇》，称为辛凉透表重剂。可知此方于透邪散热与镇坠胃家痰热以止呕，实二擅其长。

三、身凉发哕用石膏清胃

高存之邻人卖腐者，伤寒发哕，两日夜不省人事，其子乞方。仲淳问曰：汝父当时曾头疼身热乎？曰：然。曰：曾服汗药乎？曰：未者。仲淳因索《伤寒》书检之，其方类干姜、柿蒂、丁香及附子等温热之药，末条仅载白虎汤一方。仲淳思之曰：伤寒头痛身热口渴，本属阳明热邪传里，故身凉发哕，未经汗吐下，邪何从而出？第其人年老多作劳，故于白虎汤中加参三钱，二剂立起。

【按】哕有寒热之异，热有微甚之分。仲景之橘皮、竹茹原为胃虚热微者设，此案外虽身凉而内实热炽，若仅用竹茹清胃，则杯水车薪，力有不逮。缪氏学宗仲景，尝有"熟读仲景书，即(治伤寒)秘法也"之说，但他师古不泥，主张"师其意，变而通之"，故活用经方，扩大白虎加参汤的治疗范围，以之疗哕，获得显效。这是仲景治哕法的发展，故研读《金匮要略·呕吐哕下利病脉证治》篇者，宜当与此等医案互参，可使人有不少的启发。

四、妊娠热病用石膏护胎

于润父夫人娠九月，患伤寒阳明证，头疼壮热渴甚，舌上黑苔有刺，势甚危，仲淳投竹叶石膏汤，索白药子不得，即以井底泥涂脐上，一日夜尽石膏十五两五钱，病瘳，越六日，产一女，母子并无恙。

【按】此案热炽势危，石膏清热作用强而其性纯良，故缪氏放胆投之，一日夜竟重用近一斤，收到了撤热护胎之效，可谓胆识俱全。叶天士论妊娠温病，有"如热极用井底泥兰布浸冷，复盖腹上等，皆是保护之意"之说，观此案，即知"等"字原不可草草看过。如热极而单重外治护胎，必有主次颠倒之失；如内治撤热而用性不良纯之品，恐亦不免损胎之弊。张锡纯治温病极赞石膏之妙，谓宜于妇人产、妊时，除了仲景尝以之治妇人乳中虚、烦乱，与此等治案，亦不无启迪。

五、头疼如劈用石膏涤暑

任丘裴在洞弃家逃禅，持戒茹素，遍游五岳，足迹几满天下，偶客金坛，寓西神寺僧舍，酷暑中坐卧小楼，日持准提咒三千，念佛号三万，忽患头痛如斧劈，身热发躁，口干，日饮冷水斗余，渴犹未解，自分必死。庄敛之怜其旅病，时过视疾。一日，急走苍头召敛之永诀，以所携书画玩器尽授敛之，泣而言曰：兄其为我收藏，吾死后切用世俗礼葬我，惟以两缸盛吾尸其中，以三尺地埋之耳。敛之涕泪填胸，束手无策。余此时游梁豀阳羡间，敛之命余仆克勤相追归。视其脉知系受暑，为疏竹叶石膏汤方，敛之如方制药，躬为煎服，不二剂，发热口渴俱止，几十剂，病始退，旋加健脾药十余帖而安。

【按】石膏为治头痛之要药，亦为涤暑清热之良药，《珍珠囊》说："止阳明头痛，止消渴，中暑。"《药性论》说："治伤寒头痛如裂，壮热。"又说："和葱煎茶去头痛。"故《奇效良方》以之与鼠黏子等分为末以治偏正头痛、连睛疼。此案以头痛、口渴为主证，因系受暑而致，证属阳明壮热，用石膏涤暑清热止头痛，甚为的当。因暑当与汗俱出，勿止，故配合竹叶、麦冬，既能透邪，又可止渴，亦证药的对，故如此重病，竟投剂而渐瘳。

六、洞泄如注用石膏撤热

四明虞吉卿因三十外出疹，不忌猪肉，兼之好饮，作泄八载。忽患伤寒，头痛如裂,满面发赤、舌生黑胎,烦躁口渴,时发谵语,两眼不合者七日,洞泄如注,较前益无度。其尊人虞仰韶八十二矣,客寓庄敛之处,方得长郎凶问,怀抱甚恶,膝下只此一子,坐待其毙,肠为寸裂。敛之问余曰:此兄不禄,仰韶必继之,即不死,八十二老人,挟重赀而听其扶榇东归,余心安乎?万一有此,惟有亲送至鄞耳。余闻其语,为之恻然,急往诊。其脉洪大而数,为疏竹叶石膏汤方,因其有腹泻之病,石膏只用一两,病初不减。此兄素不谨良,一友疑其虚也,云宜肉桂、附子,敛之以其言来告。余曰:诚有是理,但余前者按脉,似非此证,岂不数日脉顿变耶?复往视其脉,仍洪大而速。余曰:此时一投桂、附,即发狂登屋,必不救矣。一照前方,但加石膏至二两。敛之曰:得毋与泄泻有妨乎?余曰:热邪作祟,此客病也,不治立殆。渠泄泻已八年,非暴病也,治病须先太甚,急治其邪,徐并其夙恙除之。急进一剂,夜卧遂安,即省人事,再剂而前恶证顿去,不数剂霍然。

【按】《药征》说:"《名医别录》言石膏性大寒,自后医者怖之,遂至于置而不用焉。"《济阴纲目》说:"中虚不可用石膏。"世医多守其说。但石膏《神农本草经》谓微寒,实则并不伤胃。若脾胃虚寒之腹泻,石膏固在禁例,此案乃热邪作祟,故虽洞泄如注而投石膏无害。缪氏治涵玉子暑病腹泻一案,予白虎汤,玉涵亦因腹泻而改服他药,反不效,后仍赖白虎汤收功,足见石膏于热病之有腹泻者,当用则用,不必畏疑,若识药不精,恐其寒凉伤胃而不服,反致病机顿失。

七、结　语

以上诸案,说明只要气分热炽,纵然主证不同,悉可用石膏取效。缪氏于外感热病虽无专著,但诸此类案,用经方化裁简洁,投石膏屡用大剂,以及创"邪从口鼻而入"说等,具特色,有创见,起到启先路、资来者之作用,今于临床仍可师法,故值得加以品玩和重视。

(《天津中医药大学学报》,1989年第1期)

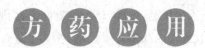

从五脏苦欲补泻理论浅议
缪希雍滋补脾阴用药特点

南京中医药大学　　冯玉娥
常熟市中医院　　熊秀萍

五脏苦欲补泻理论出自《素问·脏气法时论》，后经张元素、王好古、张景岳、李中梓、吴崐、丹波元简等众多医家逐步完善，逐渐成为临床遣方用药的基本原则。缪希雍是明代常熟籍名医，首倡脾阴学说，他受苦欲补泻理论的影响，临证常顺应脏腑苦欲施治，依五脏各自特性、五行属性及相生相克之理组方，形成独特的用药风格，并在临床上取得了较好的疗效。

一、五脏苦欲补泻理论

五脏苦欲补泻理论是根据五脏不同的生理特性及病理变化特点采取的"补泻"原则，不同于"虚实补泻"原则。五脏各有其性，有所欲有所苦；药又有五味，辛散、酸收、甘缓、苦坚（燥）和咸软，因此可用其性味以纠正脏气之偏，遂本脏所欲，顺其性而补；逆本脏所喜，反其性而泻，此即五脏苦欲补泻理论。正如李中梓在《医宗必读》中所言："违其性则苦，遂其性则欲，本脏所恶，即名为泻，本脏所喜，即名为补。"如肝喜疏泄条达，辛味药能散能行，顺肝之性即为"补"；味酸之品收敛，与肝性疏达相违，即为"泻"。

看似五脏苦欲补泻理论"不属五行，未落阴阳"，与脏腑气血阴阳、虚实补泻学说大相径庭，实则与虚实补泻理论并不矛盾，而是相互辅弼为用的。由于脏腑在病理状态下，其气血阴阳的偏盛偏衰更易表现出脏腑所"苦"的征象。因此，解除脏腑所"苦"的证候，亦即纠正了气血阴阳的偏差，且以脏腑"苦欲"的表现为提示，还可避免虚实补泻的过补、过泻，以及虚虚实实的偏弊。同时五脏苦欲补泻理论还可纠正临床医患喜补恶泻的用药心理，以此认识"夫五脏之苦欲补泻，用药第一义"则不无道理。

二、临床尤重脾阴

明代以前，医家多拘于脾为阴土，喜燥恶湿，习用香燥温补之品，略脾胃之阴，这不正如种树只顾疏枝松土而不予灌溉？有感于此，缪希雍大胆提出"世人徒知香燥温补为治脾之法，而不知甘寒滋润益阴之有益于脾也"，开创脾阴理论的先河。他认为，临床如见不思食、形体倍削、腿痛、困惫之极、不能行立、烦憺身热、不眠等症，往往是脾阴不足之候。若脾阴、脾阳二者协调，则脾胃功能正常，水谷得化而营养周身。若脾阴不足，水谷不化，故不思食，日久则形体倍削；脾阴源于水谷之精微，可化生营血津液，脾阴亏虚，营血不生，精微不布，脏腑器官、四肢百骸失却濡养，往往见腿痛，甚者困惫之极、不能行立；阴虚则内热，内热扰乱神明，常出现烦憺、身热、不眠。

缪希雍在《神农本草经疏·五脏苦欲补泻并续解五条》中对脾脏苦欲进行论述，曰："苦湿，急食苦以燥之，白术。欲缓，急食甘以缓之，甘草。以甘补之，人参……脾胃仓廪之官……稼穑之化，故甘先入脾，性欲健运，气旺则行，补之以甘，人参是矣……虚则宜补，炙甘草之甘以益血，大枣之甘温以益气，乃所以补其不足也。"不难发现，缪希雍滋补脾阴是以五脏苦欲补泻理论为指导原则，临床用药以石斛、木瓜、牛膝、白芍、茯苓、白扁豆、莲肉、麦冬、枸杞子、生地甘类药物为主。更足以说明，"夫五脏之苦欲补泻，乃用药第一义也……不明乎此，不足以言医。"

三、滋补脾阴用药特点

《素问·脏气法时论》曰："脾欲缓，急食甘以缓之，用苦泻之，甘补之。"《素问·至真大要论》曰："夫五味入胃，各有所归所喜……甘先入脾。"脾在五行属土，土性敦厚，具有生化万物的特性，同样脾为气血生化之源，而养于四旁，宜备中和之性，才能润泽于周身，即"脾欲缓"。甘味具有缓和、柔缓的功效，顺应脾性之缓。缪希雍深谙于此，立方用药善用甘味以遂脾欲，或甘淡濡润以滋化源，或酸甘化脾阴，或甘寒滋脾。

1. 甘淡濡润　《素问·刺法论》曰："欲令脾实，气无滞饱，无久坐，食无太酸，无食一切生物，宜甘宜淡。"指出甘淡之法最宜于滋养脾阴。以脾阴不足，甘能补之；脾恶湿浊，淡能渗之；甘淡相合，扶正驱邪，寓补于泻，既无助湿碍脾之忧，又无助火劫津之弊。用药多选怀山药、茯苓、白扁豆、薏苡仁、芡实、莲子肉等。如痧疹之症，乃肺胃热邪所致，痧后由于热毒内陷，常出现泄泻，热毒与泄泻甚伤脾阴。对痧后元气不复，脾胃虚弱者，缪希雍主张以"白芍、炙甘草为君，莲子肉、白扁豆、山药、麦冬、龙眼肉为臣"，濡润脾阴，健运脾气，慎用人参、白术等温燥之类更伤脾阴。又如顾鸣六儿一案，患儿素体脾虚，饮食俱废，形体倍削，缪希雍从甘淡润脾养阴入手，"以人参为君，茯苓、山药、白芍药、莲子肉、扁豆为佐"，百日即见初效，饮食顿加，半年肌体丰满。于此足见甘淡润脾法用药虽平淡，但因其具有不燥不腻之性，无碍脾耗液之虑，可常服久服，因而调治脾阴虚之证，此法可收奇功。

2. 酸甘化阴　成无己在《注解伤寒论》中首次提出"酸甘化阴"，甘能补益中气，酸能生血，酸甘同用可化生营血，滋养脾阴。同时"肝苦急，急食甘以缓之"，"肝欲散，急食辛以散之，用辛补之，酸泻之"。酸甘之品还可缓肝急，泻肝实，使"肝无不平之气，肝和则不能贼脾土"。缪希雍所用甘酸之品以白芍、酸枣仁、木瓜等为主，他在《神农本草经疏》中曰："芍药禀天地之阴，而兼得甲木之气"，"味酸寒得木化"，可凉血补血，益水填精，既能滋养阴血，又可扶持脾土，"酒炒为君，佐为炙甘草，为健脾最胜之剂"。对于酸枣仁，缪希雍曰："酸枣仁得木之气而兼土化，故其实酸平，仁则兼甘。"《本草求真》也记载："酸枣仁本肝胆二经要药，因其气香味甘，故又能舒太阴之脾。"值得一提的是，缪希雍曾与王肯堂言及"补血需用酸枣仁"，使后者倍受启发。酸枣仁能补益肝胆，兼以芳香入脾，肝阴得养，肝气得补，就不会因病乘脾，脾阴自然得以复原。对于木瓜，缪希雍指出其"实得春生之气，禀曲直之化，故其味酸，气温无毒"，因其性温，入足太阴脾经与足阳明胃经，能够和脾胃，健脾除湿；因其味酸，兼入足厥阴肝经，与甘相合可发挥补肝制肝的特性。可见酸甘用治脾阴不足，确为恰当。

3. 甘寒滋脾　缪希雍在悉心探究本草的基础之上，深知甘寒之品禀春阳盎然之气，感清和稼穑之味，应万物生发之性，为养阴之佳品。有学者对缪希雍治疗内伤杂病药物四气、五味使用频数构成比进行统计，显示寒、甘之品分别为 40.12%、34.15%，分别位列第一、第二。临床选药以生地、枸杞子、车前子、石斛、白芍等为主。缪希雍每主用甘寒药物，立意甘寒生津，滋养脾阴；阴虚则热，寒味之品便是降火之药，甘寒合用，虚热可清。如一妇女产后腿疼案，患者不能行立，饮食不进，困惫之极。缪希雍认为："脾阴不足之候。脾主四肢，阴不足故病下体。"投以甘寒之剂如白芍、生地、枸杞子、茯苓、石斛、木瓜、牛膝等而立效。又有阴虚致热一案，孙氏患者，病腹中若有癥瘕，不食不眠，烦懑身热，缪希雍曰："病久饱胀烦闷者，气不归元也；不食者，脾元虚也；不眠而烦者，内热津液少也。"药用芍药、茯苓、麦冬、木通、石斛等，四剂而瘳。后复病，缪希雍认为，"此阴虚也"，更以麦冬、白芍、枸杞子、五味子、生地、车前子，热遂退，疾病转愈。上举两案，其证均为脾阴不足，一者肢体失于濡养，一者阴虚内热，缪希雍取法于甘寒滋脾、清热，治本求源。脾阴足则后天阴血自得其滋注，火旺之证自愈。缪希雍是一位承前启后的理脾阴大家，他不仅提出脾阴观念，还在临床实践中总结出了具体的用药原则及特点，即以五脏苦欲补泻理论为指导原则，以甘味之品为主，酸、寒、淡巧妙搭配，颇具特色，临床实可资借鉴。

（《中医杂志》，2016 年第 57 卷第 8 期）

缪希雍临证用药组方规律浅析

河北新乐市中医院　　赵瑞站　叶素川

　　笔者在深入剖析《先醒斋医学广笔记》基础之上，对缪希雍临证治疗内伤杂病验方进行系统的整理和研究，以期探明其组方用药规律，从而对提高中医临床治疗水平有所帮助。

一、求真务实，养阴为先

　　按五版《中药学》教材（凌一揆主编）中所载药物分类方法和类型统计，由解表药始到外用药终，共 22 类（因研究需要，把补虚药分为补气、补血、补阴、补阳 4 类）。统计《先醒斋医学广笔记》中有关缪氏治疗内伤杂病验方（包括中风、疟疾、泄泻、饮、虚劳、吐血、脾胃、消渴等），共计用 102 方，涉及药物 128 味。计算其不同功效药物使用频数构成比（表 7）。

表 7　缪氏治疗内伤杂病用药不同功效使用频数（构成比 $n\%$）

名　称	频　率	名　称	频　率
补阴药	15.41	安神药	2.78
补气药	11.56	消食药	1.63
清热药	10.69	渗湿药	1.54
化痰药	9.25	芳化药	0.87
利湿药	8.48	平肝药	0.77
补血药	7.80	温里药	0.58
收涩药	7.61	止血药	0.48
理气药	6.35	泻下药	0.38
化血药	4.62	开窍药	0.29
解表药	4.72	驱虫药	0.19
补阳药	3.76	外用药	0.19

从表 7 可以看出，缪氏治疗内伤杂病，补阴药使用频数最高，占总用药数的 15.41%。这是由于明末大兴温补之风，加之江南多湿热，阴亏之人甚多，故其以求真务实的精神，从临床实际出发，将养阴护液贯穿于临床多种病证的治疗中，时时顾及阴液，把护阴放在首位。可见，缪氏重视养阴之法，实因时气、方土所致，这告诫我们临证组方用药，需考虑当地之气候、地域特点、人们的生活习俗。同时，缪氏养阴诸法，柔润灵变，机杼自具，别有特色。正如喻昌所云："近时东吴缪仲淳，专以濡润之品称奇而言者众。"如外感立足于甘寒清热，时时顾及阴液，慎用汗发；内伤以甘寒、甘酸育养脾阴，力戒苦寒治血；甘润清灵，平息内风；辛凉发散疗痧症等。

二、甘寒清润，颇具特色

药性按第五版《中药学》教材分为寒、热、温、凉、平五类，药味则分为辛、甘、酸、涩、苦、咸、淡七类。分别统计《先醒斋医学广笔记》中有关缪氏治疗内伤杂病验方药之性味在用药中所占的构成比(表8、表9)。

表8　缪氏治疗内伤杂病药物四气使用频数构成比(%)

四　气	频　率	四　气	频　率
寒	40.12	凉	0.03
温	32.18	热	0.02
平	27.20		

表9　缪氏治疗内伤杂病药物五味使用频数构成比(%)

五　味	频　率	五　味	频　率
甘	34.15	淡	4.16
苦	28.20	涩	3.14
辛	18.12	咸	2.00
酸	10.13		

东垣阐论脾胃,制方略嫌辛燥;丹溪疗阴虚火旺,遣药未免苦寒;景岳好谈肾命阴阳,主用甘温滋水。缪氏贯通李、朱之学,针对当时温补之风盛行,善投甘寒之品以治诸疾,颇具特色。表8、表9中寒性药、甘味药占气味构成比最大,分别为40.12%、34.15%。这充分体现了缪氏在论治杂病组方用药上多用甘寒之品。他在悉心探究本草的基础之上,深知甘寒之品禀春阳盎然之气,感清和稼穑之味,应万物生发之性,为养阴之佳品。甘寒之品既益阴,又助脾,兼清热,更利于机体各脏腑滋润条达,相互协调,从而达到阴阳平衡,纠正病理状态。这也说明从临床实际出发,组方用药常投甘寒之品,每可获效。

三、重视脾胃,见解独特

不同经属药物的使用频数:以"经次"(一经出现一次)为单位统计,凡一药归数经者，分别统计各经经次。统计《先醒斋医学广笔记》中治疗内伤杂病验方之用药不同经属，计算其构成比（表10）。

表10　缪氏治疗内伤杂病药物归经使用频数构成比（%）

归　经	频　率	归　经	频　率
脾胃	30.19	肝胆	16.00
肺大肠	22.00	心小肠	15.00
肾膀胱	16.00	三焦心包	0.00

由表10可以看出，脾胃经用药最多为30.19%，这大体反映出缪氏在临床中十分重视脾胃，时时顾护脾胃之气。正如其在《神农本草经疏》中曰："夫胃气者，即后天元气也，以谷气为本。是故《经》曰：脉有胃气曰生，无胃气曰死。又曰：安谷则昌，绝谷则亡。可见先天之气，纵犹未尽，而他脏亦不至速伤；独胃气偶有伤败，以至于绝，则速死矣。谷气者，譬国家之饷道，饷道一绝，则万众立散；胃气一败，则百药难施。"脾胃乃后天之本，气血生化之源，为生命之所系，历代医家论治疾病无不重视脾胃。缪氏在脾胃论治上更有其独到见解，如其认为肾为先天，脾为后天，脾肾相互资生，治脾应兼顾肾，自创了脾肾双补丸（人参、莲肉、菟丝子、五味子、山茱萸、怀山药、车前子、肉豆蔻、橘红、砂仁、巴戟天、补骨脂）；肝木太盛，必乘胃害脾，法当制肝实脾、平肝和胃，先以风药发散升举，次用健脾益气之品；五脏皆分阴阳，脾胃自不例外，其强调临证当区分脾阴、脾阳，以甘寒滋润为育脾阴之大法；脾失健运，则易化湿，调治脾胃须注重化湿，其喜用茅山苍术，化湿健脾。创资生丸（人参、白术、白茯苓、广陈皮、山楂肉、甘草、怀山药、川黄连、薏苡仁、白扁豆、白豆蔻、藿香叶、莲肉、泽泻、桔梗、芡实粉、麦芽），调理脾胃兼清热化湿。因此，缪氏对脾胃论治的见解，值得我们临证组方用药借鉴。

四、杂病养阴，多化裁于集灵方

统计《先醒斋医学广笔记》中有关缪氏治疗内伤杂病验方，共用102方，涉及药物 128 味,用药出现频数前 12 位如表 11 所示。

表 11 缪氏治疗内伤杂病前 12 位用药频次统计(次)

药　物	频　次	药　物	频　次
麦冬	55	牛膝	38
橘红	54	五味子	34
甘草	46	人参	31
茯苓	44	天冬	29
白芍	43	山茱萸	25
地黄	41	枸杞子	22

表 11 所示,用药出现频数前 12 位中有六味恰为集灵方,这说明缪氏杂病养阴,常化裁于集灵方。集灵方由天冬、麦冬、人参、枸杞子、牛膝、生地、熟地组成,缪氏认为此方“补心肾,益气血,延年益寿”。方中二冬滋阴养胃,润肺清心,为补阴之上品,正如东坡有诗云:“一枕清风值万千,无人肯卖北床眠。开心暖胃麦冬饮,知是东坡手自煎。”二地填精益髓。枸杞子、牛膝补益肝肾。人参补中益气,与大量养阴相伍,大有补气生精之功,因此其可谓养阴之名方。集灵方对后世影响也很大,如王孟英将其收入《温热经纬》,易名集灵膏,谓“峻补肝肾之饮,无出此方之右者”;顾松园的保阴煎也出于集灵方。缪氏临证灵活化裁集灵方,每每伍以白芍、甘草酸甘济阴之用;淡渗之茯苓用于甘寒滋腻之剂中,使补而不滞;橘红乃缪氏常用之品,较之陈皮,理气之功更佳,《药品化义》曰:“橘红辛能横行散结,苦能直行下降,为理气要药。”橘红与大量养阴为伍,使补而不壅滞。

综上所述,通过对明代医家缪希雍临证治疗内伤杂病用药组方的用药范围、药性构成、功能构成等方面分析,知其治疗内伤杂病遣药组方特点:求真务实,养阴为先;重视脾胃,见解独特;甘寒清润,颇具特色;杂病养阴,多化裁于集灵方。其独特的理论见解和丰富的临床经验值得我们借鉴效仿。

(《河南中医》,2010 年第 30 卷第 4 期)

缪仲淳用药经验琐谈

常熟市中医院　黄永昌

明代著名医药家缪仲淳，不仅在理论上造诣精深，其临床用药经验也立论不凡。《苏州府志》谓缪氏："医经方书，靡不讨论，尤精本草之学。"今略笔数则，以窥学术之一斑。

一、临床用药，讲究炮制

缪氏强调医者必须熟谙药理。临床用药要讲究炮制，所著《炮炙大法》一书，言简法备，对439种药物的出处、采集、鉴别、炮制方法等论述详尽，并再三告诫要"各有所宜，不得违制"，以利充分发挥药物作用。如提出女贞子要酒拌，九蒸九晒；柏子仁须去油，酒浸一宿等，均可借鉴。缪氏认为煎药方法不同，对药物效能的影响很大，煎汤液时，应先煎主药，后入辅助药，以文火慢熬，不随便揭盖，这样才能使药物性味不致散失。如果煎药者"卤莽造次，水火不良，火候失度，则药亦无功"。他还提出了对不同药物采用不同火类火候，如用桑柴火煎补药；用炭火煅炼金石药等。在"用药凡例"中又说："凡草药烧灰为末，如荷叶、茅根、十灰散之类，必烧焦枯，用器盖复以存性，若如烧燃柴薪，煅成死灰，性亦不存而罔效矣。"其他如指出：凡用芥、苏、莱菔等子类药，皆应劈破研碎入煎，方得味出，"若不碎，如米之在谷，煮之终日，米岂能出哉"？凡用龙牡、石膏、鳖甲等甲壳石类药物，宜打碎研后入煎，以利药性发挥；凡用丁香、砂仁等芳香药物需打碎后入，数沸即起，不宜久煎，以防香气消散，降低疗效；凡用犀角、羚羊等贵重之药，一概研末如粉，临服入汤中或另行磨汁吞服。所有这些，洵为经验，具有临床实用价值。如蕲州何刺史，年七十余守桐川，饮啖过少年。叩其故，曰平生服苍术丸，每日数钱。真茅山苍术四斤如法洗浸，去皮切片，川桑椹、怀山药、何首乌各一斤，熬浓汁至无味为止，去渣滤清，下苍术浸之，晒干复浸，汁尽为度，细末。又以人乳拌匀晒干数次，约重数两，炼蜜为丸，白汤或酒吞。细究其疗效显著之原因，讲究药物炮制实是重要环节。他用苍术，要用茅山真货，如何鉴别真伪，"细而带糖香，味甘者真"。洗净之后，先以米泔水浸三宿，再用酒浸一宿，然后去皮切片，再拌黑豆、蜜酒、人乳蒸透，凡三次蒸时需烘晒极干，气方透。最后根据具体病情，再配伍适当的药物制成丸、散、膏等，使用方便，疗效也好。这些精工细作的过程，为我们提供了药物炮制的良好范例。

二、选药精严，善用单味

缪氏深明医理，知常达变，持论中肯，用药简验，认为"方药中病，不在珍贵之剂"。因而他每在辨证论治之基础上，汲取民间单方验方的特长，灵活应用于临床，疗效显著。如他常用茅山苍术研末调米饮或制丸治疗痹证和脾虚臌胀，每应手取效。黄司寇葵峰中年病臌，得异方真茅山苍术末，清晨调米饮，日服三钱，不数月体健如故。缪氏还首创了"用鱼腥草水煎，不住口食之，治肺痈吐脓血，神方也"的治法，后世书载之肺痈方即来源于此。

缪氏应用单方治病的办法甚多，如有用乌蠡汤治妊娠腹满，用骡子蹄爪治筋骨疼痛，用苍耳草捣汁加枯矾治耳中流脓出水，用大黄末、石灰水等调敷治水火烫伤及各种出血，均有相当疗效。

缪氏对儿科疾病之用药，也阐发尤多，常用风干西河柳防治痧疹透发不出，致喘咳烦闷躁乱。竹叶柳蒡汤就是其创制的名方之一，至今仍为大家喜用。除此之外，缪氏还用炒莲肉研末，白汤调服治痘疹将行，虚寒作泄；用鸡肝加疳积散，白酒煅熟后，空心服下，治疳眼，均屡治屡效。药贵精专，直捣病所，是他处方原则。唐震山年七十余，大便燥结，胸中作闷。仲淳曰：此血液枯槁之候。用大肉苁蓉三两（白酒浸洗，去鳞甲切片），白酒三碗，煎一碗顿饮，饮尽大便通，胸中快然。偶一医问疾，曰此劫药也，当调补脾胃为主，易以白术、厚朴、茯苓、陈皮，病如故。唐翁曰：误矣！仍饮前药立解。兵不在多而在精，治病亦然。单方专药，也能起沉疴大疾。缪氏的这一经验，确能开人思路。

三、汤丸配合，各尽其宜

中药汤剂吸收较快，作用也强，但药力不够均匀。丸剂虽然作用缓慢，但药性持久，使用方便，两者互有利弊。因此临证之时若能根据具体病情相互配合，灵活运用，则可扬长克短，大大提高疗效，特别是对于某些久病顽疾，配合用之甚宜。故缪氏在"用药凡例"中说："汤者荡也，煎成清汁是也，去大病用之……丸者缓也，作成圆粒也，不能速去病，舒缓而治之也。"

细察《先醒斋广笔记》中百余个验方验案，其中单用丸药或汤丸配合治疗者，占半数以上。如他治丁长孺中风一案中，即是明例。既用天冬、麦冬、鲜沙参、白芍、甘菊、连翘、竹沥、天花粉等药煎汤汁服以养阴清火，又用黑芝麻、桑叶、生地等药如法制丸同服，以和血滋阴。由于汤丸配合得当，互补不足，提高了治疗效果。又如他治顾文学内人患左乳岩，仲淳立一方，以夏枯草、蒲公英为君，金银花、漏芦为臣，贝母、橘叶、甘菊等为佐使，另用夏枯草煎浓汁为丸，服斤许而消。患者三年后，又患右乳岩，用旧方余药服之亦消。而目前中药服法均是上、下午各服一次，这样患者白天体内药力尚均匀，但至夜半药力薄弱，对治疗很为不利。缪氏汤丸配合的治法，为解决这一矛盾提供了有益的经验。

内伤之病，多需连续用药，但长期服用汤剂，给患者造成许多不便，特别对于慢性病，更是难于坚持服用。缪氏在实践中体会，丸剂常服，疗效不低于汤剂，且费用低廉，节省药物，服之方便。因此汤丸配合这一疗法，确有进一步研究之必要。

综上所述，缪仲淳用药经验，确是别具一格。其中许多认识，发前人所未发，应该深入发掘提高。

（《湖北中医杂志》，1984 年第 4 期）

缪希雍《先醒斋医学广笔记》用药特色探讨

北京中医药大学　　　宋　佳
北京市西城区展览路社区卫生服务中心　　　闫晓凡

缪希雍，明代著名医药学家，精通医术，治病每获良效，并善于搜集医方,精求药道,对临床各科皆颇有诊疗心得,其代表作有《先醒斋医学广笔记》(以下简称《广笔记》)与《神农本草经疏》。尤其是《广笔记》,自问世以来,在医林产生很大影响,其中医案亦被多部医书所引用,反映了缪希雍精湛的医学造诣、独到的治疗经验和丰富的药学知识,可谓缪希雍学术思想的集中体现。书中共记录 120 余则医案,病案记录从患者姓名、年龄、发病时间、病情诊断、处方,到复诊记录等均较详细,具有重要的临床借鉴意义。笔者以《广笔记》为研究重点,探讨缪希雍先生临证用药特色。

一、研究方法

采用 Excel 表格录入的方式,对该书所载医案及搜集验方中的药物名称、剂量、适应证等信息分别录入。纳入及排除标准有以下几点:① 排除药味组成不明确和没有剂量记载的内服汤剂处方。② 为便于计算日服量,只录入汤剂,丸、散、膏、丹及外用方均不纳入。③ 复诊的处方一律按新方录入。④ 原书中的剂量单位"两""钱""分"一律按照《中国科学技术史·度量衡卷》中的历代度量衡量值表中的明代一斤约合 596.8 g 折算成统一单位"g"。

符合本研究录入标准的共有 160 首方剂,分别对这 160 首方剂中的药物出现频次、平均剂量、剂量分布区间(最小剂量 D_{min} 与最大剂量 D_{max} 之间的范围)、常用剂量范围进行统计,其中,常用剂量范围将采用统计学百分位数计算法取用($P_{10} \sim P_{90}$)的区间值来表示。

二、研究结果

统计得出《广笔记》中出现频次最高的 20 味药物由高到低依次是:麦冬、甘草、人参、白芍、茯苓、地黄、贝母、五味子、知母、瓜蒌、葛根、黄芪、当归、黄连、石膏、柴胡、桂枝、升麻、酸枣仁与黄芩,这 20 味药物在《广笔记》中的平均剂量、剂量分布区间以及常用剂量范围见表 12。

表 12 《广笔记》中最常用 20 味药物的剂量统计结果（g）

药物名称	出现频次	平均剂量	剂量分布区间 ($D_{min}\sim D_{max}$)	常用剂量范围 ($P_{10}\sim P_{90}$)
麦冬	76	21.6	7.4～186.5*	7.4～22.2
甘草	69	5.1	1.5～37.3	1.9～11.1
人参	68	18.5	3.3～111.1*	11.1～37.3
白芍	57	11.7	3.7～18.5	7.4～18.5
茯苓	35	9.7	3.7～11.1	7.4～11.1
地黄	32	13.3	3.7～29.6	7.4～18.5
贝母	27	10.3	7.4～18.5	7.4～14.8
五味子	24	4.7	1.8～22.2	2.6～7.4
知母	24	13.3	3.7～37.3	7.4～18.5
瓜蒌	23	9.7	7.4～22.2	7.4～11.1
葛根	22	8.7	2.9～22.2	3.7～11.1
黄芪	22	20.7	7.4～111.1*	7.4～18.5
当归	21	12.7	7.4～22.2	7.4～18.5
黄连	21	9.3	3.7～18.5	7.4～14.8
石膏	20	45.5	18.5～111.1*	18.5～55.5
柴胡	17	4.7	1.9～11.1	2.6～9.3
桂枝	16	5.6	2.6～11.1	3.7～7.4
升麻	13	2.5	1.9～3.7	1.9～2.9
酸枣仁	12	20.2	7.4～37.3	18.5～22.2
黄芩	11	7.6	3.3～18.5	7.4～18.5

注：＊其最大剂量均超过 100 g，可谓超大剂量应用

三、用药特色探讨

1. 学宗刘朱独树一帜，用药以轻灵柔润见长 缪希雍生活在明代末期，当时自薛己以下至汪石山、孙一奎、张景岳、赵献可、李中梓等人，大兴温补之风，而缪希雍并未受此风气影响，而是独树一帜，开创用药新局面，以甘润清灵见长，并发展了金元刘河间、朱丹溪寒凉滋阴学说，形成了独特的学术思

想。这一点通过表 12 的频次统计可略见端倪,不难看出,其中以甘寒甘凉柔润之品为多,如麦冬、甘草、白芍、茯苓、知母、生地、瓜蒌、贝母等。笔者曾对明代温补医家汪石山《石山医案》中的常用药物做过统计,发现汪、缪二人用药迥然相异,一者重于温补脾胃,一者重于甘润养阴,如表 13 所示。

表 13 《广笔记》与《石山医案》中最常用 10 味药物比较

医 家	临床最常用的 10 味药物(按频次由高到低依次排列)
缪希雍	麦冬、甘草、人参、白芍、茯苓、地黄、贝母、五味子、知母、葛根
汪石山	人参、白术、当归、黄芪、甘草、麦冬、陈皮、茯苓、黄芩、白芍

可见缪希雍的确在当时崇温尚补之风中别开生面,他学宗刘朱之学,重视顾护阴津,其在《神农本草经疏》中谈到"自少至老,所生疾病,靡不由于真阴不足者,其恒也。若夫真阳不足之病,千百而一二矣……故知阴虚真水不足之病,十人而九;阳虚真火不足之病,百不得一。医师之药,补助阳火者,往往概施;滋益阴精者,未尝少见"。因此在临床中特别注意保存阴津,提出阴虚的治法"宜生精补血,兼清虚热,敛摄,酸寒,甘寒,甘平,咸寒,略兼苦寒",所宜药物有麦冬、知母、白芍、地黄、沙参、五味子、枸杞子等药,主张以生精补血为主。

同时,缪希雍又注重顾护脾胃,认为"谷气者,譬国家之饷道也。饷道一绝,则万众立散。胃气一败,则百药难施。若阴虚,若阳虚,或中风,或中暑……靡不以保护胃气、补养脾气为先务,本所当急也。故益阴宜远苦寒,益阳宜防泄气,祛风勿过燥散,消暑毋轻下通,泻痢勿加消导"。或取甘润之品以益阴,如人参、白扁豆、山药、莲肉、石斛、麦冬、白芍、炙甘草、大枣、麦芽等,健脾而不香燥,益阴而不滋腻,甘润清灵,代表方剂有资生健脾丸,多以山药、茯苓、芡实、扁豆、薏苡仁等甘平之剂健旺脾气而不伤阴;或注重调肝理脾,如白芍、甘草、木瓜、沙参、麦冬、石斛、酸枣仁等酸甘柔润之品以缓肝急,防其木郁克土;或注重温肾暖脾,如由菟丝子、五味子、巴戟天、补骨脂等温补肾阳之品组成的脾肾双补丸,调理中焦,兼以温肾。

这样一来,缪希雍变河间、丹溪的苦寒为酸寒、甘寒、甘平、咸寒,广泛应用沙参、麦冬、石斛等益阴生津药,在生精补血的基础上进一步补充了生津润燥药物的应用，既扩大了滋阴药物的应用范围，也纠正了刘朱用药偏于苦寒克伐脾胃阳气的弊端，在学术发展史上，打开了一个新局面，他的学说对叶天士影响很大，并被进一步发展成为"胃阴学说"，成为中医学"脾胃学说"的重要组成部分。

2. 施量活泼，重剂起沉疴与四两拨千斤并行 缪希雍除用药独具特色外，临床施量亦灵动活泼，既有四两拨千斤之巧，又具重剂起沉疴之勇，通过表 12 的"剂量分布区间"与"常用剂量范围"可以看出，如麦冬、人参、石膏、黄芪等药的剂量分布非常宽泛，剂量上限均超过 100 g，可谓超大剂量应用。如治疗湖州庠友消渴证，以麦冬五两（约合今 186 g），五味子三钱，黄连三钱，芦根五两，黄芪五钱，怀生地黄六钱，天冬一两，煎汤不拘时服。又如治疗一"三日疟"，初以人参一两（约合今 37 g），生姜皮五钱治疗不效，后将人参加至三两（约合今 111 g），二服即起。又如治疗一小儿瘰疹，以石膏三两，知母一两，麦冬三两，加黄芩、黄连、黄柏各五钱，西河柳一两，竹叶二百片，浓煎饮之，病瘳。这些都是重剂起沉疴之范例，正是非常之时需用非常之量，医家非有卓识定见不敢用也。

通过表 12 还可以看出，除上四味大剂应用的药物之外，很多药物的用量较小，平均用量尚不过 10 g，如甘草、柴胡、桂枝、升麻等药，平均用量尚不过 6 g。另外，缪希雍临床还常施以丸剂或膏剂，以小量常服取效，这与他注重顾护脾胃、用药甘润清灵密切相关。此外，缪希雍谈到"天地风气渐薄，人亦因之渐弱，用药消息亦必因之而变，不可执泥古法，轻用峻利"，强调古今体质有别，用药施量不可俱依古法，当投轻剂。这种"四两拨千斤"的用药风格在《广笔记》"脾胃"篇中表现尤为突出。如治疗一女婢胃脘痛证，以橘红、淡豆豉、山栀仁、生姜、枳壳立方，每药剂量不过三钱，一剂而愈。又如治痰嗽吐不已，用橘红、白茯苓、苏子、瓜蒌仁各三钱，半夏一钱，远志一钱五分，白豆蔻五分，吴茱萸一钱等，煎服。诸如此类不在少数，剂量之轻与前述大剂施用之案迥然相异。

可以看出，缪希雍用药除组方严谨外，对剂量亦拿捏得当。总体来看，对于外感邪实之证，如外感热病、小儿痘瘀、疟等阳明热邪证，缪希雍强调要"速逐热邪"，常以大剂清解之剂逐邪热，护阴液。如其在《神农本草经疏·石膏》篇中述其经验之谈："发斑阳毒盛者，白虎汤加竹叶、麦门冬、知母，以石膏为君,自一两至四两,麦门冬亦如之。知母自七钱至二两,竹叶自百片至四百片,粳米自一大撮至四大撮。"可见其主张祛邪务尽务早,而对于内伤之疾,尤其是脾胃内伤之证,则多以轻剂取胜,且多选用药食两用、甘平柔润之品,剂型上除汤剂外,还多施以丸膏,服用方法常交代"不拘时服""饥时服"等,处处渗透着缪希雍顾护脾胃阳气与阴液的思想。

3. 精求药道深谙药性,知药善任注重药物性味 临床之外,缪希雍精求药道,对本草学研究颇深,著成《神农本草经疏》一书,从药物的气、味、性出发,联系中医理论和经典著作,对《神农本草经》所述药物的功用,与阴阳五行、气血津液、藏象生理病理及临床运用恰到好处地结合,使我国的本草学理论和临床发展到一个新阶段。缪希雍在《神农本草经疏·祝医五则》中言:"凡为医师,先当识药。药之所产,方隅不同,则精粗顿异……苟非确认形质,精尝气味,鲜有不为其误者。譬诸将不知兵,立功何自。医之于药,亦犹是耳……譬诸饮食,烹调失度,尚不益人,反能增害,何况药物关乎躯命者也,可不慎诸?"由于对本草学的精深研究,使得缪希雍知药善任,恰如分际,疗效卓著,下试举几药为例。

(1) 麦冬:麦冬因其甘平微寒,强阴益精,善除阳明燥热,而被缪希雍广泛应用于外感病及内伤杂病中。从表12可以看到,麦冬为《广笔记》中出现频次最高的药物,其剂量分布也较宽泛。缪希雍认为麦冬乃"阳明之正药","以其清和微寒而平缓,故能散热结而下逆气也",脾胃安和,则"五脏之气皆有所禀而安"。因此临证时常喜用麦冬,这在《广笔记》一书中有充分体现。综观该药应用特点有三:一是适应范围较广,可用于治疗伤暑、虚劳客热、五劳七伤、阳明疟、面目水肿、心腹结气、身重目黄、热狂头痛、作劳内伤、消渴、骨蒸劳热等证;二是用量较大,笔者曾对明代十三位医家临床应用麦冬的剂量做过简单统计,发现仅就平均剂量而言,缪希雍应用麦冬量居首,平均可达21.6 g,而明代十三位医家用麦冬的平均量尚不足10 g,足见其对麦冬之偏爱,尤其是前述治疗消渴一案,麦冬竟至186 g之多,令人叹服;三是配伍灵活,《广笔记》中麦冬既常与石膏、知母、石斛、白芍、贝母、鳖甲等滋阴清热之品相配,除燥热,益阴津;又常与人参、黄芪、甘草、当归等甘温益气生血之品相配,补气血而生津液;还常与枸杞子、生地、山药、山茱萸、五味子等填补肾精之品相配,益阴填精清热,麦冬运用之灵活可窥一斑。

（2）石膏：由于缪希雍认为伤寒易于热化，"三阳证中，往往多带阳明"，因此临床中喜用白虎汤或竹叶石膏汤配以羌活汤进行证治，其中石膏为缪希雍治温之要品。石膏"辛能解肌，甘能缓热，大寒而兼辛甘则能除大热……此药能散阳明之邪热，降手太阴之痰热，故悉主之也……若用之鲜少，则难责其功"。通过表12可以看出，其常用剂量常在五钱（约18.5 g）以上，而大剂应用石膏的医案亦不乏见，如上文所述治疗小儿瘵疹案，石膏即用至三两，另有一治疗阳分间日疟案，用硬石膏三两为君进行调治，均以大剂清解暑热之邪。

（3）柴胡：与石膏、麦冬常以大剂应用清解阳明热邪不同，柴胡的用量较小，平均剂量尚不足5 g，通过表12便可看出。缪希雍认为："柴胡性升而发散，病人虚而气升者忌之。呕吐及阴虚火炽炎上者，法所同忌。疟非少阳经者，勿入。治疟必用柴胡，其说误甚！不可久服，亦无益精明目之理，尽信书则不如无书，此之谓也。"加之缪希雍认为外感热病，易从热而化，伤及津液，而柴胡性升发散，易伤津逆气，故并不常用，且用量较小，与当时不少医者喜用柴胡治伤寒、虚劳见解大不相同，这也与缪希雍用药尚甘润，避用辛散升提之品密切相关。

（4）羌活：翻阅《广笔记》"寒"篇，不难发现，缪希雍治疗伤寒，除认为三阳之证多带阳明而喜用白虎汤及竹叶石膏汤外，还常配以羌活汤应用，其药物组成为：羌活、前胡、葛根、甘草、杏仁、生姜、枣。至秋深冬月，可量加紫苏、葱白，如冬月严寒可加麻黄、生姜。羌活可谓缪希雍治太阳伤寒最喜用之药，常以此药代麻桂。他认为羌活、独活"为祛风散寒除湿之要品"，尤其适宜东南湿热之地，且该药"君麦门冬、前胡、黄芩，佐以甘草，治春时瘟疫，邪在太阳头痛。入葛根汤，治太阳阳明头痛，兼遍身骨痛，口渴，烦热不得眠；若渴甚，烦热甚，头痛甚，则加石膏、知母、竹叶各两许"，因此常在治伤寒中配伍应用，其剂量多在二三钱，一般不超过10 g。

此外，缪希雍临床非常注重药物炮制，其在《广笔记》"卷之四"中专列"炮炙大法"，将一些常用药物的炮制过程详细记述，可为后人参阅。

通过对《广笔记》一书中常用药物及其临床剂量和配伍的研究，可以看出缪希雍用药确实以甘润轻灵见长，但是其临床施量并不一贯"轻灵"，而是常常投以重剂力起沉疴，其对外感病及内伤杂病的论治均有独到见解，综观《广笔记》一书，其中辨证之精，组方之巧，投量之准，值得我辈后学进一步学习。

（《中华中医药杂志》，2015年第30卷第9期）

资生丸的源流、特点及比较研究

宁夏医学院　　　周小平

宁夏彭阳古城卫生院　　　陈学智

资生丸自创制以来，被医家广泛地应用于临床，疗效显著。从资生丸的药物组成特点看，资生丸具有健脾开胃，消食止泻，调和脏腑，滋养营卫的作用，是一首健运脾胃，滋养营卫的良方。本部分就资生丸创制背景、组成特点等方面进行深入研究，以提高对资生丸的认识，扩大临床应用。

一、资生丸的创制及源流

资生丸又名保胎资生丸、资生健脾丸、人参资生丸，出自《先醒斋医学广笔记》，为明代医家缪仲淳所创制。原书用于治疗妇人妊娠三月，脾虚呕吐，或胎滑不固，兼丈夫调中养胃，饥能使饱，饱能使饥。其药物组成为：白术（米泔水浸，用山黄土拌蒸九次，晒九次，去土，切片焙干）三两，人参（去芦，人乳浸透，饭锅上蒸熟）三两，白茯苓（去粗皮，水飞去筋膜，人乳拌，饭锅上蒸，晒干）一两五钱，橘红、山楂肉（蒸）、神曲（炒）各二两，川黄连（姜汁炒）、白豆蔻仁（微炒）、泽泻（去毛，炒）各三钱半，桔梗（米泔浸，炒）、真藿香（洗）、甘草（蜜炙，去皮）各五钱，白扁豆（炒，去壳）、莲肉（去心）各一两，薏苡仁（淘净，炒）三两，干山药（炒）、麦芽面（炒）、芡实（净肉炒）各一两五钱。末之，炼蜜丸，每丸二钱重。每服一丸，醉饱后二丸，细嚼，淡姜汤下。本方原书用治"妇人妊娠三月，阳明脉衰，胎元不养的妊娠恶阻"。名资生，取义《周易》中"至哉坤元,万物资生,乃顺承天",是说万物的生命是由于顺从大地"坤元"之气而资生的。而人之脾胃属土,为一身之"坤元",欲资生后天气血,必助脾胃元气方有所得。

据与缪氏交好的王肯堂的记述,本方得之秘传。王氏在《证治准绳》资生丸条下说:"余初识缪仲淳时,见袖中出弹丸咀嚼,问之,曰:此得之秘传,饥者服之即饱,饱者食之即饥,因疏其方。"也有人认为本方是缪氏在《太平惠民和剂局方》参苓白术散上加味而成。

二、资生丸的组方特点

在众多方书中,资生丸归于补益剂中,此种归类,有失偏颇。从资生丸的药物组成来看,本方有以下特点。

1. 药性甘润,补益脾胃　方中人参、白扁豆、山药、甘草、莲肉、薏苡仁、芡实、麦芽等药,性甘淡滋润,皆为食疗佳品,尤益脾胃。如方中人参,性味甘、微温。《神农本草经》谓其"主补五脏",《日华子诸家本草》谓其"调中治气,消食开胃"。白扁豆,性味甘、微温。《名医别录》谓其"主和中下气",《日华子诸家本草》谓"补五脏"。山药,性味甘平。《神农本草经》谓"主伤中,补虚,除寒热邪气,补中益气力,长肌肉",《景岳全书》言"山药,能健脾补虚,滋精固涩"。甘草,性味甘平。《本草汇言》言"甘草,和中益气,补虚解毒之药也。健脾胃,固中气之虚羸",《景岳全书》言"甘草……健脾胃,长肌肉"。莲肉,性味甘平,《神农本草经》言其"补中养神,益气力",《本草纲目》谓其"厚肠胃……补虚损"。薏苡仁,性味甘淡,《名医别录》言其"利肠胃……令人能食",《本草纲目》谓"薏苡仁,阳明药也,能健脾、益胃"。芡实,性味甘平。《神农本草经》谓其"补中",《本草求真》谓"味甘补脾"。麦芽,性味甘平。《日华子诸家本草》谓"温中,下气,开胃",《药性本草》言"消化宿食"。由上看出,方中使用大队甘平、甘微温之品,药性平和而润,善于补脾胃之气,调和脏腑。

2. 消补兼施,补而不腻　方中白术、人参、茯苓、甘草、薏苡仁、山药、芡实、白扁豆、莲肉有补中益气,健运脾胃作用;橘红、山楂肉、神曲、白豆蔻仁、麦芽、藿香有行气消导作用,合而用之,有补有消,补而不滞,可复脾胃健运之职。《古今名医方论》谓是方"能补能运,臻于至和",叶天士在《临证指南医案》中亦认为本方"消补兼施""丸剂疏补"。不过,本方从总体来说,补多于消,只是其补力不峻而已。

3. 清利结合,升降有序 本方抓住脾胃易生湿热的特点,在健脾胃时,加入清热利湿之品,如方中薏苡仁、泽泻清热利湿;黄连清热燥湿,杜绝湿热内生。方中四君、怀山药、白扁豆、莲肉、芡实、砂仁、白豆蔻、藿香、桔梗补气升脾;焦三仙、黄连、泽泻、薏苡仁运脾利湿以降胃,共同使脾胃升降有序,清者上升,浊者下降,中焦如权,气化可平。如此则营卫化生,气血有源,脏腑得治,长有天命。

综观本方,药性平和甘润,能益胃补脾;配伍上消补兼施,清利结合,补而不滞,故能复脾胃升降,安中扶正。方本为妊娠安胎而设,然配伍精妙,深受后世医家的喜爱。

三、资生丸的同名方、异名方比较

资生丸创制以后,被许多医家重视与发挥,出现了许多与其名称大同小异的方剂,有必要进行比较分析其异同,为进一步认识其特点提供参考。

1. 资生丸的同名方 清林珮琴《类证治裁》亦记载有与缪氏资生丸同名方。书中该方组成为:参、术、陈、苓、曲、朴、草、山药、薏苡、楂肉、黄连、扁豆、白蔻、莲子、麦芽、芡实、桔梗、藿香、泽泻,蜜丸。与缪氏资生丸相比,林氏资生丸药物十九味,缪氏资生丸药物十八味,林氏资生丸比缪氏多一味厚朴,而且林氏资生丸药物没有炮炙方法。林氏把此方归于"消补"。因为缪氏为明代人,林氏为清代人,故推测林氏资生丸可能源自缪氏资生丸,是对缪氏资生丸的改造方,加一味厚朴以增强该方的行消之力。

2. 资生丸的异名方 与资生丸名称相似的方剂还有资生汤、资生通脉汤、大资生丸、九味资生丸等。有些是资生丸的化裁方,有些取其方名之义而方治大异。如九味资生丸出自丹波元坚《杂病广要》,方剂由人参、白术、茯苓、甘草、橘红、楂肉、神曲、黄连、白豆蔻组成,可以看出此方是由缪氏资生丸去山药、薏苡、扁豆、莲子、麦芽、芡实、桔梗、藿香、泽泻而成。从药物组成来看,此方补泻之力较缪氏方要弱,仍不失为消补兼施的方子。丹波元坚用于治疗"老人、虚人易于伤食,或膜胀痞闷,或腹满作泻……宜九味资生丸",并主张"常常服之"。大资生丸出自傅青主《大小诸证方论》，其药物组成为人参、茯苓、云术、山药、薏苡仁、建莲、白芥子、当归。本方药物补益之力强，而消导之力弱，傅氏指出用途为"老人用"。资生汤出自张锡纯《医学衷中参西录》，药物组成为生山药、玄参、于术、生鸡内金、牛蒡子，热甚者，加生地。本方取名"资生"，与缪氏方名同义。张氏认为："人之脾胃属土，即一身之坤也，故亦能资生一身。脾胃健壮，多能消化饮食，则全身自然健壮……"本方张氏用于"治劳瘵羸弱已甚，饮食减少，喘促咳嗽，身热脉虚数者。亦治女子血枯不月"，故本方偏于治脾肺阴虚之症。张氏另有资生通脉汤，亦出自《医学衷中参西录》。药物组成为资生汤去牛蒡子加龙眼肉、山茱萸、枸杞、白芍、桃仁、红花、甘草而成，张氏用本方治疗"室女月闭血枯，饮食减少，灼热咳嗽"。合而看之，本方滋阴化瘀，偏于治疗脾肺阴虚，兼有血瘀之证，而且滋补脾肺之阴的力量要胜于资生汤。

综上所述，资生丸药用甘润，不温不燥；消补结合，补而不滞；清利结合，升降有序，深得脾胃生理要旨，是一首配伍十分周到的方剂，为临床进一步扩大应用提供了思路。

（《陕西中医》，2008 年第 29 卷第 3 期）

从资生丸组方解析老年病脾胃调治

甘肃省凉州区中医院　　李晨龙

明代名医缪希雍所著《先醒斋医学广笔记》上记载有保胎资生丸一方，小字注明"妊娠三月，阳明脉养胎，阳明脉衰，胎无所养，故胎堕也，服资生丸"，似乎本方专为保胎而立。但此方经王肯堂、罗谦甫等医家化裁加减，并应用于由脾胃运化无权，阳明、太阴所致疾病时，取得非常好的疗效。因此《医宗金鉴》尊此方为"资生丸"，取《周易》"至哉坤元，万物资生"之意，告知后学，但凡坤土为病，可用此方以生养，培后天以补先天。

药物组成：人参（人乳浸，饭上蒸，烘干）三两，白术三两，白茯苓（细末，水澄蒸，晒干，加人乳再蒸，晒干）一两半，广陈皮（去白，略蒸）二两，山楂肉（蒸）二两，甘草（去皮，蜜炙）五钱，怀山药（切片，炒）一两五钱，川黄连（如法炒7次）三钱，薏苡仁（炒3次）一两半，白扁豆（炒）一两半，白豆蔻仁（不可见火）三钱五分，藿香叶（不见火）五钱，莲肉（去心，炒）一两五钱，泽泻（切片，炒）三钱半，桔梗（米泔浸，去芦，蒸）五钱，芡实粉（炒黄）一两五钱，麦芽（炒，研磨取净面）一两。

党延斌副主任医师以擅治老年病为名，常用此方加减以愈疾。人到了60岁以后，生理功能衰减，各个脏器开始老化，先天生发之机已无，唯资脾胃以生化气血，所以治疗老年病，应首重脾胃。《医宗必读》："一有此身，必资谷气，谷入于胃，洒陈于六腑而气至，和调于五脏而血生，而人资之以为生也。"说明培补后天的重要性。脾胃亏虚，服用药物之后机体吸收不利，达不到治病的目的，反而有损机体。所以，若非重症，必先用资生丸加减以健运脾胃。经党延斌临床指教，体会到资生丸的方旨、配伍等在老年病治疗及用药上具有很高的指导意义。现就党延斌临床使用资生丸加减治疗老年病的心得进行总结。

一、消补兼施，利于气机恢复

脾胃为人体气机升降之枢纽，如果其气机升降出入失常，则一身之气皆有可能受到影响。老年人脾胃虚弱者甚多，且随着饮食条件不断改善，精细食物过多，使胃肠负担加重，易造成运化失职、升降失调，全身气机呆滞。大多健脾益气药具有滋腻壅塞的特点，因此徒服补药，气机进一步壅滞，不但不能起到补益作用，还有可能变生他病。因此，消补兼施更适合老年病患。切不可因"年老体衰不耐攻伐"之语而徒用滋补。《绛雪园古方选注》批注此方时说："因三焦五脏生生之气，全资脾胃而输化也。盖土居乎中，而位寄乎五行，三焦分受其气于五脏，故补脾胃而仍分理三焦也……三焦气行，五脏气充，而生气勃然矣。"党延斌认为全方消导之药多于补益之品，以消代补，补老年人胃肠乏运之力，复其气机升降之功，气机复则生机立现。临床用药遣方时，往往去白术而代苍术，减山楂而增玉片、乌药、防风等消导、行气之品，提高原方"消"的力度。亦为古人"补气而不用行气之品,则气虚之甚者,几无气以运动"之应用。

二、化痰祛湿,不伤津液

"脾为生痰之源",脾胃不健,水湿不能运化,留置体内,化为痰饮。又"百病皆由痰作祟"。据此,党延斌认为老年人脾虚胃弱,易生痰湿,天长日久又变生许多杂病、怪症。故此,老年病健脾化痰常能收意外之功。《金匮要略》"病痰饮者,当以温药和之",但温药多具辛散之性,易耗伤肺脾之气,于老年脾虚多不宜。此方以大队薏苡仁、扁豆、芡实、莲子、泽泻、茯苓等淡渗利湿之品,佐少量陈皮、藿香、白豆蔻辛温开泻,以化痰湿。只以人参、白术两味大建脾胃之阳,佐山药益阴滋液,使湿去而阴液不伤。黄连苦寒而味厚,其用有三:一为燥湿,一为降泄,一为坚阴。党延斌认为此方重甘淡利湿之品,佐以辛燥,是示人以祛湿大法,山药甘润之滋阴,黄连苦寒之降泄,实为畅行此法的门径。临床用药时,根据具体病情,可易山药为玄参、生地等甘淡滋阴生津之品,易黄连为黄芩、枳实等苦降之品,务必做到脾阴不伤,湿邪能够外泄。

三、润养津血,生新以推陈

古人重治方之法,方中人参、茯苓皆用人乳炮制。考《神农本草经疏》:"(人)乳属阴,其性凉而滋润,血虚有热,燥渴枯涸者宜之。"《随息居饮食谱》:"(人乳)补血,充液,填精,化气生肌,安神益智,长筋骨,利机关,壮胃养脾,聪耳明目。"用人乳不但可去人参温燥之性,最主要是因其为血肉有情之品,滋养阴血的同时,引领参、苓等药化气生血,使气充血足,加快"中焦受气取汁,变化而赤"的生理作用。《医宗金鉴·删补名医方论》载有独圣散一方,用山楂一味浓煎,取其不惟消食健脾,尚能破瘀止痛。党延斌认为方中多为清轻气分药,如无血分药引领,其疗效必不佳,其用人乳、生山楂之意尤为可取。故临床用药时常加入当归、阿胶、熟地、鸡血藤等补血、和血之品,川芎、红花、煅瓦楞等活血散结之品,来取代人乳、山楂在方中的作用。

四、固摄肾水，充养先天

　　莲子、芡实、山药的药对，可见于金锁固精丸、易黄汤等诸多固涩类方剂中，各方取用皆大同小异。莲子"交心肾，厚肠胃，固精气"，芡实"益肾固精，补脾止泻"，山药"健脾，补肺，固肾"，联用的目的为使肾精得固，肾中精气充足。精气充则元气足，元气足则人体各项功能的生机旺盛。党延斌认为老年人补肾贵在平补、清补，临床用药时多以此三药为主，或依病情改用或增用肉苁蓉、锁阳等补肾益精之药，但要控制药量，做到填补肾精而不助火。综上，资生丸"既无参苓白术散之补滞，又无香砂枳术丸之消燥，能补能运，臻于至和"，重在调补后天以资气血生化，又不失充养先天以助后天，使气血不乏生化之源，痰湿、郁热有可出之路。

五、病案举例

　　笔者尝治一舌糜患者，年近八旬。舌红、碎烂，舌质润滑，无苔，辛辣刺激之物一旦沾舌，则疼痛异常，时常口含冰糖，自述口含冰糖则疼痛明显减轻。平素饮食尚健，唯大便秘结，六七日一行。初诊时，见患者舌红、无苔，大便燥结。认为系心、胃火旺，肠燥便秘。故处以四妙勇安汤加味，间断服用 2 个月，唯大便通畅，余症未变。后改用甘草泻心汤，间断服用 2 个月，仍无明显改善。在此期间，笔者侍诊党延斌左右，得以学习上述理论，且经党延斌指点，悟到老年人应以健运脾胃为大法，并明白此病根源在于脾虚。党延斌说《辨舌指南》有明文"舌为心之外候，苔乃胃之明征"，明确指出舌红无苔，切不可臆断为胃火炽盛或胃阴不足之证，尤其是老年人。老年人胃气虚弱不能上蒸舌面，故而无苔。再者，患者自述口含冰糖则疼痛明显减轻，据《素问·藏气法时论》所云"脾欲缓，急食甘以缓之"，得甘则病缓，此脾胃虚弱之又一有力证据。又脾主肌肉，脾经散于舌下，舌体此活肉的活动是否自如、胖瘦合宜、溃烂与否都在于脾土健与不健。舌体碎烂兼舌质润滑，说明津液未损，脾被湿困，湿聚而生腐。脾胃亏虚，气机斡旋乏力，肺气不能下降而推动糟粕，故见大便秘结。随后以资生丸加减：红参（先煎）10 g，苍术 15 g，白茯苓 15 g，广陈皮 10 g，炙甘草 6 g，炒白扁豆 15 g，狗脊 10 g，炒薏苡仁 15 g，炒莲肉 15 g，泽泻 10 g，桔梗 3 g，玉片 15 g，炒麦芽 15 g，藿香 6 g，羌活 10 g，当归 15 g，枳实 10 g，玄参 15 g。水煎服 6 剂之后，舌苔渐生，舌体渐愈，服用近 20 剂后，疼痛完全消失，舌体唯两边尚有细小碎烂，建议其改用散剂长期服用，以巩固疗效。

（《光明中医》，2014 年第 29 卷第 7 期）

缪希雍资生丸化裁临床应用验案五则

常熟市中医院　　张建忠　熊秀萍

资生丸源自《先醒斋医学广笔记》，为明缪希雍创制，主治妊娠脾虚及胎滑。本方实为平补脾胃、消积利湿、升清降浊，重在补脾祛湿。笔者临床用治脾虚湿盛证诸病，屡收良效，介绍如下。

一、四末不温

徐某，女，52 岁。

初诊（2016 年 11 月 15 日）：患者因"四末不温 6 年"来诊。患者 6 年来四肢末端不温，冬天接触冷水后指端疼痛，但不发白，纳差乏力，大便坚实，体态丰腴。舌胖边有齿痕，苔白腻，脉濡细。多次延医就诊，效果不佳，前医治疗不外当归四逆、桂附地黄等。辨证：脾胃虚弱，水湿阻滞，四末失养。治则：健脾化湿，濡养四肢。处以资生丸加减。处方：

生党参 15 g，生白术 15 g，怀山药 20 g，炒扁豆 20 g，茯苓 15 g，生薏苡仁 15 g，橘红 10 g，炒麦芽 15 g，炒枳壳 10 g，白豆蔻 5 g（后下），藿香 10 g，黄连 3 g，焦山楂 15 g，芡实 20 g，莲须 10 g，炒柴胡 6 g。

14 剂，每日 1 剂，水煎，分 2 次口服。

二诊（2016 年 11 月 28 日）：患者自觉四末不温消失，大便通畅，食欲大开,此为脾胃提振,水湿渐消,四末得养。原方再进7剂。

【按】《素问·太阴阳明论》云:"四肢皆禀气于胃,而不得至经,必因于脾,乃得禀也。"患者脾胃虚弱,水湿阻滞,四末失于濡养,故四末不温。选方资生丸化裁补脾祛湿,方药对证,故获良效。

二、口 疮

丁某,男,48岁。

初诊(2017年4月12日):患者因"反复发作口腔溃疡1年"来诊。患者1年来反复出现口腔疼痛,有3～4个浅溃疡,主要在右侧上颚部,大小如米粒,覆盖白苔,环绕黏膜色红水肿,形体偏胖,大便黏腻,一日三行,舌质淡红,边有齿痕,舌苔白腻,脉细。诊断:复发性口腔溃疡。辨证:脾虚湿盛,夹有阴火。治则:补脾化湿,清泄阴火。处以资生丸加减。

生党参15 g,炒白术15 g,怀山药15 g,炒扁豆20 g,茯苓15 g,炒薏苡仁15 g,橘红10 g,焦山楂15 g,砂仁5 g(后下),藿香10 g,黄柏10 g,芡实10 g,莲须10 g,桔梗6 g,肉桂5 g(后下),生甘草5 g。

7剂,并嘱清淡饮食,作息有规律。

二诊(2017年4月19日):口腔溃疡消失,舌质淡红,苔腻有化解之象,湿邪渐化,阴火已灭,原方再进7剂,巩固疗效。3个月后随访,患者自述以前口腔溃疡每月发1次,这次近3个月未发作。

【按】干祖望云:"秉质脾衰土弱,坤德不充,致内湿自生……良以脾土之湿,无阳气之温煊,邪浊积蕴,久困中州,郁蒸上凌清窍使然。"患者反复发作口腔溃疡1年,是正虚邪恋之象;形体偏胖,大便黏腻,日行3次,舌质淡红边有齿痕,舌苔白腻,脉细,是脾虚湿盛;溃疡四周黏膜色红水肿是阴火上冲之象。方选资生丸补脾化湿,加用肉桂温肾暖脾,强化祛湿,黄柏燥湿清解郁热。全方补脾升阳,祛湿泻火,甚合病机,收效良好。

三、带 下

黄某,女,44岁。

初诊(2017年3月6日):患者因"小腹胀,白带增多1年"来诊。患者近1年来反复白带增多,阴部瘙痒,小腹胀痛,多次在医院求治,未发现微生物感染,每在劳累后症状加重,形体偏胖,面色萎黄,食欲减退,进食少,大便溏黏,舌质淡红边有齿痕,脉细弦。诊断:带下病。辨证:脾虚,水湿下注。治则:补脾化湿,升举清阳。处以资生丸加减。

炒党参15 g,炒白术15 g,怀山药15 g,炒扁豆20 g,茯苓15 g,炒薏苡仁15 g,橘红10 g,苍术10 g,神曲10 g,白豆蔻5 g(后下),藿香10 g,黄连3 g,焦山楂15 g,芡实10 g,莲须10 g,黑荆芥6 g,墓头回10 g。

二诊(2017年3月20日):患者白带明显减少,食欲好转,小腹胀痛好转,脾气渐旺,水湿缓退,升清降浊,气机得畅,诸症好转,效不更方。原方再进14剂。

三诊(2017年4月5日):患者各症悉平,舌质淡红,舌苔薄腻。脾健湿退,原方去墓头回,再进14剂,巩固疗效。半年后随访,患者带下病未再复发。

【按】《傅青主女科》认为"带下俱是湿证",我邑缪希雍认为:"白带多是脾虚……脾伤则湿土之气下陷,是脾精不守,不能输为荣血而下白滑之物。"患者素体脾虚,脾虚运化失健,水谷精微不能输以化血,反聚成湿,流注下焦,伤及任带二脉为带下。资生丸补脾化湿,加用荆芥祛风胜湿又善上行,能升气机以引气血上行,水气上行,不致下泛,可使带下乏源。墓头回辛散温通,能活血止血,敛肝燥湿,民间用于治疗黄白带下。全方补脾化湿,升阳祛湿,故收效明显。

四、湿　疹

时某,男,42岁。

初诊(2017年11月16日):患者因"全身皮肤瘙痒,多形皮疹4年"来诊。患者自述4年前开始颈项部出现密集的粟粒大小的丘疹,基底潮红,逐渐融合成片,后逐步涉及全身,呈现丘疹或小水疱,丘疹、丘疱疹或水疱顶端抓破后呈明显的点状渗出及小糜烂面,边缘不清,溃水流漓。在当地各家医院皮肤科就诊,均诊为泛发性湿疹,应用中西药无数,皮疹时作时止,痛苦异常。伴见肥胖体态,乏力,休息后不能完全缓解,大便溏黏,四肢畏寒,舌淡红,舌体胖,边有齿痕,脉象濡。诊断:湿疹。辨证:脾虚,湿泛肌表。处以资生丸加减。

生党参15g,炒白术30g,白扁豆20g,生山药20g,芡实15g,藿香10g,茯苓皮20g,炒薏苡仁20g,化橘红10g,焦三仙各15g,甘草5g,苦参10g,黄连3g,桔梗10g,当归15g,荆芥10g,地肤子10g,徐长卿5g,砂仁5g(后下)。

7剂。每日1剂,水煎,分2次口服。

二诊(2017年11月23日):患者皮肤瘙痒明显减轻,皮疹减少一半,大便渐成形,为脾气得充,湿邪渐去。原方再进7剂。

三诊(2017年11月30日):患者皮疹完全消失,皮肤瘙痒缓解。脾健湿清,原方去苦参、地肤子,加用蛇床子10g温肾气,以收全功。

【按】《内经》云:"诸湿肿满,皆属于脾。"本例患者好酒,过食膏粱之味,损伤脾胃,脾虚不运,酿生湿浊而见乏力,休息后不能缓解,肥胖体态,大便溏黏,四肢畏寒;脾湿浸淫,泛溢肌肤,而见皮疹瘙痒。治疗上补脾除湿,资生丸最合适,同时加用苦参、当归、荆芥、地肤子、徐长卿等祛风除湿止痒。全方补脾化湿治其本,祛风除湿止痒治其标,标本兼治,取效甚捷。

五、鼻 渊

任某,女,62岁。

初诊(2016年11月3日):患者因"反复发作鼻塞流涕、咽喉不适30余年"来诊。患者30余年,每年春季鼻塞,喷嚏,鼻痒,流清涕,有时兼有浓涕,在医院五官科查治诊为鼻窦炎,应用抗生素、抗过敏药、鼻内类固醇等治疗,症状仍反复发作。伴见神疲乏力,面色萎黄,形体肥胖,大便溏,3日一行,冬季畏寒明显,舌淡红,舌体胖,边有齿痕,脉象细弦。诊断:鼻渊病。辨证:脾肺两虚,湿浊阻滞。治则:补脾益肺,化湿通窍。处以资生丸加味。

生党参150g,炒白术300g,白扁豆200g,生山药200g,芡实150g,藿香150g,茯苓200g,炒薏苡仁200g,生黄芪300g,化橘红100g,焦三仙各150g,炙甘草50g,五味子100g,黄连30g,桔梗100g,苍耳子100g,辛夷花60g(包),乌梅50g,防风100g,沙苑子300g,银柴胡100g,地龙100g,淫羊藿100g,仙茅60g,川芎300g,当归150g,熟地150g,山茱萸150g,饴糖

250 g,冰糖 100 g,阿胶 150 g。

熬制成膏滋,徐图疗效。

半年后随访诉鼻塞流涕基本未发作。

【按】鼻渊往往见鼻塞流涕,反复发作,此属"浊"气上蒸。湿与浊,本质相同而特性各异,湿性重而下注,浊性轻而弥漫,故湿化为浊,常氤氲上蒸,上蒙清窍致病。而患者反复发作鼻塞流涕,夜间明显,冬季畏寒,形体丰腴,大便溏,均系脾虚湿盛之象。方选资生丸,补脾化湿,立定中州,同时遵《素问》"五气所病……肾为欠为嚏"之义,加用淫羊藿、仙茅、沙苑子、黄芪等益气温肾之品治其本,过敏煎(防风、银柴胡、五味子、乌梅)祛风抗过敏治其标,另加川芎、当归、地龙等活血通络之物,乃考虑久病入络和治风先治血,血行风自灭之意。全方温肾补脾化湿,通窍活血祛风,标本兼治,丝丝入扣。故半年后随访,鼻塞流涕未作。

六、结 语

《先醒斋医学广笔记》为缪希雍代表作之一。缪希雍,字仲淳,常熟人,弱冠患久疟,自检方书治愈,遂嗜医,生平好集方药,探医理,终成一代中医药大家,继而成为虞山医学流派代表人物。缪氏临证立论深邃,构思灵巧,语简法备,善用清凉甘润的药物疗病;行医之余,勤于笔耕,积 30 年心血,撰成该书,资生丸为其名方之一。笔者细析方义:方中人参、白术补脾气;山药、白扁豆、莲子、芡实补脾阴;茯苓、薏苡仁、泽泻淡渗利湿;橘红行气燥湿;白豆蔻、藿香芳香化湿,醒脾开胃,走气分,入脾胃经;山楂开胃和营,走血分;山楂、神曲、麦芽可消食积,除生湿之源;湿易郁生热,黄连可清之;山药、莲子、芡实兼能益肾固精,可防茯苓等淡渗太过;桔梗升清阳,和淡渗利湿药物互相配合,升清降浊。值得一提的是,水液代谢和肺、脾、肾关系密切,脾土制水,位处中心。资生丸虽应用大量补脾祛湿之品,重在补脾祛湿,但尚有芡实等益肾固精,以恢复肾主水之功,桔梗宣发肺气,助通调水道,因此资生丸兼顾了肺、脾、肾三脏,治疗湿邪为病,其效自然突出。

临床应用中当根据实际情况,灵活加减。如脾气脾阴的偏胜,对人参、白术和山药、白扁豆、莲子、芡实两组药物剂量做出相应调整;而湿邪致病,常累及肌表、流注关节、深入脏腑,临床表现也不尽相同,如湿邪浸淫肌肤,表现为湿疹,常常加用地肤子、徐长卿、荆芥等走表祛湿止痒之品;如流注下焦,伤及任带二脉,师完带汤意,加黑荆芥、墓头回等升清燥湿;如脾虚湿郁,四末失养,则应取四逆散意,加用柴胡、枳壳解郁达表;如夹有郁火,则可用黄柏等燥湿泻火;如肾虚突出,水湿化浊,酿生鼻渊,当强化补肾,添淫羊藿、仙茅、沙苑子、黄芪等品,更可熬制成膏滋,徐徐缓图,而收良效。

叶天士曾云"吾吴湿邪害人最广",湿邪为病,可侵犯人体表里、上下及各脏腑,因此,湿邪致病很常见。缪氏资生丸,重补脾祛湿,兼调肺肾,临床用于诸病之脾虚湿盛者,常获良效,值得推广。

《江苏中医药》,2018 年第 50 卷第 12 期)

对缪希雍、吴鞠通有关麻疹用药的体会

广州市荔湾区文安卫生院　　　卢浩然

中医学文献所述麻疹病因,主要是内蕴热毒外感时行,所以在发病初期的治法以透表为主。透表使内蕴热毒充分从肌肤泄越,热毒泄越净尽,病状自然改善以至消失,否则热毒蕴结,内陷内攻变症百出。

尝读缪希雍所著《先醒斋医学广笔记》及吴鞠通《温病条辨》对麻疹论治,意见颇不一致,尤其是缪氏盛称西河柳透发麻疹之功,吴氏则绝对禁用三春柳,缪、吴两氏各是明、清一代名医,而见解各不相同,耐人寻味。兹将他们对麻疹论治的不同方法提出勘对,并附个人肤浅体会,井蛙之见,谬误在所难免,望同道们指正。

一、缪、吴两氏对麻疹的论治

缪希雍《痧疹论·并治法》云:"痧疹治法当以清凉发散为主,药用辛凉、甘寒、苦寒以升发之，唯忌酸收，最宜辛散，误施温补祸不旋踵，辛散如荆芥穗、干葛、西河柳、石膏、麻黄、鼠黏子；清凉如玄参、瓜蒌根、薄荷、竹叶、青黛；甘寒如麦门冬、生甘草、蔗浆；苦寒如黄芩、黄连、黄柏、贝母、连翘，皆应用之药也……"

《痧疹续论》云："喘者邪热壅于肺故也，慎勿用定喘药，唯应大剂竹叶石膏汤，加西河柳两许，玄参、薄荷各二钱。如天寒甚，痧毒为寒气郁于内不得透出者，加蜜酒炒麻黄一剂立止。凡热势甚者即用白虎汤加西河柳，切忌过用升麻，服之必喘多。泄泻慎勿止泻，唯用黄连、升麻、葛根、甘草，则泻自止。疹家不忌泻，泻则阳明之邪热得解，亦是表里分消之义也……"

又："痧疹透发不出而致喘咳烦闷躁乱者，以西河柳风干为细末，调四钱顿服立定，砂糖调服兼治疹后痢。"

吴鞠通《温病条辨》："太阴温病不可发汗，发汗而汗不出者必发斑疹，发斑者化斑汤主之，发疹者银翘散去豆豉加细生地、丹皮、大青叶，倍元参主之，禁升麻、柴胡、当归、防风、姜活、白芷、葛根、三春柳，神昏谵语者清宫汤主之，牛黄丸、紫雪丹、《局方》至宝丹亦主之。"（按：温病误汗而发斑疹与麻疹病因不同）

又："时人发温热之表，二三日汗不出者，即云斑疹蔽伏，不唯用升麻、葛根，且重以山川柳发之，不知山川柳一岁三花，故得三春之名，俗传三春为山川，此柳古称柽木，其性大辛大温，生发最速，横枝极细，善能入络专发虚寒白疹，若温热气血沸腾之赤疹，岂非见之如仇雠乎？"

汪讱庵按："三春柳一名西河柳，又名观音柳，《图经》《别录》未载，自缪希雍《广笔记》盛推其治疹之功，而用者遂多，不知寒疹须发，温疹不须发，可用辛凉不可用辛温也。"

《温病条辨·解儿难疹论》曰："若明六气为病，疹不难治，但疹之期限最迫，只有三日，一以辛凉为主，如俗所用防风、陈皮、升麻、柴胡之类皆在所禁。大约先用辛凉清解后用甘凉收功，赤疹误用麻黄、三春柳等辛温伤肺以致喘咳而厥者，用辛凉初加苦梗、旋覆花上提下降，甚则用白虎汤加旋覆、杏仁，继用甘凉加旋覆以救之……"

二、体　会

从缪、吴两氏对麻疹论治互相勘对，则两者有其相同之点，亦有极不同之点。缪氏麻疹治法,药用辛凉、苦寒、甘寒,吴氏以辛凉、清解、甘凉收功。表面看来,两者治法差距不大,但吴氏素有"温病忌苦寒"之说,谓苦能化燥,是以不用苦寒。但麻疹热毒炽盛,有时亦须甘寒苦寒合用,而此并非缪、吴两氏论点不同的主要问题,其主要问题在乎"柽柳"。大抵缪氏对透发麻疹,喜用柽柳,而在必须使用麻黄、干葛的情况下,也是适当使用的。升麻不是不可用,而是不可过用,泄泻更须使用。吴氏则认为柽柳、麻黄、升麻、葛根、柴胡、当归,一概都是禁用,要将两者论点分析,就得先从柽柳说起。

柽柳亦名西河柳,我粤称为垂丝柳,根据古今文献记载,其性味甘咸而温,善于透发麻疹。李士材:"主治痧疹热毒。"张石顽:"柽柳独入阳明,其功专发麻疹。"汪讱庵:"能使疹毒外出。"《中国医学大辞典》载其功用:消痞利便,解表祛风,发麻疹,治风疹瘰块。杂论:"此物禀春阳之气而生,性升属阳,入心脾肺三极,为升发疏散之品,善启阴阳自和之汗,味甘得土气,咸得水气,故能解血分之毒,治麻疹不能发出,或因风而闭者以此发之。"《实用药性辞典》:"味甘咸性温,为透发痧疹之要药。"

《中医杂志》1959年11月份登载叶龙生在麻疹300例治疗经验总结所举出10多个典型病例,都以柽柳为透发麻疹的主药。风热闭者伍以葛根、荆芥、芦根、竹叶。风寒闭者伍以苏梗、防风、芫荽子,食闭者伍以山楂、枳壳,热闭而喘者伍以麻黄、石膏、芦根、茅根、黄连,疗效显著。

本人认为凡药之治病,必有其专长的功能,柽柳其性本温,缪希雍伍以甘寒苦寒,既能发挥其透疹之功,又能抑制其温亢之性,外透内清,运用之妙,独具心裁。叶龙生氏分寒闭、热闭、食闭而以不同药物伍之,对柽柳作用更有进一步发挥。

吴氏论疹治法主以辛凉甘凉,此亦治麻疹常法,大抵麻疹病的治疗以辛凉甘凉者居多,用辛温者甚少,若用辛温,则伤津劫液,为害至烈,故吴氏对斑疹极力反对柽柳、麻黄、升、葛、防风辛发之品,但谓一律禁用,则似有未当。

前贤谓:"麻疹不宜偏于寒凉,偏于寒凉则冰伏难出,不宜偏于温热,偏于温热则热毒鸱张。"所谓不宜偏者,说明在临床实际中必须掌握辨证论治的原则。《素问》所谓:"治寒以热温而行之,治热以寒凉而行之。"也是说明因证施治不能偏执的明证。

再重复来说,柽柳为透发麻疹之妙药。风寒外束者麻黄、柴胡并不禁用,血行壅滞而透发不起者可用当归。升麻、葛根有升阳解毒之功，更有"陷者举之"之妙，热较重者"银翘""桑菊"尽可应用，甚者初起即热毒炽盛，则化斑汤之辛甘凉剂早用无妨，若当用而不用每致贻误病机，若不当用而用之，亦每使病情恶化，是亦看病情趋势如何为转变耳。兹举数则治例，用以说明用药应依病情作根据。

案1 杨某，男，1岁半。

初诊（1964年5月13日）：体温39.6℃。麻疹2日，头面身上布点稀疏，咳嗽气逆，喘息痰鸣，鼻流清涕，烦躁口渴，整夜不眠，脉浮大，舌黄厚。此风邪外束，肺气失宣，热毒内壅不能向外宣泄，颇虑麻毒攻肺。急拟宣肺疏表，冀麻得透达，气逆可平。

处方：麻黄五分，垂丝柳三钱，北杏三钱，生石膏四钱，甘草五分，前胡一钱，桔梗一钱，牛蒡子三钱，黄芩钱半，连翘三钱，冬桑三钱，赤芍二钱。

二诊（1964年5月14日）：体温39.2℃，麻疹密布，下肢略疏，咳嗽喘逆痰鸣大减，口渴引饮，舌黄质绛。里热炽盛，津液受灼，再以宣肺透达，参以清里养津。

麻黄五分，生石膏四钱，北杏三钱，甘草五分，牛蒡子三钱，苇茎五钱，冬桑三钱，知母三钱，玄参三钱，生地四钱。

三诊（1964年5月15日）：体温37.8℃。麻疹头面部分渐回，喘逆大减，咳嗽仍频，大便未行，舌苔渐淡红。再拟肃肺清里。

处方：薄荷五分（后下），北杏三钱，牛蒡子二钱，陈皮三钱，川贝钱半，冬桑三钱，芦根五钱，玄参三钱，枇杷叶三钱，甘草五分。调治而愈。

案2 刘某，男，9个月。

初诊（1964年4月30日）：麻疹2日，项后、面上隐隐可见，大便色青，一日十余次，咳嗽口渴，脉滑数，舌苔黄腻。由于肠胃积滞，热毒壅闭，胃主肌腠，胃气不和，肌腠闭塞，麻不易出。拟升发和胃兼以清解。

处方：升麻五分，葛根三钱，黄芩钱半，赤芍二钱，枳壳五分，前胡一钱，北杏二钱，山楂子三钱，金银花三钱，连翘三钱，木通二钱。

二诊（1964年5月1日）：体温39.4℃。麻疹透出较密，大便次数已减，每日仍约十次。

处方：升麻五分，葛根三钱，黄芩钱半，赤芍二钱，桔梗一钱，枳壳五分，金银花三钱,连翘三钱,竹叶三钱,车前三钱。

三诊(1964年5月2日):体温37.2℃。麻疹透至足部,下肢稀疏,大便次数减少,每日五六次,仍咳。

处方:葛根二钱,黄芩钱半,桔梗一钱,北杏二钱,赤芍二钱,枳壳五分,北紫草三钱,金银花三钱,连翘三钱,通草钱半。

加减调治而瘥。

案3 黄某,女,2岁半。

初诊(6月3日):体温38.4℃。项后、面上麻点不显,咳嗽流涕,形瘦骨立,肌肤槁燥,据其母诉此孩系双胞胎,先天本已不足,在患麻疹之前又患疳积月余,后天亦属失调。指纹晦紫,舌淡红。体弱、血行壅滞,拟升发之中兼以活血解毒。

处方:升麻五分,葛根二钱,荆芥钱半,当归钱半,赤芍二钱,川红花五分,连翘三钱,前胡一钱,木通二钱。

二诊(6月4日):体温38.7℃。麻疹面部透出稀疏,色紫不鲜,体虚毒盛,防其多生枝节。

处方:升麻五分,葛根二钱,当归钱半,赤芍二钱,红条紫草三钱,川红花五分,连翘三钱,金银花三钱,牛蒡子三钱。

三诊(6月5日):体温37.8℃。麻疹头面身上密布,下肢稀疏,口渴引饮,舌绛。

处方:前方去升麻、葛根加生地四钱。

四诊(6月6日):体温38.5℃。麻疹足部亦密布,目多眵,口干舌绛,热留血分。

处方:地骨皮三钱,生地三钱,麦冬二钱,玄参三钱,当归钱半,白芍二钱,赤芍钱半,知母二钱,冬桑三钱。

五诊(6月7日):体温37.1℃。麻疹已回,热解,咳嗽,胃纳未开。

处方:前方加生麦芽三钱调理而愈。

案4 陈某,女,1岁。

初诊(4月15日):体温39.5℃。麻疹4日,透至足底,嫩红成片,初期曾用垂丝柳等透发,后虽改用辛凉,但麻疹出齐后壮热,持续不解,闭目嗜卧,脉洪数,舌绛。热毒炽盛,津液受劫,予甘寒苦寒撤热生津,兼以开窍。

处方：生石膏五分，知母三钱，生地五钱，玄参四钱，金银花四钱，牡丹皮二钱，黄连一钱，芦根五钱，紫雪丹三分（化服）。

二诊（4月16日）：体温38.8℃，麻疹渐回，热降，已能启目眮视，咳嗽频频，口糜舌烂，热毒尚盛。再与前方去黄连，加北杏三钱。

三诊（4月17日）：体温37.3℃，热解口渴思食。前方去紫雪丹，加花粉四钱而愈。

（《广东医学（祖国医学版）》，1965年第1期）

缪希雍治疗泄泻临床用药特色探析

南京中医药大学　　丁　亮　陈涤平　肖　燕　李文林

缪希雍治病多奇中，被后世医家奉为虞山医学流派之鼻祖。其一生著述颇丰，现今存世的代表作有《神农本草经疏》《先醒斋医学广笔记》《本草单方》等。泄泻是以排便次数增多，粪便稀溏或完谷不化，甚至泻出如水样为主要临床表现的一种病证。现代医学中急性肠炎、炎症性肠病、肠易激综合征、肠道肿瘤等导致的腹泻，均可参照该病证进行辨证治疗。笔者通过研究缪仲淳著作中有关泄泻的内容，发现其治疗泄泻有独到的经验，现列举如下，以飨同道。

一、安胃补脾，升清利尿

外感寒湿、湿热之邪，或误食馊腐不洁之物，或忧郁恼怒，精神紧张，又或久病失治，脾胃虚弱，均易导致泄泻。而湿困脾土，肠道功能失司是泄泻发生的关键所在。故仲淳认为，治疗泄泻"宜安胃补脾，升利小便"，即采用安胃补脾，升举清阳，通利小便等法以治疗泄泻。临床常用药有人参、茯苓、莲肉、白扁豆、白术、车前子、升麻、橘红、藿香、木瓜、葛根、炙甘草等。

仲淳以安胃补脾、升清利尿调治泄泻,方如茯苓三钱,炒白术二钱,炙甘草一钱,炒车前子三钱,陈皮二钱,升麻五分,葛根一钱,生姜三大片,炒砂仁一钱,川黄连一钱五分(姜汁炒,如无湿热者去之)。方中茯苓、炒白术、炙甘草、生姜安胃补脾;陈皮、砂仁理气,使补而不滞;升麻、葛根升阳止泻;炒车前子淡渗祛湿。

二、善用单方,博采众长

仲淳十分热衷于单方的应用,著有《本草单方》一书。该书为我国清代以前单方、验方之大全,其中不乏仲淳治疗泄泻的有效单方。

如仲淳遇"肚腹微微作痛,痛即泻,泻亦不多,日夜数行,患此两月,瘦怯尤甚,用消食化气药俱不效,采用僧人授方:用荞麦面一味作饭,连食三四次即愈"。《食疗本草》有载:"荞麦,味甘平,寒,无毒。实肠胃,益气力。"又如夏英公病风客胃泄,太医以虚治不效,后饮以民间单方藁本汤而止。《本草汇言》有云:"藁本,升阳而发,散风湿,上通巅顶,下达肠胃之药……兼治老人风客于胃,久利不止。"再如欧阳公患暴下洞泄,国医不能治,后买市人药一帖进之而愈,重金叩求其方,乃用车前子一味为末,米饮服二钱匕。车前子,甘寒滑利,性主降泄,通畅下焦气机,能利水湿,分清浊而止泻,即利小便以实大便,尤其适用于小便不利之水泻,仲淳谓其"治暴泻神效"。

三、湿盛洞风,风药治之

长夏湿热令行,若岁湿太过,脾失健运,水谷不化,清浊不分,肠腑传导失司,则民多病泄,可兼见胸腹满闷,口不渴,或渴不欲饮,舌苔厚腻,脉濡缓等。仲淳认为,此时"当专以风药",盖风能胜湿也。风药是指味辛质轻,药性升浮,能祛风解表,治疗外感风邪病证的一类药物。仲淳常用于治疗泄泻的风药有羌活、防风、升麻、柴胡、白芷等。

《素问·阴阳应象大论》曰:"春伤于风,夏生飧泻。"风中于表,邪气流连,内应于肝,肝气乘脾,故发为洞风。所谓洞风,是指由于感受风邪,以发病急速,肠鸣有声,泻下完谷不化为主症的一种病证。仲淳以为,该病证"宜先以风药发散升举之"。洞风之疾，乃因伤于风而发，仲淳先以风药祛风邪，去除病因，然后用人参、黄芪补益脾胃之气；再用白术健脾燥湿；茯苓利水渗湿；大枣补中益气而养血；肉桂辛甘大热，散寒止痛。以上诸药，安胃补脾，防肝木太过而伤脾土。再用芍药、甘草，酸甘化阴，调和肝脾，缓急止痛。

四、五更肾泄，脾肾双补

泄泻日久，肾阳虚衰，火不暖土，每于五更或天明阳气未振之时肠鸣腹泻，即为肾泄，又称为五更泻。此病证服补脾胃药多不应，历来医家如薛己、王肯堂、汪讱庵等多推重四神丸，盖因其主要病理系肾阳虚衰，命火不足，但脾虚亦是重要因素。虽四神丸也兼顾脾胃，然毕竟偏重于补肾，效者有之，不效者屡见。仲淳有鉴于斯，创制脾肾双补丸以治肾泄。该方由人参、莲肉、菟丝子、五味子、山茱萸、怀山药、车前子、肉豆蔻、橘红、砂仁、巴戟天、补骨脂组成。

梁溪一女人茹素，患内热，食则肠鸣，每于清晨腹泻，仲淳以脾肾双补丸内去肉豆蔻，以白芍代之，另加白扁豆予之，立愈。方中人参、莲肉、怀山药、橘红、砂仁补脾，菟丝子、五味子、山茱萸、巴戟天、补骨脂补肾，且脾肾双补而不忘利水；车前子利水渗湿，使邪有出路。又因本例患者有内热，脾气阴两亏，故又以白芍酸寒敛阴代替肉豆蔻辛温涩肠，外加白扁豆健脾化湿。药证相应，切中病要，故能效如桴鼓。

缪希雍治疗中风用药特色

河南中医学院　　陈　飞

中风，又名卒中，其发病急骤，症见多端，变化迅速，明代著名医家缪希雍在前人论中风的基础上，提出新的观点，在遣方用药上，独辟蹊径，颇获效验。

一、病因病机

缪氏对中风辨真假内外，认为在"无刚烈之风"的长江以南地区，中风"多痰多热，真阴既亏，内热弥甚，煎熬津液，凝结为痰……热急生风，亦致为猝然僵仆"，表现为或不省人事，或口眼歪斜，或语言謇涩，或半身不遂。发病先期，多表现为内热证候，如口干舌苦，大便秘结，小便短涩等。缪氏在吸收刘完素、李东垣二人学说基础上提出"内虚暗风"之说，认为"内虚暗风，确系阴阳两虚，而阴虚者为多，与外来风邪迥别"，内虚即阴虚，暗风即内风，该学说的提出对其用药产生了很大的影响。

二、用药特点

1. 甘润清灵，平息内风 缪氏认为治疗中风，"法当清热、顺气、开痰以救其标，次当治本，阴虚则益血，阳虚则补气，气血两虚则气血兼补，久以持之"。其用药：清热不用苦寒之品，而多用天冬、麦冬、甘菊、白芍、天花粉、童便；顺气多用苏子、枇杷叶、橘红、郁金、白蒺藜；开痰多用贝母、白芥子、竹沥、荆沥、瓜蒌仁；益阴多用何首乌、石斛、菟丝子、天冬、甘菊、生地、白芍、枸杞子、薯蓣、梨汁、霞天膏、麦冬、五味子、牛膝、人乳、阿胶；补阳多用人参、黄芪、巴戟天、鹿茸、大枣。综观上述用药，多甘润清灵或酸甘柔润，益阴清火，平息内风。补阳也避附桂辛热，其云："忌汗、吐、下，大忌破气，温热，苦寒，及一切治风湿辛燥发散……行血诸药，慎勿犯之。"如麝香、苏合香、檀香、龙脑香、安息香等辛散之品。

2. 保护胃气，培补后天 缪氏十分重视调理脾胃，保护胃气，培补后天。如用人参、橘红、茯苓、麦冬、白芍等调理胃气；以牛膝、白芍、酸枣仁为主，配生地、枸杞子、茯苓补脾阴。其云："谷气者，譬国家之饷道也，饷道一绝，则万众立散；胃气一败，则百药难施。"又云："夫胃气者，即后天元气也，以谷气为本，是故《经》曰：脉有胃气曰生，无胃气曰死。""治阴阳诸虚，皆当以保护胃气为急。"胃气充盈，后天得补，一则元气不绝，二则阴津化生有源。故清人姜天叙曾说："缪仲淳取用白蒺藜、菊花、首乌等一派甘寒之品，虽无近效，而阴虚内热之人，诚可恃也，不可因平淡而忽视之。"

3. 重视炮制，提高药效　缪氏亦十分重视药物的加工炮制，并具有较完善的炮制工艺，如药物的净选，麦冬强调去心，枸杞子要去枯者及蒂等。药物去除杂质和非药用部分，更有利于保证疗效，减少毒副作用。并采用多种辅料进行炮制，如蜜、酒、人乳等。如五味子去枯者，打碎，蜜蒸烘干；牛膝去芦，酒蒸；何首乌九蒸九晒，人乳拌至一倍、两倍等。药物通过炮制，往往发生药性的改变，引药归经，提高药效或产生新的疗效。

4. 善用单方，多法并用　缪氏在《本草单方》卷一中记载了近40个治疗中风的单方、验方，以及多种手法的运用，简便有效。如暗风卒倒，不省人事，可把细辛研末吹入鼻中；若中风痰厥，僵仆，牙关禁闭者，可取白梅肉揩擦牙龈，涎出即开；中风口歪，可以苇筒长五寸，一头刺入耳内，四面以面团密封使不透风，一头以艾灸之七壮，患右灸左，患左灸右。

5. 汤丸配合，适时服用　缪氏治疗中风除用汤剂外，还配合丸剂共服。汤剂吸收较快，作用也强，但药力不够均匀；丸剂虽然作用缓慢，但药力持久，使用方便。两者互有利弊，若汤丸配合，可大大提高疗效。如在丁元荐中风一案中，既用天冬、鲜沙参、白芍、甘菊、连翘、竹沥、天花粉等药煎汤汁服以养阴清火，又用黑芝麻、桑叶、生地等药如法制丸同服，以和血滋阴。汤丸配合得当，互补不足，增加了疗效。在服药方法上，缪氏主张"饥时服""空心饥时各一服"，意在增加人体对药物的吸收，取得最佳疗效。

总之，缪希雍宗前贤之说，参切身体验，对中风见解独特，用药独树一帜，多有可法之处。

（《河南中医》，2004年第24卷第5期）

缪希雍白芍平肝法浅析

浙江中医药大学　李晓寅　陆海峰　俞欣玮

缪希雍悬壶于江浙两省，《先醒斋医学广笔记》（下称《广笔记》）和《神农本草经疏》为其传世之作。缪氏的伤寒时地议、内虚暗风说、脾阴说、吐血三要法等理论，承前启后，影响深远。缪氏治伤寒，宗刘河间、朱丹溪之余绪，临证善用清润；缪氏治脾胃，用药主张甘润清灵，对叶桂创立胃阴说有所启示；缪氏治中风，倡"内虚暗风"之说，承朱丹溪"湿热相火，中痰中气"之意，主张清热开痰救标，滋阴补血治本；缪氏治吐血，反对专用苦寒，提倡用药柔润，提出"宜降气，不宜降火"之说。综观缪氏之学，主流源于刘河间、朱丹溪一派，但又有自己的创新发挥，用药主张甘润、养阴、清灵，处处顾及脾胃，时时固护津液。

白芍，首载于《神农本草经》，历代均为医家常用药物，多用于"缓中，治水气"，"中恶腹痛，腰痛"及"胎前产后诸疾"。但其平肝柔肝的功效，在历代本草著作中少有提及，直至《中华人民共和国药典》中，始有白芍可"平肝止痛"的记载。而缪氏在运用白芍方面颇有心得，在《广笔记》中，共载 102 方，其中应用到白芍的多达 43 方，广见于全书各卷、各种病证的治疗中。现仅就缪氏用白芍平肝柔肝的特点，兹掇其要，探讨如后。

一、酸甘合用，缓肝益脾

缪氏立足于临床，根据当时时气、方土、风俗等实际出发，提出了"脾阴学说"，突破了传统中医理论中脾为阴脏、脾为太阴及脾为至阴的藩篱。其治脾特点有三：① 调理胃气，注重甘润清灵，多用人参、白扁豆、酸枣仁、白芍。② 补益脾阴，主张酸甘柔润，常以石斛、木瓜、牛膝、白芍为君。③ 治脾注重调肝，多用沙参、麦冬、白芍等。上述 3 个用药特点中均论及白芍，可见缪氏遣方用药中常用白芍以缓肝益脾。《素问·藏气法时论》曰："肝苦急，急食甘以缓之……酸泄之。"缪氏在其本草学著作《神农本草经疏》中论芍药："专入脾经血分，能治肝家火邪，故其所主收而补，制肝补脾，陡健脾经。"酸主收敛，酸味入肝胆，而肝藏血，甘能补中益气，酸能生血，甘酸合用，不仅能够补肝脾阴，还可缓肝急，泻肝实，肝气平则克脾自少，使"肝无不平之气，肝和则不能贼脾土"。缪氏这一酸甘化阴的治脾阴大法，不仅补充了李东垣论治脾胃偏主阳气升发而忽视脾胃之阴的不足，同时又成为清代医家叶桂养阴学说的张本。

《广笔记》卷之二《脾胃篇》中，缪氏治胃脘痛，便在橘红、白豆蔻为君的基础上，佐以酒炒白芍四钱、炙甘草四分，酸之白芍，甘之甘草，二者合用，则可补益脾胃,缓肝止痛。

二、滋阴降火,降气平肝

缪氏认为,肝木属刚脏,"为将军之官",不受制约,其性升发开展,喜条达恶抑郁,喜散恶敛,以血为体,以阳气为用,体阴而用阳。肝木升发适度则气血流通,五脏安和,一旦升发太过或不及则"诸病多自肝来"。缪氏治肝,紧紧把握肝脏的生理特性,注重肝木易升易动,阴易亏阳易亢,气常有余体常不足的病理特点,组方用药力避刚烈克伐,主张清灵甘缓,多从清降入手,喜用甘寒、酸寒佐用辛散。缪氏认为白芍"酸寒能泻肝",同时质地柔润,使脏阳充而不刚,畅达疏泄。而对于阴亏血耗所致的虚火升浮,缪氏参用降气之法,认为"虚则气升,故法宜降","气降则火自降,火降则气归元"。缪氏论白芍"酸敛入阴",可"敛逆气,理中气"。缪氏降气重用白芍,既可滋阴降火,又可平肝降气,又兼质地柔润,此等濡润之剂与养阴法并进,使得肝不妄升,阴阳平秘,"气火自降","血火自潜",同时兼顾固护津液,力避苦寒伐胃。缪氏"益阴宜远苦寒"的认识,对后世温病学派滋阴思想的形成亦有着重要影响。

《广笔记》卷之一《中风篇》中,缪氏论治内虚暗风,"法当清热顺气,开痰以救其标;次当治本,阴虚则益血,阳虚则补气,气血两虚则气血兼补,久以持之",且"治痰先清火,清火先养阴,最忌燥剂"。处方以苏子、橘红为君,顺气消痰,又配之以白芍。缪氏明确提出:"初清热则天门冬、麦门冬、甘菊花、白芍药、白茯苓、栝蒌根、童便。"取白芍药性微寒,既有清热滋阴之功,又有降气平肝之效。

三、凉血补血,制肝柔肝

缪希雍著名的"吐血三要法"对后世治疗血证影响深远,可广泛运用于诸多血证之中。其治吐血,认为其主要病机为阴虚火旺,迫血妄行,以及肝气升发太过,肝不藏血,气逆火升刑于肺金,伤于血络。治吐血三法可概括为"宜行血不宜止血""宜补肝不宜伐肝""宜降气不宜降火"。"宜补肝不宜伐肝"一则,充分体现了缪氏柔肝的思想。对于阴虚火旺,缪氏明确提出阴虚治法"宜生精补血,兼清虚热,敛摄,酸寒,甘寒,甘平,咸寒,略兼苦寒",主张以生精补血为主。白芍"味苦、酸,平,微寒",凉血补血,益水添精,既能滋养阴血,又可扶持脾土，"酒炒为君，佐为炙甘草，为健脾最胜之剂"，"肝脾和，阴血旺"，则火自熄。无怪缪氏有云："芍药、甘草是血虚之圣药也。"

通读《广笔记》卷之二《妇人篇》可见，凡血虚证，缪氏均遣白芍。治血虚经行后期太甚，半边头疼，更以白芍为君，滋阴补血，凉血平肝。《神农本草经疏》卷八《芍药篇》中，缪氏提出酒炒白芍配以炙甘草，能治血虚腹痛；同当归、炒黑干姜、续断、麦冬、五味子共用，可治产后血虚发热；另与白芷、甘草配伍，可治痘疮血虚发痒。

而对于肝气升发太过，缪氏认为："肝为将军之官，主藏血，吐血者肝失其职也，养肝则肝气平则血有所归。伐之则肝虚不能藏血，血愈不止矣。"所谓伐肝，指过用香燥辛热之品劫夺肝胃之阴，使得肝经气火更旺。缪氏用药，一改过去辛燥之品劫伐肝阴的风气，提倡使用柔润之品，云："仲醇立论，专以白芍、炙甘草制肝。"白芍味酸入肝，炙甘草味甘入脾，酸甘化阴则肝阳得制。由此可见，芍药既可补精血涵肝阴以养肝，又可酸甘化阴抑肝阳以制肝，使得气平血凝，不再外溢。

《广笔记》卷之二《吐血篇》中，缪氏治吐血所遣煎方，以枇杷叶、麦冬、贝母清肺，以番降香、苏子下气，佐以白芍、甘草平肝，用药甘寒而非苦寒，亦无当时治吐血"专用人参"的痼习，降气而不伤脾胃，平肝而不伐肝阴。纵观缪氏治血方中所用白芍，可谓养阴清热并重，平肝补血并举。

由以上可见，缪氏对白芍的运用广见于他的整个医学理论体系，见肝之病可说必用白芍。肝不足者用之可补；肝太过者，用之可抑。总使顺肝之所喜，使之畅达疏泄。同时讲究配伍，注重炮制，对后世白芍的应用研究产生了极大的影响。

（《江西中医药大学学报》，2014 年第 26 卷第 2 期）

缪希雍临证运用石膏剂规律浅析

山西中医学院　　王　军

缪希雍，字仲淳，号慕台，我国明代著名医家，其学术观点、治病经验、用药心得多不泥于古,善能化裁,且独树一帜。其在外感热病方面所取得的成就在中医学外感热病论治的发展过程中有承前启后的作用,对清代温病学说的发展有深远的影响。缪氏在创造性地提出外邪从口鼻而入基础上,临证善用石膏剂清解阳明之火,运用出神入化,为治疗伤寒、温病、痧疹开拓了新的思路。

一、外邪侵袭,口鼻而入

缪氏经过长期的临床观察与分析研究,在《先醒斋医学广笔记》中首先提出外感病,无论伤寒、温疫,"凡邪气之入必从口鼻",打破了千年以来外感之邪"邪从皮毛而入"的桎梏,为温病学病机学说奠定了理论基础。缪氏认为:"手阳明经属大肠,与肺为表里,同开窍于鼻;足阳明经属胃,与脾为表里,同开窍于口。"将口鼻作为肺胃之门户,故"伤寒、温疫,三阳证中往往多带阳明者"。

二、治疗疾病,独重阳明

在伤寒的病变性质上,缪希雍认为外感伤寒六经中以热证为多,这不仅指三阳多为热证,而且由三阳传入三阴者病也属热。具体治疗上,他重视阳明,主张以清润为原则,清其邪热,擅长用石膏之剂。缪氏认为石膏"辛能走外,而解肌热,寒能沉降,清肺泻火,兼具解表清里之功",故为首选之品,遣药中每每配用麦冬、知母,常用竹叶石膏汤、白虎汤。

1. 治太阳病,顾及阳明 缪氏居于江南之域,气候温和湿润,时人形体柔弱,故治疗太阳病,多弃麻桂而不用,主用羌活汤。但又指出:"如病人自觉烦躁,喜就清凉,不喜就热,兼口渴,是即欲传入阳明也。若外证头疼,遍身骨疼不解,或兼口渴,鼻干,目疼,不得卧,即系太阳阳明证。羌活汤中加石膏、知母、麦冬,大剂与之,得汗即解。如自汗,烦躁,头疼,遍身骨疼不解者,羌活一钱,桂枝七分,石膏一两二钱,麦冬六钱,知母三钱,竹叶一百二十片,白芍药二钱,甘草八分。"

如治庄敛之一庄仆,因受寒发热,头痛如裂,两目俱痛,浑身骨内疼痛,下元尤甚,状如刀割,不可堪忍,口渴甚,大便日解一次,胸膈饱胀,不得眠,已待毙矣。敛之以其证来告,为疏一方:干葛三钱,石膏一两半,麦门冬八钱,知母三钱半,羌活二钱半,大栝蒌半个连子打碎,枳壳一钱,桔梗一钱,竹叶一百片。河水煎服,四剂而平。此太阳阳明病也。贫人素多作劳,故下体疼痛尤甚。以羌活去太阳之邪,石膏、竹叶、干葛、知母、麦门冬解阳明之热,瓜蒌、枳壳、桔梗疏利胸膈留邪,故遂愈。

2. 治阳明病,大剂清润 阳明之经多气多血,津液所聚而荫养百脉,阳明病易于化热伤津。对正阳阳明病者,缪氏提出治阳明宜急解其表,取白虎而加以化裁为竹叶石膏汤(竹叶、石膏、知母、麦冬),大剂与之。不呕无汗,与葛根汤,亦须大剂。若渴欲饮水,舌燥者,白虎汤加人参主之。此外阳明病发狂,弃衣而走,登高而歌,便结者,以承气汤驱下之;便不结者,大剂白虎汤灌之。

治章衡阳铨部患热病,病在阳明,头痛,壮热,渴甚且呕,鼻干燥,不得眠,诊其脉洪大而实。仲淳故问医师。医师曰:阳明证也。曰:然。问所投药?曰:葛根汤。仲淳曰:非也。曰:葛根汤非阳明经药乎?曰:阳明之药,表剂有二:一为葛根汤,一为白虎汤。不呕吐而解表,用葛根汤。今吐甚,是阳明之气逆升也,葛根升散,故用之不宜。白虎汤(硬石膏、知母、甘草)加麦门冬、竹叶,名竹叶石膏汤。石膏辛能解肌,镇坠能下胃家痰热,肌解热散则不呕,而烦躁壮热皆解矣。遂用大剂竹叶石膏汤疏方与之,临别去,嘱曰:斯时投药,五鼓瘥;天明投药,朝餐瘥。已而果然。或谓:呕甚,不用半夏何也?仲淳曰:半夏有三禁,渴家、汗家、血家是也。病人渴甚而呕,是阳明热邪炽甚,劫其津液,故渴;邪火上升,故呕。半夏辛苦温而燥,有毒,定非所宜。又疑其不用甘草,何也?曰:呕家忌甘,仲景法也。

缪氏不仅将石膏之剂用于正阳阳明病,温热、暑、疟病等各门,亦多以阳明经病主证,力倡以石膏为主方来解肌退热。

如治庄敛之妾患疟,寒少热甚,汗少,头痛,不嗜饮食。余为诊,脉洪数而实。用麦门冬五钱,知母三钱五分,石膏一两五钱,竹叶六十片,粳米一撮,橘红一钱,牛膝一两,干葛三钱,白茯苓三钱,白扁豆三钱。三剂不应。忽一日,凡寒热者再昏迷沉困,不省人事,势甚危急。敛之过余云:恐是虚脱,前方石膏、知母、竹叶似近寒凉,非其治也。余亦心疑,为去石膏等,而加人参二钱。

已别矣，余追想前脉的非属虚，急令人往嘱，令其将参煎好，勿轻与服，待按脉加斟酌焉。次早往视其脉，洪数如初，急止人参勿服，惟仍用前方而加石膏至二两，何首乌五钱，令其日进二剂，疟遂止。

3. 治三阴病，不忘阳明　三阴之证治有二：一者由寒邪直中阴经而致，"必元气素虚之人，或在极北高寒之地，始有此证"，治宜温补。二者发于三阳，邪热传入于里，虽云阴分，病属于热，粪犹未结，宜清其热，渴者用白虎汤、竹叶石膏汤。

4. 重视热化，速逐热邪　缪氏临证重视热化，论治善用清润，强调速逐热邪。曾云："邪在三阳，法宜速逐，迟则胃烂发斑；或传入于里，则属三阴。邪热炽者，令阴水枯竭，于法不治矣，此治之后时之过也。"由于热邪传变迅速，治不及时，极易入营动血，导致胃烂发斑，故应迅速截其病势，避免病邪深入下焦肝肾，劫夺阴液。

三、治疗痧疹，清凉发散

缪氏认为痧疹之本在于手太阴肺、足阳明胃二经之火热发而为病，并将其症状总结为：咳嗽多嚏，眼中如泪，多泄泻，多痰多热，多渴，多烦闷，甚则躁乱咽痛，唇焦，神昏。对于痧疹治疗，缪氏提出不宜依证施治，惟当治本。"本者，手太阴、足阳明经之邪热也。解其邪热，则诸证自退矣。"以清凉发散为法，药用辛寒、甘寒、苦寒以升发之。惟忌酸收，最宜辛散，误施温补，祸不旋踵。将石膏、荆芥穗、干葛、西河柳、麻黄、鼠黏子列入辛散药内。痧疹多喘，喘者热邪壅肺，此时不宜使用定喘药，以免敛邪，惟应大剂竹叶石膏汤加西河柳、玄参、薄荷等。若热势甚者，即用白虎汤加西河柳，清解肺胃热邪，切忌过用升麻，服之必喘。

如治贺知忍少子病痧疹，家人不知，尚以肉饭与之。仲淳适至，惊曰：此痧疹之极重者，何易视之？遂以西河柳两许，杂以玄参三钱，知母五钱，贝母三钱，麦门冬两许，石膏两半，竹叶七十片，二剂而痧尽现，遍体皆赤。连进四剂，薄暮矣。知忍曰：儿今无恙乎？仲淳曰：痧虽出尽，烦躁不止，尚不可保。再以石膏三两，知母一两，麦门冬三两，加黄芩、黄连、黄柏各五钱，西河柳一两，竹叶二百片，浓煎饮之，烦躁遂定而瘥。

四、注重炮制，斟酌用量

缪氏在《先醒斋医学广笔记》炮制大法中对石膏炮制之法进行了详细描述："石臼中捣成粉，以密绢罗过，生甘草水飞过，水澄，令干，重研用之。"并对不同修治的石膏之用提出："作散者煅熟，入煎剂半生半熟，鸡子为之使。"对于石膏剂量，缪氏常用 30 g 左右，重者 100 g 左右，甚有一日夜连服共达一斤左右者。

缪氏临证重视热化，用石膏剂立足清润，不仅用于阳明病的治疗，对太阳病欲传阳明、三阳入里化热发于三阴者，皆倡用之。且注重速截热势，唯恐热盛伤津，扩大了白虎汤、竹叶石膏汤的适应证范围。缪氏既察《伤寒》之旨，又扬后世温病学说之长，注重临床实践，临证运用石膏之剂，配伍精当，取尽其功；药以攻病，不拘剂量；见解独到，颇具心得，值得后世学习借鉴。

（《山西中医学院学报》，2012 年第 13 卷第 3 期）

缪仲淳运用石膏、黄连的经验

上海市崇明县中心医院　　姜达歧　蔡丽乔
江苏省常熟县中医医院　　江一平

读明代缪仲淳《先醒斋医学广笔记》一书（以下简称《笔记》），观其治病见解，用药法度，颇能启迪后学。现就我们管见所及，将缪氏善用石膏、黄连之经验，略作简介。

一、解肌退热，擅用石膏

自刘河间提出温病与伤寒治法有别，温热病需用辛凉药，缪氏继承这一学说，亦认为温热病起即头痛发热，口渴，恶寒不甚，早期即有阳明经热征象，故其论温热、暑、疟病等各门，每突出阳明经病主证，主张用以石膏为主之方来解肌退热。例如治疗章衡阳案：患热病，病在阳明，头痛壮热，渴甚且呕，鼻干燥不得眠，脉洪大而实，用白虎汤加麦冬、竹叶等味药治之而获效，并阐述理由说："石膏辛能解肌，镇坠能下胃家痰热，肌解热散则不呕，而烦躁壮热皆解矣。"对儿科麻疹的治疗，他提出当以清凉发散为主，惟忌酸收，并将石膏与麻黄或西河柳配伍，列入辛散药内。认为痧疹多喘，喘者热邪壅肺，惟应大剂竹叶石膏汤加西河柳、玄参、薄荷等。他的治疗经验证实了石膏配伍在辛散药中的解表透疹功效，他对于《名医别录》中所云"解肌"两字，可以说是领悟甚深，阐发独多。

此外，他在应用石膏配伍方面，也有独特经验。例如：凡体虚汗多口渴者，每加人参，以收热退津回之功；温邪热留肠胃，仍有表证未解者，用白虎加淡豆豉以解表透热，往往得汗而解。这些都值得我们借鉴、效法。

缪氏用石膏，以生用打碎入煎，剂量一般常在30g之间，重者一次量有达100g者，甚有一日夜连服共达一斤左右者。如治于润父妻妊娠九月，患阳明证头疼壮热，渴甚，舌黑有刺，一日夜用石膏至十五两五钱病愈。在章衡阳病案中还提出："虏荆非六十万人不可，李信二十万则奔还矣。"以比喻用药如用兵，病重药轻，则无济于事。同时，缪氏对于石膏的应用又极为谨慎，并无妄行滥用之嫌。昧者不识其因，对缪氏擅用石膏妄加非议。如《温热经纬》引王予中之《白田集》云："目击受石膏之害者甚多，深以缪仲淳……为不可法。"此乃未得缪氏用药真谛耳。缪氏论断赵和斋误用石膏说："无汗发热，非阳明症，何得用石膏……真气已脱，必不可救，时犹以予言妄，不两日而毙矣。"足以证之。

二、解毒治痢，重用黄连

黄连为治痢要药，历代诸家本草俱有记载。缪氏治痢，列有基本三方：一曰滞下如金丸，二曰护心夺命丹，三曰滞下丸。三方都以黄连为主药，滞下如金丸更是用独味黄连制成，只是在治疗各种不同类型的痢证时，又用相应药物煎汤送服，如胃弱用橘红、莲子、人参、升麻；腹痛用芍药、甘草、黄柏、升麻等。每次吞服四钱,相当于 12 g。一般来说,黄连具苦寒之性,吞服用量如此之多,难免有伤胃劫液之弊。然须知缪氏用此,对其炮制与配伍(包括上述配用他药煎汤送服)极为重视,如滞下如金丸,黄连先用姜汁浸,再隔土如法炒九次,然后研细用姜汁水泛为丸。护心夺命丹则以黄连切片后拌好酒,同吴茱萸浸两宿,瓦上炒干后再分开,萸、连各贮。如治白痢,每三两加吴茱萸一两,再和以他药为丸。滞下丸治赤痢,用黄连与湿槐花同炒后去槐花。这种炮制方法,实可减少药性副作用,有利于提高疗效。所以《笔记》说:"予家夏秋患此甚众,辄依前方疗之,岁为常,并以应里中之索者,一一神验。"

缪氏对黄连的配伍应用亦极为重视,如对噤口痢,缪氏除用黄连以清肠道湿热外,又重用人参,佐以石莲子、甘草等药以扶胃气。如治黄聚川母,年八十余,偶患痢,胸膈胀满,绝粒数日,以升麻、人参、黄连、莲肉等药治之,用参至一两,诸子骇甚,不敢服,缪曰:迟则不救矣。一剂啜粥,再剂腹中响,一泄痢即止。后年九十余,体尚健也。足见参、连扶正祛邪、剿抚并施之功。

(《上海中医药杂志》,1982 年第 7 期)

试论缪希雍用童便的特色

湖南省望城县人民医院　　邱立新

童便的运用滥觞于神农氏,历代医家间有论及,至明代而达高潮,江苏名医缪希雍作为其中的主要代表,在《先醒斋医学广笔记》中对童便在临床应用、炮制法特别是治疗急症方面作了丰富而独特的经验论述,承前启后,颇具特色。兹介绍如下。

一、降火滋阴治血,巧用急症

童便为"极便极贱效验之药",仓促间随处可得,缪氏或用其大剂,或急则治标，或用于炮制，或用之单饮、调服、对服、和服、兼饮、煎服，或用以食疗，或迭经配伍，治疗多种危急重症。

童便降火泄热，世所公认。丹溪谓："凡阴虚火动，热蒸如燎，服药无益者，非小便不除。"缪氏论治中风有独到之处，根据因人、因时、因地的原则，认为病机多内虚暗风，治主"清热顺气开痰以救其标，次当治本"，童便为"初清热之要药"。如治"口角歪斜，右目及右耳根俱痛，右颊浮肿"之中风，辨为"内热生风及痰"，"治痰先清火，清火先养阴"，用麦冬、天冬、苏子、天麻诸清热顺气、息风化痰之品，河水煎后加竹沥、童便各一杯，霞天膏四五钱，童便滋阴除热。泄泻：食物下咽即泻，完谷不化，甚至大遗，月余未愈，大肉尽脱，危在旦夕。缪氏"诊其脉洪大而数"，脉症合参，辨为"火热所生病"。以黄连、白芍、橘红、车前子、扁豆、茯苓、石斛、甘草煎成后井水澄冷，加童便一杯，连服3剂，顿挫热病之势，疾愈大半。一人年三十三岁，"心腹饱满疼痛，直至脐下皆板，两胁空松不可言，腹寒即欲就火，火至稍睡痛止，大便不通，小便短缩似宿茶，日夜不卧"，起因与"嗜酒、善怒、劳碌"有关。缪氏辨为"虚火"，真热假寒，主张食疗用童便。治心肾不交厥证，起于"失意久郁及平日劳心"，症见"左足五趾麻冷，倏以至膝，便不省人事，良久而苏，乍醒乍迷，一日夜十余次"。他医"咸云痰厥"，缪氏力主"虚火"，"法当清热补心、降气豁痰以治其上"，暂服汤液方中石菖蒲，人乳和童便浸，以添清热之功。一妇热入血室，发狂欲杀人，缪氏先与童便清热定狂治其急，继以凉血行血、安心神药收功。痫证发病急骤，痫证方用香附醋浸、童便拌炒行气化痰，清火养阴。痘症为儿科急症，治一郎年十六，"因新婚兼酒食，忽感痘"，诸医束手，缪氏"视其舌多裂纹"，辨其"未曾解阳明之热"，以石膏、人参、麦冬为主，枇杷叶、橘红、竹沥、童便为佐，童便清阳明热。

童便滋阴降火止血，消瘀血，为治血证要药。在治血方面，缪氏之"三要法"名震古今，行血而止血、补肝、降气亦推崇童便。如治"王司丞孙之患吐血"，云"多服童便自愈"，不两月疾果瘳。治阴虚喉痛、喉间血腥气、声哑，用滋阴清咽之品加童便清热滋阴止血。缪氏治伤寒重阳明，童便能清阳明之热治出血疗伤寒。伤寒阳明病若误治发汗则衄血，缪氏用荆芥、葛根、麦冬、牡丹皮、蒲黄、白茅根、侧柏、生地凉血止血，兼饮童便。阳明病下血谵语者，此为热入血室，用上方去茅根、侧柏、生地浓煎，以童便兑饮。血崩为妇科急症，一妇"小产后阴血暴崩,作晕恶心,牙龈浮肿,喉咙作痛,日夜叫号不绝",缪氏曰:"此症失血过多,阴气暴亏,阳无所附,火空则发,故炎上,胸中觉烦热,所谓上盛下虚之候也。法当降气,气降则火自降矣,火降则气归元。"用麦冬、白芍、苏子、枇杷叶、青蒿诸降气降火之品,河水二钟半煎一碗,加童便一大杯,郁金汁十二匙,空心服,并嘱"时进童便一杯"。治"阴血暴崩、肝虚火炎"致产后发狂,缪氏令先饮童便一瓯而少止,再服龙齿、泽兰、生地、当归、牛膝、茯神、远志、酸枣仁、童便而愈。童便活血散瘀,可治多种急难杂症。一人患目珠痛如欲堕,胸胁及背如槌碎状,昼夜咳嗽,眠食俱废,自分不起。缪氏辨为"肺热而实,肝火上冲",痛乃瘀热所致,"令日进童便三大碗,七日下黑血无数,痛除",立缓病急,后用童便、竹沥、二冬等嚼化丸逾月而平。郁证本为慢性杂病,然某患"渐至痞胀,四年肌肉尽削,自分死矣"。病势危急,缪氏以当归、韭菜子、香附(童便炒)行气解郁活血而愈。香附(童便浸炒)行气活血止痛,童便活血止痛,缪氏用之疗诸痛症。而治胃脘痛验方用橘红、延胡索诸药及香附(童便炒)。某患因亡女而腰痛转侧艰苦,至不能张口受食,前医以肾虚及湿痰疗之均罔效,缪氏审因施治,取"木郁达之"法,用乳香、没药、肉桂、甘草、白芷、芍药、橘红及香附(童便浸炒);钱晋吾文学,腰痛甚,诊为"气郁兼有瘀血停滞",方用牛膝、归身、橘红、苏梗、香附(童便炒)之类,并嘱饥时加童便一大杯服,以散瘀血。治横生,产后痛甚较为常见,家宝丹产后调理方均用童便活血止痛。童便主治难产,赖其活血之功。用"益母草六两酒煎浓汁,加童便一大杯"。家宝丹"专治妇人产难,胎衣不下,胎死腹中",并兼治中风等急症,用何首乌、川乌、草乌、苍术诸品炼蜜为丸,酒化开和童便下。童便清热滋阴、养血消瘀,防治虚脱、血晕急症,为"产后圣药"。治产后虚脱兼防血晕,方用人参、苏子、鹿胶加水二碗,酒一碗煎至一碗,加童便一杯,预煎,候产下即服。预防血晕神方于"将产,预将荆芥穗末三钱,童便、沸汤各一杯所用。儿一产下,即将前末同童便入汤调服,永无血晕之病"。虚甚者,加人参、干姜、肉桂、附子,附子童便制以去火毒。治血晕方有家宝丹。

二、调经止带助产,功擅妇人

月经不调为妇科常见病,缪氏临证喜用香附(童便浸炒)调经种子,《丹溪心法》曰："香附，童便浸，晒干，治妇人夜热咳嗽，月经不调。"方如治妇人经不调、无子之加减正元丹、治妇人血虚经行后期方。童便浸制青蒿，可增强清热走血调经的作用。治血热经行先期方、治血虚经行后期方、治妇人血崩方均以青蒿童便浸。治血虚经行后期太甚、半边头疼，方用四物汤化裁煎，临服加童便一小杯，清热滋阴养血。对于产后病，缪氏谓"血晕及血不止，发热作渴，用童便一味，是产后圣药"，取清热滋阴、养血消瘀之功。治妇人血晕、产后腹痛如刀刺及产后诸病之家宝丹、产后调理方、预防血晕神方、治产后虚脱兼防血晕方，均用童便，其中预防血晕神方中还用附子童便制。

三、浸拌炒煮炙淬，辅作炮制

　　童便作为炮制液体辅料，用于改变药性，增强疗效或减少副作用，其中香附童便浸炒最为常见。缪氏《炮炙大法》云香附"去毛，以水洗净，拣去砂石，于石臼内捣去皮，用童便浸透，晒，捣用"，并谓"得童子小便良"。童便浸为主法，其次才是酒、醋等，可见缪氏颇为注重。《丹溪心法》曰香附童便浸，治"月经不调"，承丹溪之旨，缪氏用香附童便浸炒调经有两种情况：一是单纯浸炒，行气调经，清热养阴，如治血虚经行后期方；二是同艾醋浸二宿后童便浸炒，行气养血调经，如加减正元丹。李时珍谓香附"得童溲浸炒则入血而补虚"，缪氏据此用以止带、止汗。止带用香附醋浸二宿晒干后童便炒，止盗汗则香附童便浸炒。《仁术便览》云香附童便浸炒"治女人血气劳伤不足，心腹疼痛"，彰显其行气活血补虚之功。腰痛、胃脘痛属气郁血瘀者以及郁证，缪氏主"木郁达之"，用香附童便炒或童便浸炒。痫证方香附炮制别出心裁，先是醋浸，晒干，然后童便拌，瓦上炒，以行气化痰，清火养阴。

　　缪氏《炮炙大法》还记载了其他一些药物以童便炮制的一般方法。如青蒿采叶后用童便浸七天七夜后晒干，以增清热之力；治妇人血热经行先期方、治血虚经行后期方均用以清热调经；治女人血崩又丸方用其清热止崩。炉甘石"以炭火煅红，童便淬七次，水洗净，研粉，水飞过，晒用"，元《瑞竹堂经验方》谓其"治眼"。秦艽须"用童便浸一宿，至明出，晒干用"，功效与青蒿制类似，增治劳热之功。附子"用童便煮透尤良"，因其"畏童溲"，如预防血晕神方加味附子童便制。木贼草"童便浸一宿，焙干"，添清肝明目止血之效。穿山甲有多种炮制法,童便炙为其中一种,以清热活血通经。在临床应用时,缪氏有时还因病而施权变之法,如治心肾不交厥证之石菖蒲用人乳和童便同浸增强清热之效。

　　此外,童便亦用于治疗一些普通内科杂症,如治盗汗用香附童便浸炒入血补阴清火,治虚弱阴精不足用白茯苓、童便、鹿角胶等品,酒化炼蜜为丸久服,童便乃益阴之胜品。

（《中国中医急症》,2004 年第 13 卷第 5 期）

医学流派是伴随着众多的名医群体和创新的医学思想而形成的。吴中多名医，吴医多著述，吴门医派作为吴地文化中的一枝奇葩，中医药文化优势明显，历史遗存丰富，文化积淀厚实，在中国医学史上有着重要的地位。据不完全统计，吴门医派有史料记载的医家近2 000位，滕伯祥、薛辛、王珪、葛乾孙、倪维德、王履、薛己、缪希雍、吴有性、张璐、喻昌、李中梓、叶桂、薛雪、周扬俊、徐大椿、尤怡、王洪绪、曹存心、李学川、陆九芝、曹沧洲等是其中杰出的代表，这些医家群体给我们留下了1 900多部古医籍。

当代许多学者聚焦于吴门医派研究，阐述吴门医家的医学思想内核，钩沉其辨证理论与特点，归纳其疾病诊治规律与用药经验，用以指导临床实践，出版了大量相关研究文献。我们意识到汇编"吴门医派代表医家研究文集"，既是吴门医派传承发展的需要，也是服务于建设健康中国的一个举措。于是我们首先选择了薛己、吴有性、张璐、喻昌、叶桂五位吴门医派代表医家，编撰出版"吴门医派代表医家研究文集"上集，以飨读者。此集出版后引得多方关注，诚有功于吴中医学之传承、创新与发展。本集为"吴门医派代表医家研究文集"下集，选择了柯琴、李中梓、缪希雍、徐大椿、薛雪、尤怡六位吴门医派代表医家，汇集当代学者对他们的研究成果，结集出版。

本书辑录了当代学者公开出版的关于吴门医派代表医家缪希雍的研究文献，内容包括生平著述辑要、医学思想研究、临床证治探讨、疾病诊治应用四个章节，共80篇研究文献。"生平著述辑要"部分主要概述缪希雍的生平轨迹、行医经历及评述其代表性著作；"医学思想研究"部分主要阐述缪希雍伤寒温病之邪皆从口鼻而入、脾阴理论、中风内虚暗风说等医学思想；"临床证治探讨"部分主要论述缪希雍临床辨证论治的证治特点；"疾病诊治应用"则主要收录缪希雍对临床具体疾病的诊治经验和当代学者的发挥，以及探析缪氏在本草学上的贡献及方药的应用规律等，以冀全面反映当代学者对缪希雍学术思想的研究全貌。

书中所录文献时间跨度既长，包罗范围又广，原作者学术水平各异，做出判断的角度不同,所参考图书的版本不一,故书中的某些史实及观点不尽相同,甚至互有矛盾之处。我们在编辑时,除对个别明显有误之处作了更正外,一般仍保持文献的原貌,未予一一注明修正,仅在每篇文末注明所载录出版物,亦删去了原文献所列参考文献。对于中医常用词汇如病证、病症等,也仅在同一篇文献中加以统一,而未在全书中加以统一,敬请原作者见谅和读者注意鉴识。书中所载犀角、虎骨等中药材,根据国发〔1993〕39 号、卫药发〔1993〕59 号文,属于禁用之列,均以代用品代替,书中所述相关内容仅作为文献参考。尤其需要加以说明的是,文献作者众多,引用时尽量列举了作者单位,有些文献作者单位难以查证(特别是早期的文献),只能缺如。所引用文献得到了大多数原作者的同意,有些联系不上的作者可在图书出版后与我们联系,以便我们表达对您的谢意。

在本书的编辑过程中,我们得到了苏州市中医药管理局领导的大力支持与帮助,丁媛媛、姜慧娜、周丽、管淑萍等研究生同学也参与了本书的收集、文字转换、校稿等工作,谨此表示谢意。本书的出版得到了苏州市吴门医派传承与发展专项和葛惠男名中医工作室专项经费的资助,深表谢意。

编撰本书也是我们一次很好的学习过程,限于编者的学识与水平,收录文献定有遗珠之憾,书中错误亦在所难免,敬请读者批评指正。

编 者

2022 年 6 月